Ursula Henzinger   *Stillen*

Ursula Henzinger

Stillen

Die Quelle mütterlicher Kraft

Walter Verlag Zürich und Düsseldorf

Die Deutsche Bibliothek – CIP-Einheitsaufnahme

Henzinger, Ursula:
Stillen : die Quelle mütterlicher Kraft / Ursula Henzinger. – Zürich ;
Düsseldorf : Walter, 1999
ISBN 3-530-50008-9

© 1999 Walter Verlag, Zürich/Düsseldorf
Alle Rechte, einschließlich derjenigen
des auszugsweisen Abdrucks sowie der
fotomechanischen und elektronischen
Wiedergabe, vorbehalten.
Satz: Josefine Urban – KompetenzCenter, Düsseldorf
Druck und Bindearbeiten: Grafo
ISBN 3-530-50008-9

Inhalt

Vorwort

Dieses Buch ist mit Hirn, Herz und Bauch geschrieben. Es ist eine sehr kluge, sprachlich sehr ansprechende Analyse des Frauseins in vielen seiner evolutionären, biopsychischen, historischen, soziologischen und Alltags-Dimensionen, eine akademische Auseinandersetzung. Es ist ein sehr mutiges Buch, dessen Hauptaussagen oft nicht dem Zeitgeist gehorchen, woher er auch weht; es definiert eine eigenständige, selbstbestimmte Rolle der Frau und behält dabei die gesellschaftliche Wirklichkeit, aber auch die Vision einer partnerschaftlichen Annäherung der Geschlechter im Blick. Es ist ein Buch, in dem man tiefe Gefühle spürt; sie gelangen in das Bewußtsein des Lesers, obwohl sie durch die Wissenschaftlichkeit des Werkes gleichsam unterkühlt an die Oberfläche kommen. Es geht um Sexualität, Geburt, Mutterschaft, um das vollständige Aufgehen in den uns Männern weitgehend verschlossenen Welten der weiblichen Fähigkeit, Leben zu geben und zu erhalten. Und es geht um das Wiederherausfinden aus der Mutterschaft, das Hineinfinden in andere Ebenen menschlicher Existenz.

Es ist eine Geschichte – zunächst im Sinne historischer Aufarbeitung. Es werden die vielfältigen, so unfaßbar widersprüchlichen und oft unnatürlichen Weisen des Umgehens mit Frauen, Müttern und Kindern berichtet, die in der Vergangenheit der Kulturen erdacht und durchgesetzt worden sind. Insofern steht das Buch in der Tradition der ideengeschichtlichen Darstellungen «... gleichsam als Kulturgeschichte der Eltern-Kind-Beziehung». Es durchbricht aber die Fasson dieses Genres immer wieder und läßt sich auf eine narrative Ebene der Vermittlung zurückfallen. Dann erzählt es vielfältige Geschichten in der Geschichte, Geschichten über das Geschichtenerzählen und kehrt mit der eingewebten Analyse der Inhalte der Geschichten und ihrer Nutzbarmachung für die Hauptgedanken des Textes wieder zu seinem Anliegen zurück: Es möchte Menschen aufmerksam machen. Aufmerksam auf das archaisch Wunderbare der weiblichen Kraft, auf ihre Bedrohung, ihre Zerstörung und die Möglichkeiten ihres Wiedererstehens und Wirkenkönnens.

«Denn die Verbindung zur Vergangenheit ist – so deutlich wie nirgends sonst – in jedem Säugling und jeder Mutter selbst spürbar und äußert sich in ihrem Verhalten.» – Die Evolutionsbiologie schaut zurück in die Vergangenheit, um die Gesetze zu suchen, die Lebewesen in der Gegenwart bestimmen. In einem viele Millionen Jahre während Prozeß der Anpassung an die damaligen Bedingungen vormenschlicher Existenz haben sich in unseren Ahnen jene körperlichen, geistigen und psychischen Eigenschaften entwickelt, die unsere Art so ungeheuer erfolgreich in der Besiedlung der Erde und so gefährlich effizient in der Beherrschung der Natur gemacht haben. Seit nur wenigen hundert Jahren sind wir partiell aus der Evolution herausgetreten, haben unsere eigenen Umwelten geschaffen und die Balance zwischen Fortpflanzung und Tod verloren. Welchen Platz finden in der industrialisierten Welt Schwangerschaft, Geburt, Wochenbett und Stillen, die dyadische Symbiose von Mutter und Kind, die den Vater einschließende Triade, und wie werden die Bindungen, nachdem die sichere Basis aufgebaut ist, wieder gelöst?

Mit großem Ernst und innerem Schwung hat Ursula Henzinger ein großes Thema bearbeitet und eine überzeugende Auseinandersetzung mit den vielfältigen Facetten des reichen Stoffes vorgelegt – eine Dissertation im eigentlichen Sinne des Wortes. Sie ist den Usancen der Wissenschaft gefolgt und hat doch eine unverwechselbare Geschichte geschrieben.

Andechs, im Juni 1997   *Wulf Schiefenhövel*

Einleitung

Am Beginn der Arbeit an diesem Buch stand für mich die Frage, warum etwas, das immer wieder als das «Natürlichste der Welt» bezeichnet wird – das Stillen eines Kindes – in der Praxis für Frauen mit so viel Aufwand und vielfältigen Konflikten verbunden ist. Eines hat mich dann dazu bewogen, an diesem Thema weiterzuarbeiten: Die Erkenntnis, daß Stillen ein zentraler, aber eben nur ein Teil eines umfassenden Ganzen ist und daß es für eine stillende Frau entlastend und bereichernd sein kann, die individuelle Geschichte mit ihrem Kind in den großen Zusammenhang einer anderen Geschichte – unserer Kulturgeschichte – zu bringen.

Da sehr lange Zeit weder die Geschichte der Frau noch die des Kindes interessiert hat, war es nicht einfach, dazu historisches Material zu finden. Wesentlich sind für eine «Beziehungsgeschichte» weniger die großen aufregenden Ereignisse, sondern vielmehr das Stille, wenig Spektakuläre, kleine, immer wiederkehrende Ereignisse, der atmosphärische Lebensraum der Bindungspartner. Nur mit den dürftigen Daten der kulturgeschichtlichen Forschung allein wäre deshalb diese Geschichte unvollständig, und – was noch schwerwiegender ist – nicht nachvollziehbar für eine Mutter der heutigen Zeit. Denn die Verbindung zur Vergangenheit ist – so deutlich wie nirgends sonst – in jedem Säugling und jeder jungen Mutter selbst spürbar und äußert sich in ihrem Verhalten, in ihren Gefühlen und in ihren Konflikten. So wirft nichts mehr Licht auf die folgenschweren Eingriffe in die natürlichen Abläufe des Stillens als die Schwierigkeiten, die heute Frauen mit dem Stillen haben, die vielen Ängste, die damit verbunden sind, Krankheiten und Unlustgefühle und das Durcheinander an (oft) falschen Informationen, durch die sich eine Mutter ihren Weg bahnen muß.

Über Millionen von Jahren hindurch wurden Verhaltensweisen wie das Stillen und andere Verhaltensmuster, die mit der Geburt und der Sorge für das Kind zu tun haben, lückenlos von Eltern an ihre Kinder weitergegeben. Alles das, was sich im Lauf dieser langen Zeit in fast unvorstellbar vielen Generationen bewährt hatte, wurde «mitgenommen», gehörte damit auch zum «Grundwissen» jedes neuen Lebewesens. Durch ihre Einfachheit und Alltäglichkeit blieb die angemessene Antwort der Eltern auf die Bedürfnisse ihres Kindes beständig auf der vorbewußten Ebene des Verhaltens. Sie kam aus einer tiefen Schicht der Persönlichkeit, wurde vom Kind in einer tiefen, unbewußten Schicht aufgenommen und von dort, wenn die Zeit gekommen war, wieder an eigene Kinder weitergegeben. Im Lauf der Kulturgeschichte ist diese Tradition immer wieder unterbrochen worden. Ein Mehrfaches der notwendigen, in sehr langer Zeit genau den Bedürfnissen des Kindes angepaßte Energie muß deshalb von einer leistungsorientierten Gesellschaft aufgewendet werden, um durch Organisation, Aufklärungsarbeit, Motivationsbildung und Unterstützung das Fehlen spontaner elterlicher Zuwendung auszugleichen.

Das, was in einer Kultur nicht mehr gelebt, abgespalten und ausgegrenzt worden ist, wurde jedoch auf einer vor- und unbewußten Ebene aufgenommen und weitergeführt. Durch verschlüsselte Sprachen – in der Form des kreativen Ausdrucks – ist so auch das «Wissen» um die Kraft, die optimalen Bedingungen für Wachstum, Gedeihen und Entfaltung des Kindes schaffen zu können, von den Anfängen der Kulturgeschichte bis in unsere Zeit überliefert.[1] Die «Sprache des Ausdrucks» ist mit der Sprache der Vernunft nicht zu vergleichen, sie kann vom Bewußtsein normalerweise nicht durchschaut und hinterfragt werden. Doch auch sie ist, wie die Wortsprache, eine Sprache, die der Kommunikation dient, der Kommunikation auf einer tieferen Ebene, auf der Menschen verschiedenster Kulturen einander verstehen können. Diese Kommunikation wird, wenn sie gelingt, von allen Beteiligten als besonders befriedigend erlebt. In dieser Sprache haben Menschen, die lange vor unserer Zeit gelebt haben, ihre Empfindungen festgehalten, und dort können sie von uns auch verstanden werden.

Zwei Formen dieser Kommunikationsebene sind mir für diese Arbeit besonders wichtig geworden: das *Bild* und die *Geschichte*.

Das Bild ist vor allem aus der bildenden Kunst bekannt, die mit Malereien, Zeichnungen und Skulpturen zu den ältesten Zeugnissen menschlicher Kulturen zählt und deren erste Spuren bis weit in vorgeschichtliche Zeit zurückreichen. In Bildern werden einzelne entscheidende Momente eines komplexen

---

1 Kreativität setzt eine intensive Auseinandersetzung mit der Umwelt und die Wahrnehmung eines besonderen Spannungszustandes voraus. Dieser Spannungszustand muß sich im Menschen durch Veränderungen des lange bewährten, an seine Lebensgrundlagen angepaßten, natürlichen Verhaltens aufgebaut haben. Die Motivation für kreatives Schaffen liegt – an einem unbeeinflußten Kleinkind kann man das sehr gut beobachten – nicht im Ergebnis, sondern zuerst im Tun selbst – im Ausdruck eben. *«Expression ist die Formulierung der im Organismus gespeicherten Empfindungen, die, um sich zu manifestieren, keine andere Sprache haben.»* (Stern 1978)

Geschehens gleichsam festgehalten und bestimmte Aspekte der menschlichen Persönlichkeit herausgearbeitet. Da Bilder von Müttern seit der Altsteinzeit von großer Bedeutung sind, lohnt es sich, sie für dieses Thema genauer anzusehen.

Geschichten[2] dagegen versuchen Ereignisse, Handlungsabläufe, dynamisches Geschehen in einer einfachen Weise darzustellen. Sie verwenden einzelne Bilder, setzen diese miteinander in Beziehung, stellen Verbindungen her und entwerfen einfache Ursache-und-Wirkung-Muster. Weder Bilder noch Geschichten können die Wirklichkeit an sich umfassend darstellen, beide spielen jedoch eine entscheidende Rolle in der typisch menschlichen Denkfähigkeit und in menschlichen Konfliktlösungsstrategien.

Die historische Darstellung wird in diesem Buch von einer Rahmenerzählung und weiteren durchlaufenden Geschichten begleitet, von einem Märchen aus der Sammlung Ludwig Bechsteins: *Die Schlangen-Amme*. Es stellt eine stillende Mutter in den Mittelpunkt und ist – wie ich noch zeigen werde – ein Märchen, das deutlich macht, daß eine stillende Mutter sich auf sich selbst, ihren Körper und die eingeprägten Spuren ihrer eigenen Familiengeschichte so einlassen muß, daß mit dem «Wissen» um ihre mütterlichen Fähigkeiten auch das «Wissen» um Leid und Entbehrungen an die Oberfläche gebracht wird.

Die Schlangen-Amme kann auch als Abstillgeschichte interpretiert werden. Dies ist mir besonders wichtig. Viele stillende Mütter wissen nicht, wie sie die Stillbeziehung zu ihrem Kind wieder lösen können. Nicht selten erleben sie sich dieser Situation hilflos ausgeliefert. Was ihnen von außen dazu als Hilfe angeboten oder aufgedrängt wird, dient oft lediglich dazu, sich weiter darin zu verstricken. Das Märchen bringt die Gefühle, die Ängste und beunruhigenden Phantasien einer stillenden Frau und gleichzeitig das «Wissen» um die Quellen ihrer Kraft zum Ausdruck. Es erzählt eine Geschichte, die inhaltlich, auf der Ebene der bewußten Information, zwar bald phantastisch und unrealistisch anmutet, aber auf einer tieferen Ebene sehr lebensnah ist.

Wenn innerhalb der Kulturgeschichte das Stillen eines Kindes in medizinischen Büchern, Reisebeschreibungen und moralischen Schriften als das «Natürlichste der Welt» bezeichnet wurde, war es das in Wirklichkeit jedoch gerade in den jeweiligen Zeiten nicht. Ärzte, Ratgeber und Moralisten – immer Männer ohne eigene Erfahrung –, die von den Müttern forderten, ihre Kinder zu stillen, hatten wenig Ahnung davon, wie die «natürlichste Sache der Welt» genau sein mußte, damit sie auch gelingen kann.

---

2 Geschichte bedeutet eigentlich: Geschehnis, Begebenheit.

Kann man überhaupt beschreiben, wie das natürliche Verhalten einer stillenden Frau aussehen muß? Gerade weil die Weitergabe der entsprechenden Verhaltensweisen im Lauf der Kulturgeschichte – so auch und vor allem bei uns im Westen – unterbrochen wurde, ist es schwierig, aus dem Verhalten der heutigen Mütter ein Modell herauszufiltern, das man als «natürlich» bezeichnen könnte. Man kann aber Rückschlüsse ziehen: aus dem Vergleich des Verhaltens von Müttern verschiedener Völker, dem Verhalten mütterlicher Säugetiere, den angeborenen Verhaltensmustern des Säuglings, aber auch aus den Gefühlen und Problemen der modernen Frau. So ist es durch Ergebnisse der vergleichenden Verhaltensforschung möglich, eine ursprüngliche, natürliche Kind-Mutter-Vater-Beziehung – so wie sie vermutlich während unvorstellbar großer Zeitperioden ausgesehen hat – weitgehend zu rekonstruieren. Auch wenn diese trotz allem nur ein Konstrukt sein kann, bildet sie für mich die Grundlage dafür, Veränderungen in dieser Beziehung festzustellen und die Kulturgeschichte dieser Beziehung und des Stillens daraus abzuleiten.[3]

Das vorliegende Buch ist ein Versuch der Annäherung an die Wirklichkeit jener Frauen, die als Mütter, Groß- und Urgroßmütter das Leben und die Fähigkeiten der heutigen Frau entscheidend mitbestimmt haben, und gleichzeitig ein Versuch der Annäherung an die emotionale Wirklichkeit der heutigen Frau, die sich auf eine Stillbeziehung zu ihrem Kind einläßt.

3 Ergebnisse der Humanethologie (von Konrad Lorenz und Irenäus Eibl-Eibesfeldt begründet) auf diesem Gebiet entsprechen den Grundsätzen und dem Grundwissen von Stillberaterinnen der La Leche Liga (eine seit 1956 bestehende internationale Organisation stillender Mütter, die interessierten und hilfesuchenden Frauen vor allem innerhalb von Stillgruppen Unterstützung und Information bietet), das auf der Grundlage des Austausches positiver Stillerfahrung vieler Mütter verschiedenster Herkunft entstanden ist.

I. Die Frau und der Säugling

1. Ein idyllisches Bild von Mutter und Kind: *Die Schlangen-Amme*[4] 1. Teil

Es war einmal eine arme Frau, erzählte die Schlange, die ging eines Morgens auf die Wiese, Gras zu mähen, und trug mit sich ihr kleines Kind, das noch an ihrer Brust trank. Sie legte das Kindlein in den Schatten einer alten Weide. Im Stamme dieser Weide aber, die hohl war, wohnte eine Schlange.

Die Frau tat fleißig ihre Arbeit bis zum Mittag. Dann legte sie ihre Sense nieder und ging zu ihrem Kinde, um ihm Nahrung zu geben, wie auch selbst ihr Mittagsbrot zu genießen. Als sie gegessen hatte, legte sie ihr Kindlein an die Brust und summte ihm ein Schlummerlied. Und da der Tag sehr heiß war und die Arbeit des Grasmähens die Frau auch ermüdet hatte, so entschlummerte sie selbst. Das Kind ließ ab von der Brust der Mutter und schlief in ihren Armen sanft ein.

Volksmärchen sind von all den vielen Menschen – Männern und vermutlich vor allem Frauen – geprägt, die sie erzählt, wiedererzählt und gehört haben. Dadurch handelt es sich bei ihren Inhalten und Motiven um einen Niederschlag der wichtigsten Erfahrungen der Menschheit bzw. eines Kulturkreises an sich. Weil die Botschaften der Märchen auf einer vorbewußten Ebene sozusagen zwischen den Zeilen gelegen sind, deshalb waren sie auf ihrer Reise durch die Jahrhunderte vor Veränderungen durch das Bewußtsein geschützt und werden so als ein Teil des «kollektiven Unbewußten»[5] angesehen, ein Bereich, der parallel zur Entwicklung der Kultur mitgewachsen ist. Auf mehreren Ebenen und in vielfältigen Bildern werden im Märchen entscheidende Wendepunkte, Phasen und Zustände im Leben eines Menschen angesprochen: Geburt, Pubertät, Partnersuche, Partnerprobleme, Armut, Verrat, Einsamkeit, Bedrohung, Verzweiflung, Zorn, Schuld und Liebe. Märchen beweisen, daß die bedrohliche, unannehmbare und unergründliche Wirklichkeit für den Menschen immer anziehend und faszinierend gewesen ist.

---

4 Der Stoff dieses Märchens ist sehr alt und schon ab dem Altertum in verschiedenen Fassungen von Sagen und Märchen überliefert. In ähnlicher Form wie im Märchen von Bechstein aus dem 19. Jahrhundert wurde es schon von Ernst Werner Happel (Ende des 17. Jhs.) aufgeschrieben und taucht es auch in «modernen Sagen» («urban legends») wieder auf (Schenda 1998, S. 311 f.).

5 C. G. Jung.

Der Unterschied zu den offensichtlich ebenso anziehenden Katastrophen-
berichten unserer Tage liegt darin, daß im Märchen versucht wird, ein Modell
für die Lösung des geschilderten Problems zu finden. Heute decken sich Märchen inhaltlich kaum mehr mit unserer Erfahrungswelt, ihrer Struktur nach
allerdings, in ihrem Geflecht von Bindungen und Beziehungen, handelt es sich
um Ereignisse, die immer noch Gültigkeit haben. Mit Märchen haben wir
einen großen Schatz von Hilfen für Schwierigkeiten unseres menschlichen
Lebens mitbekommen. Es geht dabei vor allem um das Ansehen, Anhören,
Anfühlen einer angstmachenden, bedrohenden, verwirrenden Wirklichkeit,
ohne daran zu verzweifeln und den Lebensmut zu verlieren. Ein Märchen
kann Anstoß sein, sich auch auf scheinbar Aussichtsloses einzulassen, es kann
Vertrauen wecken in die eigene Kraft und in die fast unerschöpfliche Reserve
seines Selbst. Und Märchen sind vielseitig: Jeden Menschen wird etwas anderes
an einem Märchen ansprechen und berühren.

Zu Beginn des Märchens *Die Schlangen-Amme* steht ein idyllisches Bild:
An einem Sommertag genießen eine Frau und ihr Baby die Mittagszeit im
Schatten einer alten Weide und schlafen dabei beide ein. Diese Idylle entspricht
auch der Erwartung, die viele Frauen von einer Stillbeziehung haben: Sie
stellen sich vor, daß sie unbehelligt ihr gewohntes Leben weiterführen können,
daß die Bedürfnisse des Babys mit den ihren harmonieren und daß sie in der
Zeit, die dafür vorgesehen ist, die Beziehung zu ihrem Kind ungestört genießen
können. Was aus diesen Erwartungen wird, was durch das Stillen geweckt wird
und wie das Märchen weitergeht, bleibt jedoch noch dahingestellt.
Die Voraussetzung für eine geglückte Stillbeziehung ist, daß das Wissen,
das ihr zugrunde liegt und das zu einem wesentlichen Teil Körperwissen[6] ist,

---

6 Mutter und Kind sind beide körperlich auf das Stillen vorbereitet. Von den damit verbundenen komplexen Prozessen ist heute schon einiges bekannt: In der Schwangerschaft entwickeln
sich in der mütterlichen Brust die Alveolen (Milchbläschen) und Milchgänge, die Milchbildung
wird jedoch noch von Hormonen der Plazenta, hauptsächlich dem Progesteron, unterdrückt.
Nach der Geburt fällt der Progesteronspiegel im Blut der Frau rapide ab, die Hemmung löst sich.
In den Alveolen der Brust wird nun das Kolostrum «zusammengesetzt». Es sammelt sich in den
sogenannten «Milchseen» unterhalb der Areola (des Warzenhofs). Wenn die Brustwarze, die wie
die Areola dicht von Nerven durchzogen ist, positiv stimuliert wird, richtet sie sich auf und löst die
Ausschüttung wichtiger Hormone, hauptsächlich Prolactin und Ocytocin, und dadurch den
Milchspendereflex aus. Unphysiologisches Saugen dagegen wird sofort äußerst schmerzhaft empfunden (AFS 1993, S. 22). Die prompten Rückmeldungen des Körpers sind die Voraussetzung für
eine sofortige Korrektur unrichtigen Anlegens. Auf ähnliche Weise dient die Wahrnehmung von
Wärme, Druck und Spannung in der Brust dazu, die Milchproduktion den Bedürfnissen des Babys

wirksam werden kann. Dazu ist es notwendig, daß – wie in diesem Märchen – Mutter und Kind allein und ungestört sind. Die ursprüngliche Bedeutung des Wortes *allein* ist einfach und schön: All-ein-Sein im Sinne von Ganz-eins-Sein. Alles, was entbehrlich ist, fällt ab und wird unwichtig. Was wesentlich ist, ist da und wird spürbar. Alleinsein bedeutet so gesehen: Rückzug auf das Wesentliche, auf den Kern der Existenz, von dem nichts mehr weggenommen werden kann und zu dem nichts mehr hinzugefügt werden muß. Das Kind ist in diesem Sinne noch ganz eins, und es sucht als solches nach einem Gegenüber, das so wie es selbst ebenfalls «ganz» ist.

Alleinsein im Sinne von Zurückgezogenheit ist mit allen großen Stationen des Lebens verbunden: mit Geburt, Krankheit, Leid und Tod. Auch das tägliche Leben ist ohne die immer wiederkehrenden Perioden des Rückzugs, ohne den Rhythmus von Wachsein und Schlaf, Aktivität und Passivität, von Extroversion und Introversion nicht möglich.

Die natürlichen Grundlagen der Stillbeziehung

Wertvolle Einsichten kann uns hier der Blick auf das Verhalten der Säugetiere vermitteln, denn Geburt und Stillen werden dann als einfach und beglückend erlebt, wenn es gelingt, sich auf deren altes, Hunderte Millionen Jahre lang erprobtes Erbe einzulassen. Tiere suchen das Alleinsein, sondern sich von der Gemeinschaft ab, um zu gebären und ihre Jungen zu säugen. Sie spüren instinktiv, daß dieser Rückzug notwendig ist, um Raum und Offenheit für die neue Beziehung zu schaffen.[7] Der aktive Teil der Mutter-Kind-Beziehung ist das Junge. All das, was es für sein Überleben können muß, kann es von Geburt an: Es sucht die Nahrungsquelle, saugt oder schreit, wenn die Mutter nicht erreichbar ist. Die Mutter bildet den passiveren Teil dieser Beziehung. Sie ist da. Aktiv war sie vorher: Sie bereitete die Umgebung vor, in der sie sich ganz auf die Vorgänge in ihrem Körper und das Kind einlassen kann, eine Umge-

anzupassen. Je häufiger das Kind trinkt und dadurch den Druck entlastet, desto mehr Milch bildet sich. Der Körper «weiß», wann Stillen stimmt. Erst angenehme Gefühle sind ein Zeichen dafür, daß nichts mehr verändert werden muß.

7 Auch der bekannte Arzt und Vertreter neuer Theorien um das Thema Geburt Michel Odent betont die Bedeutung des Rückzugs und faßt seine langjährigen Forschungsergebnisse folgendermaßen zusammen: *«Ich habe gelernt, daß der Mensch ein Säuger ist. Alle Säuger suchen die Verborgenheit, die Isolation, wenn sie ihre Jungen zur Welt bringen. Sie brauchen* Privacy. *Beim Menschen ist es genau dasselbe. Wir dürfen dieses Bedürfnis nach* Privacy *nie außer acht lassen.»* (Odent 1994, S. 17)

bung, in der sie und das Neugeborene von äußeren Einflüssen ungestört und allein sind. In dieser Atmosphäre wird das Neugeborene zum Liebesobjekt für die Mutter, wobei verschiedene Hormone mitwirken – ein Vorgang, von dem man lange noch nicht alles weiß.[8] Das instinktive Saugverhalten[9] des Neugeborenen trägt einen großen Teil dazu bei. Den vielbesungenen «Mutterinstinkt» dagegen gibt es auch bei Säugetieren nicht. Das, was sich beim weiblichen Tier so äußert, wird nicht allein auf genetischem Weg weitergegeben. Instinktives Mutterverhalten ist lediglich als Lernmöglichkeit angelegt und abhängig davon, ob und wie Mutterliebe selbst erfahren werden konnte.[10] Das Gehirn

---

8 Stillen funktioniert vor allem in einem Zusammenspiel von Prolactin und Ocytocin. Im Bewußtsein vieler Menschen, die mit der Betreuung stillender Frauen zu tun haben, gibt es oft nur das Ocytocin als das «Stillhormon». Ocytocin kommt bei allen Säugetieren vor und entfaltet seine wichtigste Wirkung an der glatten Muskulatur der Organe, die an der Fortpflanzung beteiligt sind. Ocytocin mütterlichen und fetalen Ursprungs spielt bei der Geburt eine große Rolle, indem es die Gebärmutterkontraktionen auslöst. An der lactierenden Milchdrüse bewirkt es durch das Zusammenziehen der ringförmigen Muskeln um die einzelnen Milchgänge die Ausschüttung der Milch. Dies führt über einen Druckanstieg in der Brust zur Auspressung der Milch (milk-ejection) bzw. zur Erleichterung des Saugens (milk-let-down). Ocytocin ist auch in der erotischen Liebe zwischen Mann und Frau wirksam. Da es vom chemischen Standpunkt aus ein wesentlich einfacher gebautes Hormon ist als das Prolactin – es besteht aus einer relativ simplen Anordnung von acht Aminosäuren –, kann es in großen Mengen synthetisch hergestellt werden. Ocytocin wird vor allem von der Veterinärmedizin eingesetzt, aber auch in Krankenhäusern bei Geburten. Als Nasenspray wird es Müttern angeboten, um den Let-down-Reflex auszulösen. Ocytocin fördert aber lediglich die Milchabgabe, für die eigentliche Milchproduktion ist ein anderes Hormon – Prolactin – zuständig. Prolactin ist viele Millionen Jahre alt und besteht aus einer komplizierten Verbindung von 198 verschiedenen Aminosäuren. Dieses Hormon wurde erst 1937 aus tierischem Gewebe erstmals isoliert. Die Ausschüttung von Prolactin ist entscheidend für die Milchbildung und wird vor allem durch das Saugen an der Brust gebildet. Prolactin schafft die psychischen Voraussetzungen für das Stillen, verändert auf körperlichem Weg die Einstellung der Mutter zu ihrem eigenen Leben und ihren eigenen Aktivitäten. Tiermütter beschränken ihre eigenen Ansprüche durch den Einfluß von Prolactin mitunter nur mehr auf das Wesentliche des Überlebens.

9 Ein Menschenaffenjunges – wie auch das menschliche Neugeborene – sucht, wenn es trinken will, die Brust mit weit geöffnetem Mund und rhythmischen Bewegungen seines Kopfes dort, wo es Hautkontakt und Wärme spürt. Sobald es die Brustwarze berührt, verändert sich die Bewegung, und es stellt seinen Mund mit Auf- und Abbewegungen des Kopfes auf die richtige Höhe ein. Erreicht es die Milchquelle schließlich, verändern sich seine schnellen Suchbewegungen in ruhige, tiefe Saugzüge. Die komplizierte Koordination von Zungenbewegung, Saugen, Schlucken und Atmen bewältigt es erstaunlich bald, und es kann von Anfang an seine Bewegungen je nach Geschwindigkeit und Beschaffenheit der rinnenden Milch variieren (Hess 1996, S. 155 ff. Zu den Reflexen des menschlichen Babys: Keller 1982, S. 53 f.).

10 Tierversuche haben gezeigt, daß Weibchen, die selbst von ihrer Mutter nach der Geburt getrennt wurden, später als Mütter nicht wissen, was ihre Jungen brauchen (Rhesusaffen von Harlow 1965, in: Jolly 1985, S. 313 ff.).

jedes Säugetieres befindet sich nach der Geburt noch für eine kurze Zeit in einer sensiblen Phase der Entwicklung. Eigene Erfahrungen prägen[11] sich ein und bleiben dann als Verhaltensmuster bestehen.

Im Gegensatz zu den meisten seiner tierischen Verwandten wird der Mensch in einem sehr unreifen, hilflosen Entwicklungsstadium geboren und ist in diesem wie kein anderes Wesen auf die Zuwendung seiner Mutter angewiesen. Mutterliebe ist beim Menschen als ganz persönliche, einzigartige und unverwechselbare Liebe angelegt: Sie stellt das Kind, das geboren wird, und nur dieses Kind, in den Mittelpunkt. Sowohl das Kind als auch die Mutter[12] sind deshalb in der sensiblen Phase nach der Geburt besonders offen und prägbar. Demnach ist es auch für die Mutter von Bedeutung, ihrem Kind nach der Geburt begegnen zu können. So wird die Bindung aufgebaut, die der Mutter gewährleistet, das Kind seinen Bedürfnissen angemessen zu versorgen, ohne mehr Kraft aufwenden zu müssen als unbedingt nötig. Das heißt nun, es gibt unter anderem zwei sensible Phasen, die für die Mutter von Bedeutung sind: die Phase nach ihrer eigenen Geburt und die nach der Geburt ihres Kindes. Nach diesen Prägungen kann die Antwort der Mutter auf die Bedürfnisse des Kindes wie ein Instinkt wirken. Für den Menschen ergibt sich daraus die Folgerung, daß sich der «Mutterinstinkt» in verschiedenen Kulturen, in verschiedenen Schichten der Bevölkerung, aber auch schon in verschiedenen Familien, verschiedenen Generationen und auch bei den verschiedenen Kindern ein und derselben Mutter jeweils anders äußert.[13]

Es sind aber nicht nur diese beiden sensiblen Phasen, die für die Hinwendung der Mutter zu ihrem Kind verantwortlich sind. Gerade in sehr wichtigen Dingen sind von der Natur mehrfache «Sicherungen» vorgesehen. Kolostrum und die erste Milch bilden sich auch, wenn die Mutter von ihrem Neugeborenen getrennt wird. So ist es sogar für jene Mütter möglich, in deren Familien

---

Mütter lernen aber auch aus Erfahrung: So konnte bei weiblichen Primaten beobachtet werden, daß Mütter, die das erste Kind aus Mangel an eigenem Erleben – oder auch unter den schwierigen Umständen einer Isolation – mißhandelt hatten, sehr wohl in der Lage waren, spätere Kinder erfolgreich zu bemuttern (Jolly 1985, S. 319 f.).

11 Eine Prägung bedeutet, daß der damit verbundene Lernvorgang kaum oder gar nicht mehr rückgängig gemacht werden kann.

12 Zur Prägung nach der Geburt: Klaus und Kennell 1983.

13 Elisabeth Badinter, die Mutterliebe als Mythos auffaßt und viele Beispiele dafür in ihrem Buch *Die Mutterliebe, Geschichte eines Gefühls vom 17. Jahrhundert bis heute* vorlegt, hat dabei auch die Bedingtheit der Mutterliebe überzeugend festgestellt.

Babys schon lange nicht mehr gestillt wurden, sich auf eine Stillbeziehung zu ihrem Kind einzulassen und damit an ein uraltes, von der Kultur oftmals überlagertes Wissen anzuknüpfen. Wenn die Entscheidung letztlich auch von der Vernunft getroffen wird, sind sich viele Mütter bewußt, daß sie etwas tun, was sie «instinktiv» als richtig empfinden. Damit dieses Wissen aber spürbar wird, ist es notwendig, sich immer wieder ganz von der irritierenden Außenwelt zurückzuziehen. Das ist der erste Schritt im Prozeß, unpassendes Verhalten durch eines zu ersetzen, das den Bedürfnissen des Kindes besser entspricht; er ist so schwierig, wie er einfach ist. Damit geht einher, dem Gefühl, als erwachsene Frau für alles selbst verantwortlich zu sein, das Vertrauen zum Kind und seinen Reaktionen entgegenzusetzen. Das Baby «weiß», was es braucht und was ihm guttut. Und es ist besonders als Beziehungswesen kompetent: Es kann auf einer tiefen Ebene mit Erwachsenen kommunizieren, versteht und «spricht» die Körpersprache eindeutiger als dieser, der im Lauf seiner Anpassung sie immer weniger gebraucht und vieles davon verlernt hat. Eine der größten Chancen, diese Sprache wieder zu lernen, ist die Geburt eines Kindes.

Der Schlaf als Rückzugsmöglichkeit

Die Traurigkeit – der sogenannte «Wochenbett-Blues» – vieler Mütter nach einer Geburt könnte auch damit zusammenhängen, daß es so selten möglich ist, in dieser Zeit wirklich mit dem Kind allein zu sein. Gerade aber dieser Rückzug ist es nun, der vielen Frauen so schwerfällt. Die enge Beziehung zu einem Kind wird für viele Frauen zu einer großen Herausforderung, und der «natürliche» Weg scheint durch unerwartete Hindernisse ein schwieriger Weg zu sein. Denn die Geschichte des Stillens ist auch eine Geschichte des stufenweisen Kontaktverlustes der Mutter zum Kind. Der Schweizer Psychoanalytiker Franz Renggli hat zum ersten Mal den Versuch unternommen, für die Kulturgeschichte der Mutter-Kind-Beziehung eine klare Entwicklungslinie aus der Sicht der Psychoanalyse herauszuarbeiten. Die Ergebnisse seiner Forschung sind faszinierend und erschreckend zugleich. Und alles, was ich über das Stillen aus der Vergangenheit finden konnte, paßt in die Struktur, die Franz Renggli herausgearbeitet hat: Je höher eine Kultur entwickelt ist, je mehr Menschen Wohlstand genießen, je unabhängiger sich der Mensch von seiner natürlichen Umwelt gemacht hat, je größer die intellektuellen Leistungen, desto größer wird die Distanz zum Kind, desto weniger Säuglinge werden von ihrer

Mutter gestillt, desto früher wird eine Stillbeziehung abgebrochen. Dieses Muster einer Entwicklung hat es in jedem großen Kulturraum Mitteleuropas gegeben: in der griechischen Antike, der römischen Antike und in unserer westlichen Zivilisation. Und damit ist etwas Entscheidendes verbunden: die Distanz zum Kind beinhaltet auch die Distanz zu den eigenen Gefühlen, zu den eigenen unmittelbaren körperlichen Bedürfnissen und zur eigenen Kindlichkeit. Anders ausgedrückt: der Mensch versucht, mit seinem wachen Verstand der Großhirnrinde über archaische Teile des Gehirns, des Gehirns der Instinkte und Gefühle, zu dominieren, ohne mit diesem Teil ausreichend in Kontakt zu sein. Und ohne diesen Kontakt fühlt sich ein Mensch einsam, verlassen und gefährdet, wenn er allein ist.

Durch den Kontakt zu stillenden Müttern bin ich zu der Überzeugung gelangt, daß jede Mutter mehr oder weniger die ganze Geschichte des Stillens durchmachen muß, besonders jedoch die ihrer eigenen Kindheit. Dazu gehören die starken Gefühle, die mit dem engen Kontakt zum Kind aufbrechen können: die Verzweiflung und die Panik, wenn das Kind schreit, das Erleben mancher Zeiträume als «ewig», die Phantasie, dieser schreckliche Zustand könnte niemals mehr wieder aufhören, das Gefühl, an Haus und Herd gebunden zu sein, das Gefühl des Versagens, das Gefühl, die gutgemeinte Liebe der Menschen um sich herum um des Kindes willen nicht annehmen zu können, das Gefühl, sich auch zur eigenen Mutter hin abgrenzen zu müssen, sich nicht loyal verhalten zu können, und damit verbunden die Angst, Zuwendung zu verlieren. Dadurch haben Frauen in Hochkulturen ganz andere Voraussetzungen als vergleichsweise Frauen in traditionalen Kulturen, wenn sie mit dem Stillen beginnen. Sie sind verletzlicher und hilfloser.

Es geht hier um diese verletzliche Frau, die auf die Bedürfnisse des Säuglings eingehen und ihre innere Distanz zum Kind verringern möchte. Dieser Weg zurück zum Kind ist voller Hindernisse, Hindernisse, die sich im Lauf der Menschheitsgeschichte und im Lauf der Familiengeschichten angesammelt haben. Um sie aus dem Weg räumen zu können, müssen sie zuerst erkannt und eingeschätzt werden. Im folgenden möchte ich versuchen, diese Arbeit des Erkennens zu erleichtern, und dazu ermuntern, die große Herausforderung anzunehmen, in kleinen Schritten die Distanz zum Kind, und damit zu den eigenen Gefühlen und zu sich selbst, wieder zu verringern. Dabei wird jede Mutter ihren ganz persönlichen Weg in ihrem eigenen Tempo gehen müssen, denn so wie jede Mutter-Kind-Beziehung einzigartig ist, werden auch die Hindernisse dabei einzigartig sein. Auch und gerade dann, wenn eine Mutter all

den Ansprüchen an sich nicht gerecht werden kann, kann sie ihrem Kind
wenigstens in Gedanken – das ist, wie ich später noch ausführen werde, der
wesentliche Teil – die Berechtigung auf die Erfüllung seiner Bedürfnisse zuge-
stehen. Damit gibt sie ihm seine Würde zurück.

Die Frau aus einem Naturvolk kann dabei ein schönes Vorbild sein und ein
Symbol dafür, was auch uns prinzipiell möglich wäre, darf aber kein Anspruch
werden. Je mehr Defizite und Verletzungen das Leben in einer Frau zurückgelassen hat, desto kleiner sind auch die Schritte, die sie hier gehen kann. Gerade
aber Schwierigkeiten und Probleme, die in der Beziehung zum Kind auftauchen, können zu Wegweisern für die Entdeckung verborgener Kräfte und
Kraftquellen werden, auf einem Weg, der dazu führt, sich manchmal doch
wunderbar «all-ein» und ganz zu fühlen.

Für Frau und Kind unseres Märchens scheint Alleinsein jedoch mit Gefahr
verbunden zu sein. Hier befindet sich etwas, das die Idylle stört: eine Schlange
wohnt in dem Baum, in deren Schatten sie arglos eingeschlafen sind. Und es
fehlt in diesem Bild der Schutz für Mutter und Kind, etwas, das wachsam auf
die Vorgänge in der Umgebung reagieren kann.

Es fällt noch etwas auf: Das Kind wurde während der Arbeit weggelegt.
Wenn man dem Märchen Glauben schenken kann, war das Kind allein und
mußte vom Morgen bis zu Mittag warten, bis es etwas zu trinken bekam. Ist
das nun nicht so wörtlich zu nehmen, oder sagt das Märchen hier etwas über
die Bedingungen für Mutter und Kind in armen Schichten der Bevölkerung
aus? Es stellt sich die Frage, ob und in welchem Ausmaß historische Tatsachen an Märchen abgelesen werden können. Ludwig Bechstein gab seine
erste Sammlung deutscher Märchen 1845 heraus. Da es sich um Volksmärchen handelt, hat er diese nicht selbst erfunden, sondern nur aufgeschrieben,
was im Volk viele Jahrhunderte lang immer und immer wieder weitererzählt
wurde. Viele Menschen haben so den Stoff dieser Märchen geprägt, Details
hinzugefügt und weggelassen. Geblieben ist das, was allen gemeinsam war,
die ein Märchen erzählt und gehört haben. Es handelt sich damit um das
Wesentliche eines Problemkreises. Nicht nur über Prozesse im Unbewußten,
sondern auch über bestimmtes Verhalten, das im Volk üblich war, kann so
wahrscheinlich wesentlich mehr aus Märchen herausgelesen werden, als das
anhand von Lebensbeschreibungen, Erinnerungen oder ärztlichen Empfehlungen möglich ist. Die Erwähnung, daß Säuglinge in der Zeit, in der die
Eltern auf dem Feld arbeiten mußten, abseits in den Schatten gelegt wurden,
findet sich in mehreren Märchen. Die Feldarbeit der Mutter wäre zwar prin-

zipiell mit Blick- und akustischem Kontakt zum Kind möglich und ein Stillen nach Bedarf damit gewährleistet – wie es durch Kulturenvergleich auch belegt werden kann –, aber hier scheint es nicht mehr so gewesen zu sein. Der Schilderung des Märchens zufolge mußte ein Kind stundenlang warten, bis sich seine Mutter ihm wieder zuwandte.

Auch Untersuchungsberichte von Ärzten und amtlichen Leichenbeschauern, Chronikberichte, Votivtafeln, Heiligenviten oder andere Märchen weisen auf eine große Zahl verschiedenartigster Unfälle von Babys und Kleinkindern hin, die über längere Zeit hinweg sich selbst überlassen waren.[14] Es gibt eine Studie über Bauernfamilien im mittelalterlichen England – damals wirtschaftlich weiter entwickelt als Mitteleuropa –, aus der hervorgeht, daß Unfälle von Kindern sich besonders während der Erntezeit von Mai bis August ereigneten.[15] Während der für das Baby unendlich langen Zeit von morgens bis mittags wird es vor allem der Durst gewesen sein, der es geplagt hat. Es ist interessant, daß in der Literatur, die den Säugling und seine Bedürfnisse in den Mittelpunkt stellt, vom Durst des Babys kaum gesprochen wird. Es ist vom Hunger die Rede und vom Gefühl des Verlassenseins, von seinem Bedürfnis nach Wärme und Geborgenheit, aber nicht von Durst. Ich bin überzeugt davon, daß etwas vom Schlimmsten, was dem Kind in einer langen Periode des Alleinseins passieren kann, der Durst ist. Menschen, die als Erwachsene durch einen Unfall oder andere Gründe in eine Situation der totalen Verlassenheit und Hilflosigkeit geraten sind, berichten vor allem von einem schrecklichen Gefühl des Durstes, das nicht, so wie etwa der Hunger oder das Frieren, irgendwann verschwindet oder sich auch nur beruhigen läßt. An Durst kann sich der Körper nicht gewöhnen, weil es zu gefährlich wäre,[16] nur Wasser kann in diesem Spannungszustand den Ausgleich bringen. Fehlt es, folgen schwere körperliche Symptome wie das Gefühl der Trockenheit, der Klebrigkeit und der Schwere, darauf

---

14 «*Dieses Loos betrifft vorzüglich die so vielen im ledigen Stande erzeugten Kinder, welche nicht nur sehr selten sich des Genusses der Muttermilch zu erfreuen haben, sondern als eine der Gemeinde zur Last fallende Bürde oft absichtlich verwahrloset und verdorben werden. [...] Man faschtet die Kinder zu fest und Jahre lang ein: man wieget sie zu stark; man läßt sie, besonders zur Feldarbeitszeit, fast den ganzen Tag hindurch in ihrem Unrathe schlecht bedeckt liegen, wo ihnen, nach der Bemerkung des Herrn Doktor Oberlechner, schon Schweine die Finger abgebissen, und Mäuse und Ratten Nasen, Ohren und Lippen angegriffen haben.*» (Koch-Sternfeld 1810, S. 228 f.)

15 Shahar 1993, S. 171

16 50 bis 60 Prozent des Körpergewichtes eines Erwachsenen bestehen aus Wasser, bei einem Säugling sind es sogar 70 Prozent!

geistige Verwirrung und im schlimmsten Fall, schon nach wenigen Tagen, der Tod. Unsere Kultur hat jedoch daran gearbeitet, die natürliche Spannung zu senken, indem die ersten Signale des Durstes schon beim Baby mißachtet wurden. Man beruhigte den Körper durch Schlaf, Lutschen, Kauen oder Essen. Auch im Sinne der nicht ausreichenden Flüssigkeitsaufnahme gibt es Spuren einer langen Geschichte des Nicht-mehr-Stillens im Körper vieler Menschen. Stillende Mütter müssen oft erst mühsam wieder lernen, ihren Durst zu spüren.

Normalerweise hätte das alleingelassene Kind des Märchens geschrien. Vom Schreien als Ausdruck des Durstes und der Angst, das wir heute als ein sinnvolles und lebensnotwendiges Signal verstehen, berichtet das Märchen jedoch nichts. Man war die ganze Kulturgeschichte hindurch darauf bedacht, die Spannung im Kind herabzusetzen. Festes Einwickeln am ganzen Körper, Wärme, Beruhigungssauger und eine reizarme Umgebung trugen viel dazu bei, die Lebendigkeit des Kindes zu dämpfen. Es wurde auch zugefüttert, um das Kind satt und müde zu machen. Außerdem gibt es immer wieder in der Literatur Hinweise darauf, daß man Säuglingen Drogen und Alkohol einflößte, um sie ruhigzustellen. So wird auch das Kind dieses Märchens vermutlich viel geschlafen haben.

Der natürliche Schlaf als wichtigste Form des «Alleinseins» im menschlichen Leben ist kein gleichförmiger Zustand, sondern er ist charakterisiert durch Zyklen, die immer wiederkehren. Phasen des ruhigen, des sogenannten Non-REM-Schlafes und des aktiven REM-Schlafes wechseln einander in einer zyklischen Folge ab.[17] Untersuchungen haben ergeben, daß, je jünger der Mensch ist, desto länger der Anteil der REM-Phasen in seinem Schlaf ist.[18]

17 Der REM-Schlaf, erst 1953 entdeckt, ist gekennzeichnet durch schnelle Augenbewegungen (Rapid-eye-movements), erhöhte Herzfrequenz, schnellere Atmung und lebhafte Träume. Das Gehirn ist in dieser Periode des Schlafes hellwach, das Hirnstrombild (EEG) entspricht dem des Wachzustandes, der Glucosestoffwechsel des Gehirns z.B. steigt während des REM-Schlafes sogar über das Niveau des Wachzustandes an. Die zyklische Abfolge von Non-REM-Schlaf (vier Stadien) und REM-Schlaf setzt sich über die ganze Nacht hindurch fort. Im ersten Drittel der Nacht dominiert der Non-REM-Schlaf, gegen Ende der Nacht werden die REM-Phasen länger. Die Weckschwelle ist in den ersten beiden Stadien des Non-REM-Schlafes am niedrigsten, während die des REM-Schlafes so hoch ist wie die des Tiefschlafes. Der REM-Schlaf ist von gefühlsbetonten, bildhaften Träumen bestimmt, während sich das Erleben im Non-REM-Schlaf eher an den Kognitionen des Wachlebens orientiert (Brockhaus).

18 Beim Fötus beträgt im Frühstadium der REM-Schlaf fast hundert Prozent! Ein Neugeborenes verbringt etwa 50 Prozent im REM-Schlaf, ein Zweijähriges 25 Prozent, Jugendliche und Erwachsene 29 Prozent, ältere Menschen nur mehr 15 Prozent (Sears 1991, S. 16).

Auch daraus ist ersichtlich: REM-Schlaf steht in engem Zusammenhang zur Entwicklung des Gehirns.[19]

Ob der REM-Schlaf die Folge eines höher entwickelten Gehirns ist oder die Voraussetzung dafür, ist eine interessante Frage. Auf jeden Fall ist er der phylogenetisch jüngere Schlafzustand und kann nur bei höher entwickelten Tieren nachgewiesen werden. Wie all das, was entwicklungsgeschichtlich jünger ist, ist es leichter störbar als das ältere. Durch Schlafmittel, Psychopharmaka, Drogen und Alkohol kommt es zu einer deutlichen Verkürzung dieser Schlafperioden. Es ist auch vorstellbar, daß Durst, Überfütterung, Überwärmung und bedrohlich empfundene Einsamkeit diesen Teil des Schlafes beeinflussen können.[20] Besonders interessant sind in diesem Zusammenhang die Untersuchungen des Anthropologen James McKenna in Kalifornien. Er konnte durch seine Studien an fünfzig spanischen Müttern und ihren gesunden, gestillten Kindern nachweisen, daß es genügt, das Kind nachts getrennt von der Mutter in einem eigenen Raum schlafen zu lassen, damit das Kind tiefer und länger schläft. Alleinschlafende Kinder verbringen auch weniger Zeit im REM-Schlaf, und sie wechseln seltener von einem in einen anderen Schlafzustand.[21]

Bestimmte Schlafmuster, aber auch Schwierigkeiten rund um den Schlaf gehören zu den deutlichsten Spuren, die die kulturelle Vergangenheit im Menschen hinterlassen hat. So findet man entscheidende Unterschiede zwischen dem Verhalten der – angepaßten – Säuglinge bei uns und den Säuglingen in traditionalen Kulturen in ihrem Schlafrhythmus und in der Schlafdauer. Kontinuierliche Untersuchungen, die über viele Jahre hinweg in traditionalen melanesischen Gesellschaften gemacht wurden, zeigen, daß deren Säuglinge bedeutend weniger schlafen, als man es in unserem Kulturkreis für normal ansehen würde. Sie nehmen durch den engen Kontakt zu ihren Müttern an deren täglichem Leben teil, werden oft und kurz nach Verlangen gestillt und brauchen nicht mehr als einige kurze Schläfchen tagsüber. Auch während der Nacht schlafen Mutter und Kind zusammen, und häufiges Aufwachen mit dem

19 Wenn bei neugeborenen Tieren der REM-Schlaf durch Drogen unterdrückt wird, so treten bei den ausgewachsenen Tieren Schlaf- und Gehirnstörungen auf (Dement 1972). Andere Experimente haben gezeigt, daß, wird einem Lebewesen mehrere Nächte hindurch der Schlaf entzogen, der Anteil des REM-Schlafes in den darauffolgenden Nächten drastisch ansteigt (Sears 1991, S. 15 f.).

20 Prompte Reduzierung des REM-Schlafes wurde bei Tieren durch abruptes vorzeitiges Abstillen in Versuchen nachgewiesen (Sears 1991, S. 90).

21 McKenna 1994

damit verbundenen Stillen ist kein Grund für eine wirkliche Störung der Nachtruhe.[22]

Babys, auf deren Bedürfnisse eingegangen wird, brauchen auch bei uns tagsüber weniger Schlaf: Das ursprüngliche Schlafmuster ist im Kind anscheinend stärker als das kulturell erwartete ihrer Eltern. Deshalb ist einer der häufigsten Gründe für Konflikte von Eltern und Kindern in unserem Kulturkreis der Kampf um den Schlaf. Das beginnt schon beim Neugeborenen, wenn erwünschter, aber nicht eingetretener Schlaf des Kindes und subjektiv zu kurz empfundene Schlafperioden manche Eltern zur Verzweiflung bringen.[23] Sind Mutter und Kind beisammen, ist es möglich, daß das Kind in der sicheren Atmosphäre bald wieder einschläft, oft ist auch Stillen damit verbunden. William Sears berichtet, daß gestillte Kleinkinder, die schlafend saugen, REM-Schlafmuster zeigen.[24] Mit der Zeit gleichen sich die Schlafmuster des Kindes und die der Mutter einander an. Die stillende Mutter und ihr Baby träumen gemeinsam, wobei die Mutter, während sie ihr Kind stillt, eine der aktivsten Phasen des REM-Schlafs durchlebt.[25] Die Untersuchungen zum Schlaf von Mutter und Kind zeigen, daß der natürliche Schlaf des Menschen nicht Alleinsein im Sinne von Einsamkeit, sondern eigentlich auch Kommunikation auf einer sehr tiefen Ebene ist.

Die ungewohnt häufigen aktiven Phasen des gemeinsamen Schlafes machen allerdings vielen Müttern unseres Kulturkreises große Probleme. Der Reichtum am Trauminhalten, der durch plötzliches Aufwachen ins Bewußtsein kommt, und der Kontakt mit bisher unbewußten Gefühlen durch das Stillen sind oft von Angst und Unsicherheit begleitet. Daß diese Konflikte nichts Neues sind, zeigen unter anderem die vielen Märchen, in denen der Schlaf eine zentrale Rolle spielt. Die Wachheit, die Lebendigkeit, die Spannkraft des Kindes scheint Eltern in allen Perioden der Geschichte Schwierigkeiten gemacht zu haben.

---

22 Siegmund, Tittel, Schiefenhövel 1994

23 Schon die unterschiedliche Länge der Schlafzyklen beim Kind und beim Erwachsenen bergen Schwierigkeiten in sich. Bei Erwachsenen dauert ein Non-REM-REM-Schlaf-Zyklus durchschnittlich neunzig Minuten, bei Babys sind Schlafzyklen kürzer, dadurch treten auch REM-Phasen häufiger auf, alle fünfzig bis sechzig Minuten. Da die Übergangszeiten von Non-REM in REM-Schlaf am anfälligsten für das Aufwachen sind, gibt es mehr empfindliche Perioden für das Kind, in denen es aufwachen kann (Sears 1991, S. 18).

24 Dieses Schlafmuster wird auch Still-REM genannt.

25 International Childbirth Association, 1969, in: Sears 1991, S. 89 f.

Verschiedene schriftliche Quellen weisen eindeutig auch darauf hin, daß Kinder nicht nur während der Arbeit weggelegt, sondern während der Arbeit der Eltern überhaupt zu Hause gelassen wurden. Frauen niedrigster Schichten, die Fronarbeit zu leisten hatten, konnten zum Beispiel nach dem Alzeier Weistum von 1589 nur dreimal am Tage heimgehen, ihr Kind zu stillen.[26] Für Eltern, die aufgrund ihrer wirtschaftlichen Situation keinen anderen Ausweg sahen, als während der Arbeitszeit ihre Kinder allein im Haus zurückzulassen, muß der Zwiespalt, in dem sie sich befanden, schlimm gewesen sein. In medizinischen Schriften und Bußbüchern wurden Eltern immer wieder dazu ermahnt, Unfällen vorzubeugen. Daß es Eltern gab, denen bewußt war, wie gefährlich Alleinsein für das Kind sein könnte, drückt die Tatsache aus, daß sie ihre Kinder oft Heiligen anbefahlen, bevor sie von ihnen weggingen.[27] Vermutlich werden aber viele Menschen die damit verbundenen Gefahren und Gefühle verdrängt haben. Der psychische Mechanismus der Verdrängung und Abspaltung ist vergleichbar mit einem unphysiologisch tiefen Schaf, einem Schlaf, in dem der natürliche Spannungszustand fehlt, der vor Gefahren schützt. Die Gefährlichkeit dieses Zustandes illustrieren auch die überlieferten Geschichten vieler tragischer Ereignisse. Dazu gehören Beispiele, die dem Zustand des unnatürlich tiefen Schlafes, der absoluten Verantwortungslosigkeit und andererseits der totalen Hilflosigkeit auch im wörtlichen Sinne entsprechen: In der Zeit des Hochmittelalters wurden immer wieder Fälle von Müttern oder Ammen bekannt, die die Säuglinge, mit denen sie gemeinsam im Bett schliefen, erdrückten. Verdrängung negativer Gefühle gegenüber dem Kind, verbunden mit dem Gefühl völliger Überforderung, können zu diesen tragischen Unfällen im Schlaf geführt haben.[28]

Ich glaube, man kann annehmen, daß die Zeitspanne der Trennung von Mutter und Kind wirklich so lang war, wie aus diesem Märchen zu schließen ist. Auch das, was diese Geschichte noch weiter erzählt, war ausschlaggebend für mich, eine große, belastende Trennung von Mutter und Kind anzunehmen. In dem Bild des sich selbst überlassenen Kindes kommt – im Gegensatz zu der eigentlichen Bedeutung des Wortes «allein», in dem die Ganzheit implizit enthalten ist – eine ganz andere Qualität des Alleinseins zum Ausdruck: ein Alleinsein, das als Verlassensein, als Verlust eines lebensnotwendigen Teils sei-

---

26 Grimm I, 180, in: Peiper 1957, S. 112. In Weistümern wurden ab dem 14. Jahrhundert althergebrachte Rechte und Gewohnheiten des Volkes aufgeschrieben.
27 Shahar 1993, S. 166 f.
28 vgl. Renggli 1992, S. 158 ff.

nes Selbst und als Bedrohung erlebt wird. Auf dieses Verlassensein mit einem außergewöhnlich tiefen Schlaf zu reagieren, ist die einzige Möglichkeit, die eigene «Ganzheit», wenn auch auf einer tieferen Ebene, zu bewahren. Verdrängung und Abspaltung muß in dieser Hinsicht als Überlebensstrategie verstanden werden. Trotzdem: eine uneinschätzbare Gewalt von Gefühlen von seiten des Kindes und der Mutter muß sich durch eine derartige Situation hinter diesem Schlaf angesammelt haben. Und auch diese bedroht die vorerst noch so romantische Einheit von Mutter und Kind unter dem Baum.

2. Der Beginn der Stillbeziehung: die Geburt

Wie hat die «Stillgeschichte» dieser beiden begonnen? War es für die Mutter möglich, eine Beziehung aufzubauen, die das Kind in den Mittelpunkt stellt und alles andere dem Kind und seinen Bedürfnissen unterordnet?

Mit dieser Frage möchte ich an das, was über Geburten von früheren Zeiten her bekannt ist, herangehen. Bilder, die die Situation der Frau im Wochenbett zum Thema haben und die es in großer Zahl gibt, können darüber einiges aussagen. Vorausschicken möchte ich, daß es sich bei diesen Darstellungen meist um die Schilderung der Ereignisse um die Geburt in der gesellschaftlichen Oberschicht geht. Es kann natürlich daraus nicht auf die Geburtspraxis in mittleren und unteren Schichten geschlossen werden. Komplexe Kulturen zeichnen sich ja dadurch aus, daß es keine einheitlichen Verhaltensmuster für die Mutter-Kind-Beziehung mehr gibt. Es kann aber von Trends gesprochen werden, die immer in der Oberschicht ihren Ausgang nahmen. Davon besonders betroffen war auch die unterste Schicht der Bevölkerung. Hunger, Armut, Krankheiten, Ausbeutung und das Abhängigkeitsverhältnis zu den Besitzenden haben die Beziehung dieser Menschen zu ihren Kindern von Anfang an beeinflußt. Der natürlichen Geburt am nächsten standen wahrscheinlich bis weit in die Neuzeit hinein Frauen, die weder zur Oberschicht gehörten noch zu arm waren.

Ich habe nachstehendes Bild für den Anfang gewählt, weil es symbolisch darstellt, in welcher Atmosphäre auch heute noch fast jede Frau ist, wenn sie zu stillen beginnt: in einem Raum, der voll ist von Menschen, die es besser wissen, die wissen, was für das Neugeborene und die Mutter gut ist, in einem Raum, der voll ist von Glaubenssystemen, Vorurteilen, Zwängen, Verboten und voll von Angst vor Tod und Leben. Sogar vor der Türe drängen sich Menschen. Nicht weniger als vier Schutzmaßnahmen für Mutter und Kind sind auf diesem Holzschnitt aus dem Jahr 1477 zu sehen: Astrologen, die dem neugeborenen Königskind aus den Sternen die Zukunft voraussagen – ein häufiges Motiv auf Bildern dieser Zeit –, der Lebensbaum als Symbol des Wachstums, ein Opferlamm, um Dämonen und drohende Gefahren abzuwehren, und schließlich das Gebet.

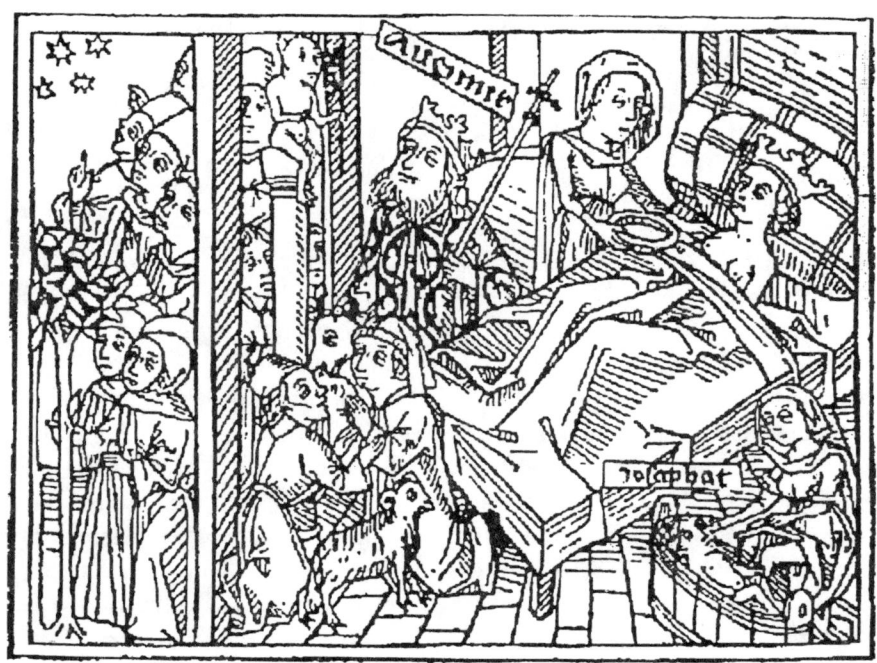

Damascenus, Chronica von Josephat und Barlaam, gedruckt bei G. Zainer, erschienen in Augsburg 1477 (aus: Zglinicki 1990, S. 38)

Über Jahrhunderte hinweg war die Geburtsstube ein bevorzugtes Thema der Maler, Bildhauer, Holzschneider und Kupferstecher. Vom 15. bis zum 18. Jahrhundert wurde vorrangig in der sakralen Kunst, besonders gern die Geburt Jesu, Marias oder Johannes des Täufers ausgeführt. Die Szenen haben wenig mit der historischen Situation des jeweiligen Heiligen, vielmehr mit Zeit und Umgebung des Künstlers zu tun. Details auf diesen Bildern erzählen eine Menge über Bräuche und Gewohnheiten in der Behandlung von Mutter und Kind. Friedrich von Zglinicki zeigt in seinem Buch *Geburt und Kindbett im Spiegel der Kunst und Geschichte* viele solcher Bilder. Auffällig ist der traurige, erschöpfte, bestenfalls zufriedene, aber nie glückliche Gesichtsausdruck der Mütter. Von der Hochstimmung, in der sich Mütter nach einer komplikationslosen Geburt befinden, ist in kaum einer Darstellung etwas zu bemerken. Keine einzige der vielen in dem Buch abgebildeten Mütter hat ihr Kind an der Brust – wohl aber manchmal eine Amme. Es wimmelt auf diesen

Bildern von Helferinnen, die alle ihre spezifische Aufgabe haben. Das Prüfen der Badetemperatur mit der Hand oder dem Fuß, das Vorwärmen der Windeln und Tücher am offenen Kamin, das Baden und Wickeln des Kindes, das «Hinführen» des Kindes zur Mutter, das Servieren der Suppe: Je reicher die Familie, desto mehr Verwandte und Dienerinnen konnten sich diesen Aufgaben widmen.

Tabus, Bräuche, Zwänge – gestern und heute

Es gibt auch heute kaum einen Bereich, der so mit Vorurteilen und Tabus belegt ist wie Geburt und Stillen – die Atmosphäre, die der Holzschnitt zeichnet, ist in unserer Zeit nicht wirklich anders. Jedes Detail in der überfüllten Geburtsstube hat für eine ganz bestimmte Konstellation seine Berechtigung, es kann wirken und hilfreich sein. Unflexibel gehandhabte Routine aber beeinträchtigt die Gefühle von Mutter und Kind sehr. Auch Geräte in modernen Kreißsälen und verschiedene Eingriffe können auf eine gebärende Frau in ähnlicher Weise wirken: Sie irritieren und verhindern, daß sich die Frau auf ihren Körper einlassen kann. Gefühle, Ängste und Gedanken der bei einer Geburt anwesenden Menschen können einen großen Einfluß auf den Ablauf des Geschehens haben, da sich eine Frau in der sensiblen Situation des Gebärens kaum davor schützen kann. In einer so belasteten Atmosphäre kann auch Stillen nur in den seltensten Fällen gleich gelingen.

Wie ist es zu dieser Anhäufung von Tabus, Prophezeiungen, Bräuchen, Zwängen und Vorannahmen gekommen, die die Atmosphäre der Geburt und den Beginn des Stillens so belasten?

Die Geschichte der Geburt beginnt wie die Geschichte des Stillens erst mit der Kulturgeschichte, also sehr spät – bezogen auf die lange Zeit, seitdem es Geburt und Säugen gibt, etwa 220 Millionen Jahre. Als einziges der Säugetiere hat der Mensch mit tradierten Verhaltensmustern der Geburt experimentiert, Veränderungen geschaffen und weitergegeben. Wir können nur noch anhand von Spuren, die uns von alledem im Lauf der Jahrtausende geblieben sind, versuchen zu rekonstruieren, wie diese folgenschweren Veränderungen ihren Anfang genommen haben.

Während einer «natürlichen Geburt» hat das optimale Zusammenspiel des Körpers der Mutter mit dem des Kindes große Bedeutung, da der durch das enorme Gehirnwachstum verhältnismäßig große Kopf des Babys nach neun Monaten Schwangerschaft gerade noch die verhältnismäßig engen Öffnungen des Geburtsweges passieren kann. Jeder Eingriff von außen kann bewirken, daß die Gebärende den Kontakt zu ihren Gefühlen und damit zu den Vorgängen in ihrem Körper verliert, daß sich Muskeln verspannen und die kommunikative Synchronisation zwischen mütterlichem und kindlichem Körper verlorengeht.

Es gibt heute noch Kulturen, wo die Gebärende der Geburt aktiv begegnen und ihre Körperhaltung während der Wehen und der Austreibung selbst wählen kann. Sicherheit und Geborgenheit während der Geburt vermitteln ihr die Gegenwart und zärtliche Fürsorge nahestehender Frauen. Die Frau wird berührt, gestützt und massiert, kleine Rituale können über schwierigere Phasen hinweghelfen.[29] Verläuft die Geburt jedoch nicht auf die gewohnte Weise, wird auf schuldhaftes Verhalten der Frau – etwa die Verletzung eines Tabus – geschlossen. Der Medizinmann kommt und bietet der Frau die Möglichkeit, ihre Schuld durch ein Ritual zu entlasten.[30]

Die älteste Darstellung einer Geburt ist ein Flachrelief aus Laussel, das eine gebärende Frau in Hockstellung zeigt. Man nimmt an, daß Darstellungen von Geburten für kultische Zwecke verwendet wurden. Das würde bedeuten, daß man auch hier die mit einer – schwierigen – Geburt verbundene Gefahr, die Angst und die damit verknüpften Schuldgefühle beeinflussen und bannen wollte. Der positive Verlauf einer Geburt wurde von der Macht verschiedener Geister und Götter abhängig gemacht, die die begleitenden – meist männlichen – «Geburtshelfer» mit rituellen Handlungen günstig zu stimmen suchten. Aus einem Leben im Einklang mit der Natur, das auch ein Leben in Unwissenheit und Unschuld war, war ein Leben der Auseinandersetzung mit der Natur geworden. Neue Erkenntnisse eröffneten dem Menschen neue Alternativen, machten ihn aber verantwortlich und letztlich auch schuldig. Jeder Eingriff in die Natur hat auf sehr viele Bereiche ihre Auswirkungen, die der Mensch vorher unmöglich absehen konnte. Vielleicht war die Befreiung von einer Schuld, die in ihrer ganzen Tragweite vom Menschen weder eingeschätzt noch übernommen werden konnte, die eigentliche Ursache kultischer Handlungen, vieler Tabus und Zwänge.

Aus der nur begleitenden Form von Geburtshilfe vertrauter Frauen entstand langsam der Berufsstand professioneller Hebammen. In Hochkulturen wie der griechischen und römischen Antike erlangte dann männliche Geburts-

---

29 siehe: Schiefenhövel u. a. 1993 (S. 70–S. 77) und 1995
30 Schiefenhövel, Medicus, persönliche Mitteilung

hilfe an Bedeutung, zumindest nahmen sie vornehme Frauen in Anspruch. So waren berühmte Ärzte des Altertums oft auch bekannte Geburtshelfer.[31] Je komplexer sich eine Kultur entwickelte, desto tiefgreifender gestalteten sich auch – vor allem in der Oberschicht der Bevölkerung – die Eingriffe in das Geburtsgeschehen. Ob der Versuch eines Eingreifens notwendig war, weil die Mutter in Schwierigkeiten kam, oder weil Komplikationen erst auftraten, weil zu früh eingegriffen wurde, kann man nicht mehr beurteilen. Die «Angst vor der Gefährlichkeit» hat oft erst die Voraussetzung für ein Risiko geschaffen. Geburtshelfer mußten, wenn sie sich ganz auf die Geburt und die Gebärende einlassen wollten, auch die Verantwortung dafür übernehmen – dort, wo der Ablauf der Geburt nicht mehr einem höheren Wesen anheimgestellt wurde. Das bedeutete auch, daß die Schuld bei den Geburtshelfern gesucht wurde, wenn Mutter oder Kind bei der Geburt starben. So ist es verständlich, daß deren Verantwortung immer mehr an besondere Geburtsriten gebunden wurde, die unter Umständen durchaus wirksam sein konnten. Alle Veränderungen und Bemühungen der Menschen im Lauf der Jahrtausende, die Geburt weniger gefährlich zu machen, stellten außerdem Versuche dar, die Geburt von außen, also aus der Warte der Geburtshelfer, zu beeinflussen. Das heißt, den Frauen wurde die Verantwortung für das Geschehen in ihrem Körper immer mehr aus der Hand genommen. Damit ging auch das Vertrauen auf eigene Instinkte und auf das Funktionieren des eigenen Körpers stufenweise verloren. Die Schwangere, Gebärende und Wöchnerin wurde als Kranke angesehen, in Bildern, Geschichten, Abhandlungen so gezeichnet und als solche behandelt. Dieses Frauenbild wirkte auf die tatsächliche Situation zurück. So führten bei vielen Frauen erst diese üblichen Maßnahmen dazu, daß sie wirklich hilflos und krank wurden.

31 Der große griechische Arzt Hippokrates (wahrscheinlich 460–370 v. Chr.) versuchte schon, Hebammen zu organisieren und zu belehren. Seine Abhandlungen über Gynäkologie und Geburtshilfe (Littré VII 456–458, zit. bei: Sournia u. a. 1980) waren wichtige Beiträge zu einer Geburtshilfe, wie wir sie heute kennen.
Herophilos von Chalkedon (um 335 v. Chr.), der in der ägyptischen Stadt Alexandria lebte, die in hellenistischer Zeit ein Zentrum der politischen Macht und der Wissenschaften war, studierte als einer der ersten Ärzte die Anatomie des menschlichen Körpers. Wie andere berühmte Ärzte arbeitete auch Herophilos als Gynäkologe und Geburtshelfer und konnte selbst schwierige Geburten erfolgreich ärztlich betreuen.
Auch der berühmte Arzt Soranus von Ephesus (um 100 n. Chr.) beschäftigte sich mit den Ursachen der schwierigen Geburt, untersuchte die weiblichen Genitalien schon mit Hilfe eines Spekulums, führte einen besonderen Gebärstuhl ein und machte Wendungen bei «abnormen» Kindslagen.

In Mitteleuropa lag bis zur Aufklärung Geburtshilfe allein in weiblichen Händen.[32] Hebammen genossen meist kein hohes Ansehen. Es gab noch keine Ausbildung dafür, Frauen ergriffen diesen Beruf oft aus wirtschaftlicher Not heraus. Viele dieser Frauen hatten jedoch Verbindung zu Instinkten und Gefühlen der Frau und machten intuitiv das Richtige. Gerade ihre Kenntnisse und Fähigkeiten machten sie jedoch verdächtig. Man traute Hebammen auf eine magische Weise Macht über Leben und Tod zu. Wirklich gefährlich für die entbindende Frau wurde Geburtshilfe nur in Fällen, wo Hebammen versuchten, Praktiken anzuwenden, die aus der Schulmedizin der Antike in die volksmedizinische Geburtshilfe eingegangen waren. Behandlungsmethoden, die sicherlich in bestimmten Fällen ihre Berechtigung hatten, wurden durch unflexible Handhabung zum Gegenteil dessen, wozu sie eigentlich entwickelt worden waren. So wurde die vaginale Untersuchung der Frau, die Wendung des Ungeborenen, die manuelle Ablösung der Gebärmutter oft zur Ursache von Komplikationen und Infektionen. Viele Frauen starben oder litten ein Leben lang an den Folgen unnötiger Eingriffe.[33] Damals konnten diese Zusammenhänge meist nicht erkannt werden.

Die Aufklärung, die in der zweiten Hälfte des 17. Jahrhunderts begann, kultivierte bewußt eine wissenschaftliche, vorurteilsfreie Art zu denken, nachdem über Jahrhunderte Wissen aus der Antike hauptsächlich nur gesammelt, weitergegeben, kommentiert, nicht aber reflektiert wurde. Ein Ziel der Aufklärung war die Loslösung des Menschen aus den Abhängigkeiten, die sich aus der Entfernung von seiner Natur ergeben hatten. Auch auf die Geburtshilfe hatte diese Bewegung ihren Einfluß. Die bis dorthin ungeheuer hohe Rate der Kindersterblichkeit wurde nicht mehr als unabwendbares Schicksal hingenommen. Man versuchte, Hebammenausbildung und geburtshilfliche Methoden zu verbessern. Außerdem wurden alte Vorstellungen, Tabus und Ängste in Frage gestellt.

32 Männer waren von der Geburt ausgeschlossen, nur in äußersten Notfällen wurde ein Chirurgus oder Bader herbeigeholt, dem das grausame Handwerk der Zerstückelung des Kindes vorbehalten war, um das Leben der Mutter zu retten (Hartmann u. a. 1967, S. 55). Der Kaiserschnitt war nur an der toten Frau erlaubt. Nicht zuletzt auch deshalb galt die Chirurgie bis zum späten Mittelalter als verfemter Beruf. Im Gegensatz dazu gab es die Doctores, die innere Krankheiten behandelten und hohes Ansehen genossen. Ihre Ausbildung war eng mit der der Geistlichen verbunden. Ihnen war es im Mittelalter verboten, kreißenden Frauen beizustehen. Noch 1522 wurde in Hamburg ein Arzt, Doctor Veit, öffentlich verbrannt, *«weil er sich bei Frauen in Kindsnöthen für eine Bademutter hatte brauchen lassen»* (Osiander, Hebammenlehrbuch 1796, zit. in: Hartmann u. a. 1967, S. 55).

33 vgl. Shorter 1984, S. 80 f.

Damit wurde Geburtshilfe in Mitteleuropa zu einem Teil der Medizin: In schwierigen Fällen zog man nun Ärzte bei. Da es immer mehr mittellose, ledige Mütter gab, richtete man in vielen Städten Europas Entbindungsanstalten ein, die den Frauen Möglichkeit bot, ihr Kind an einem geschützten Ort geheim auf die Welt zu bringen.[34] Diese Institutionen dienten auch als Ausbildungsstätten für Hebammen und Ärzte. Die Geburt paßte man dort zunehmend den beobachtenden Ärzten an: Frauen konnten nicht mehr, wie bis dahin üblich, im Sitzen gebären, sie mußten während der Geburt liegen. Auch hier wieder: Die gute Absicht, in Notfällen wirksam eingreifen zu können, brachte für unzählige Frauen, die nun von vornherein mit einer der ungünstigsten Gebärstellungen fertig werden mußten, Schwierigkeiten mit sich.

Stellvertretend für eine Art Geburtshilfe, die der Frau ihre Würde, ihre Kompetenzen und ihre Fähigkeiten weitgehend ganz absprach, möchte ich Friedrich Benjamin Osiander nennen. Er war von 1792 an Professor in Göttingen und forcierte eine Form der Geburtshilfe, die vor allem an Eingriffen und Operationen interessiert war. Er gebrauchte, man kann sagen, mißbrauchte die im Gebärhaus aufgenommenen Frauen dazu, daß Studenten und Hebammen an ihnen ihre Erfahrungen mit verschiedenen Handgriffen und Instrumenten – besonders der Geburtszange – machen konnten. In den dreißig Jahren seiner Tätigkeit beendete er fast die Hälfte aller Geburten künstlich. Risiken dieser Art von Geburtshilfe sah er nicht, denn die Bewunderung seiner zahlreichen Anhänger und Schüler gab ihm recht.[35]

Im Gegensatz dazu arbeitete in Wien ein Arzt, Johann Lukas Boer,[36] der davon ausging, daß die Geburt kein pathologisches Ereignis, bei dem in jedem Falle eingegriffen werden müsse, sondern ein physiologischer Vorgang sei. Technik und ärztliche Kunst sollten, seiner Meinung nach, ganz in den Hintergrund treten und nur dann eingesetzt werden, wenn ein Eingreifen nach genauer Beobachtung und Einschätzung sinnvoll und zielführend wäre. Eingreifen sollte vor allem niemals Vorgreifen sein. Auch Schwangerschaft, Wochenbett und Stillen sah er anders als die meisten seiner Kollegen. Er wand-

---

34 Im 19. Jahrhundert nahmen diese Fälle deutlich zu, in Deutschland und Österreich gab es besonders viele unverheiratete Frauen, die schwanger wurden: Über 30 Prozent, in manchen Gegenden sogar über 50 Prozent aller Mütter brachten ihr Kind «illegitim» zur Welt (Mitterauer 1983, zit. in: Borkowsky 1988, S. 290).

35 von Siebold 1862, zit. in: Borkowsky 1988, S. 33

36 Boer war Professor der praktischen Geburtshilfe und Direktor der Gebärabteilung des Gebärhauses Wien. Durch 33jährige Lehrtätigkeit, mehrere Schriften und viele Schüler verbreiteten sich auch seine Ansichten.

te sich gegen ängstliche Vorbeugekuren, Hygiene- und Verhaltensvorschriften, die allgemein üblich waren. Dazu gehörten Aderlässe, Abführmittel, Bäder und die Anwendung einer Reihe von stark wirksamen Arzneipflanzen, deren Anwendung auf die schon erwähnte Vorstellung zurückging, Schwangerschaft, Geburt und Stillzeit wären krankhafte Zustände, die behandelt werden müßten. Boer forderte Licht und Luft für die Wöchnerin und kritisierte die üblichen Methoden: «*[...] bei lebendigem Leibe am hellen Mittag wie in einer schwarzen Totengruft zu liegen und so lange jeden erquickenden Lichtreizes zu entbehren, ist von Geschöpfen, welche die Natur nicht zu Marmotten geschaffen, unbegreiflich. Narzissen und Nelken stellt man zu Tage, damit sie gedeihen; die Gefangenschaft erschwert man durch das Finstere des Kerkers und die gewordene Mutter und ihr Kind verhüllen sie in die Nacht eines zehnfach verhängten Winkels, damit sie nicht krank werden.*»[37] Seine Schule der natürlichen Geburtshilfe stieß anfangs auf Unverständnis und Spott, konnte sich aber ab 1830 durchsetzen.[38]

Andererseits scheint es, als hätte sich unter seinem Nachfolger dann doch die Linie der fachlichen Gegner Boers durchgesetzt. Im großen Wiener Gratis-Gebärhaus, wo Gebärende und Wöchnerinnen in großer Zahl auf engstem Raum untergebracht waren, dienten die Frauen, weil sie nichts zahlen konnten, als Studienobjekte für die Studenten. Außerdem hatte sich in Wien eine neue Richtung der Medizin entwickelt, die die am Krankenbett erhobenen Befunde mit den Ergebnissen der anatomischen Untersuchung nach dem Tod der Kranken miteinander in Beziehung setzte.[39] Ärzte führten vaginale Untersuchungen und Eingriffe durch, nachdem sie zuvor Leichen seziert und ihre Hände lediglich – wie damals nicht anders üblich – mit Wasser und Seife gewaschen hatten. Die dadurch entstandene extrem hohe Sterblichkeit der betroffenen Patientinnen, die sich niemand erklären konnte, entging auch den Frauen selbst nicht. Die Frage, warum aber die von den Studenten besuchte Abteilung immer höhere Sterblichkeitsziffern aufwies als die von den Hebammen betreute, obwohl diese aufgrund der berechtigten Ängste der Frauen stärker überfüllt war als erstere, wurde dann 1858 für den Wiener Arzt Ignaz Philipp Semmel-

---

37 zit. in: Borkowsky 1988, S. 42

38 Revolutionär – und umstritten – war seine Ansicht, daß auch Steiß-, Gesichts-, Fuß- und Knielagen natürliche, wenn auch seltenere Geburtslagen wären und das Kind auf spontane Weise geboren werden könnte. Kritisch äußerte sich dazu der – sonst Boer und dem Wert seiner Neuerungen sehr aufgeschlossene – Sohn seines Gegenspielers, Johann Friedrich Osiander 1807 (Osiander 1817, S. 207).

39 siehe Skopec 1991, S. 693

weis zum Ausgangspunkt seiner Entdeckung. Semmelweis konnte die Entstehung des Kindbettfiebers aufklären – als eine Katastrophe, die durch das System bedingt war. Er wurde sich der Tatsache bewußt, daß die Ärzte selbst über ihre Hände den Tod auf die Frauen übertrugen. Obwohl ihm die Ergebnisse seiner Vorschriften für die Reinigung der Hände[40] und der geburtshilflichen Instrumente in einer Desinfektionslösung recht gaben, stieß sein Hinweis auf diese Zusammenhänge vorerst teilweise auf Ablehnung. Vor allem – das war besonders tragisch – sein Vorgesetzter Professor Klein und dessen Nachfolger verhinderten Prüfung und Anwendung der von Semmelweis vorgebrachten Schlußfolgerungen, und so kostete die Verständnislosigkeit dieser Männer manchen Frauen noch unnötigerweise das Leben.[41]

In jener Zeit konnten viele neue Einsichten für die Beherrschung von Komplikationen bei der Geburt gewonnen werden, und parallel dazu entstanden große Gefahren für die gebärende Frau. Sie ist ein gutes Beispiel dafür, wie sich Geburtshilfe überhaupt im Lauf der Kulturgeschichte entwickelt hat. Jeder Fortschritt war meist mit neuen großen Gefahren verbunden und machte Frauen wiederum noch abhängiger und unselbständiger.[42] Die Geschichte von Semmelweis und seiner Entdeckung zeigt außerdem, wie eng Erkenntnis mit Verantwortung und mit Schuldgefühlen verbunden ist. Gerade deshalb konnte man seinen Gedanken so schwer folgen und sie akzeptieren. Semmelweis war dem Widerstand und der Feindschaft seiner Kollegen ausgesetzt. Viele Ärzte wiesen Verantwortung von sich, indem sie seine Beobachtungen und Erkenntnisse einfach nicht anerkannten. Semmelweis nannte seine Gegner später deutlich «Mörder» und versuchte, sich direkt an die betroffenen Frauen zu wenden: Er plakatierte die Mauern der Stadt Pest, in der er als Leiter der geburtshilflichen Station tätig war, mit Warnungen, einen Arzt zu einer Geburt zu rufen, da das sonst den sicheren Tod bedeuten würde.[43] Er selbst starb, geistig umnachtet, 1865 in der Niederösterreichischen Irrenanstalt; die letzte Todesursache war wahrscheinlich nicht zufällig ein pyämischer Prozeß (Entzündungsprozeß durch Eitererreger),[44] an dem auch so viele junge Mütter gestorben waren. Sein tragisches Schicksal und das einiger seiner Kollegen, die Selbstmord begingen, weist darauf hin, wie unerträglich das Bewußtsein der Schuld und

---

40 Bezeichnend ist, wie er selbst überprüfte, ob die Hände ausreichend gereinigt wären: er roch daran. Er traute seinen Sinnen, was viele seiner Kollegen anscheinend nicht mehr taten.
41 Fischer 1909, S. 304
42 vgl. Semmelweis, in: Renner 1991, S. 165 f.
43 Borkowsky 1988, S. 58
44 Fischer 1909, S. 290

die damit verbundenen Konflikte gewesen sein müssen. Dazu möchte ich noch ein weiteres Beispiel anführen: Der Direktor einer kleinen Gebäranstalt in Kiel, Michaelis, akzeptierte die Lehre von Semmelweis sofort. Er sah die ausweglose Lage der Frauen, die vom Gesetz für eine uneheliche Geburt verfolgt wurden und keine andere Möglichkeit sahen, als in einem Gebärhaus zu entbinden, obwohl dort Kindbettfieber und Tod grassierten. 1847, als Semmelweis erstmals seine Ideen veröffentlichte, starben unter Michaelis' Behandlung seine geliebte Cousine und dreizehn andere Wöchnerinnen. Michaelis sah die Zusammenhänge klar, und auch er, der *«in der Tiefe seines warmen Herzens die unabwendbaren Gefahren seiner Pflegebefohlenen mitfühlte»*, wählte 1848 den Freitod.[45]

Es scheint, als hätte es von Anfang an keine andere Möglichkeit gegeben, als den Weg, die Geburt und ihre Vorgänge wirklich verstehen zu lernen, weiterzugehen. Erst 1861 konnte durch die Keimtheorie Louis Pasteurs und die auf dessen Untersuchungen aufbauende antiseptische Methode Joseph Listers in der Medizin das Verständnis für Semmelweis und seine Lehre geweckt werden. Die Müttersterblichkeit ging ab dieser Zeit stark zurück. Die Geburtshilfe konnte sich weiterentwickeln.[46]

Anfang des 20. Jahrhunderts setzte sich die Vorliebe der Frauen aus der Mittelschicht für männliche Geburtshilfe durch. Immer mehr Frauen entschieden sich für eine Geburt im Krankenhaus. Das bedeutete nun schon erstmals relative Sicherheit und Schmerzlosigkeit; es wurden, vor allem in angloamerikanischen Ländern, Äther und Chloroform während der Geburt verwendet. Damit verbunden war allerdings eine völlige Entmündigung der Mutter und eine strikte Trennung von Mutter und Kind nach der Geburt. Zur weiteren Entwicklung möchte ich nicht mehr viel sagen; ich denke, sie ist hinlänglich bekannt. Vielleicht nur noch soviel: Die moderne Geburtshilfe konnte ab den 60er Jahren die Sterblichkeitsrate der Mütter auf fast 0 Prozent, die des Säuglings auf etwa 0,7 Prozent senken.[47] Sehr niedrig sind auch die Raten bei Hausgeburten, allerdings aus anderen Gründen, wie auch das Geburtsrisiko bei Mutter und Kind in traditionalen Kulturen vergleichsweise gering ist.[48]

45 Dohrn 1903, zit. in: Borkowsky 1988, S. 298
46 1889 wurde der erste erfolgreiche Kaiserschnitt in Dublin durchgeführt. Kaiserschnitte wurden zu einem echten Ausweg bei schwierigen Geburten.
47 Shorter 1984
48 Schiefenhövel, u. a., 1993, S. 74

Durch die vielen Möglichkeiten der medizinischen Hilfe in schwierigen Situationen werden viele Fehler, die in der Geburtshilfe gemacht werden, verdeckt und sind nicht mehr klar ersichtlich. Auch heute kann es gefährlich sein, wenn von der Geburt einer Frau auf die einer anderen geschlossen wird, wenn ein Eingriff, der einer Frau wirklich geholfen hat, für die Entbindung einer anderen als unbedingt nötig vorausgesetzt wird, das heißt, wenn Erkenntnisse auf Fälle übertragen werden, für die sie nicht gewonnen wurden. Im Bereich des Brauchtums und der Volksmedizin ist es leicht nachzuvollziehen, daß Unflexibilität Risiken heraufbeschwört, aber auch in der modernen Gerätemedizin gibt es diesen Denkfehler: das ist etwas, was man auch heute noch mit Aberglauben bezeichnen kann. Genauso wie früher in jedem Ort andere Riten und festgelegte Handlungsabläufe vorgeschrieben waren, haben heute viele Entbindungskliniken ihre besonderen Routinemethoden, die in jedem Fall angewendet und von den Geburtshelfern für unerläßlich gehalten werden. Zusätzlich gibt die Angst der Frauen und das Gefühl, ohne Unterstützung verlassen und hilflos zu sein, den Helfern in der Geburtsstube immer wieder die Berechtigung, einzugreifen.

Der Weg zur aktiven Geburt

1933 veröffentlichte Grantly Dick Read sein erstes Buch, *Introduction to Motherhood.* Es war für Ärzte und Forscher gedacht, die allerdings an diesem Aspekt der Geburt vorerst kein Interesse zeigten. Hebammen und die betroffenen Frauen selbst nahmen seine neue Lehre auf. Dick Read versuchte, Geburt aus einer bisher völlig unbekannten Perspektive zu sehen. Er beschrieb die Geburt nicht nur als ein rein körperliches Geschehen, sondern als einen Vorgang, an dem die Frau mit ihren Gefühlen beteiligt ist, und wies darauf hin, welch entscheidende Rolle Angst und Furcht während des ganzen Vorgangs der Geburt spielen können. *«Die Furcht ist der große Zerstörer der Nervenmuskelharmonie der Wehen geworden. Es ist [...] eine Furcht aus unzähligen Ursachen.»*[49] An den Anfang seines Buches *Childbirth without Fear*[50] stellte er ein Erlebnis mit einer Frau in einem Elendsviertel, die in ihrer vertrauten Umgebung, in der es an allem fehlte, was man für eine Geburt als unerläß-

---

49 Read 1953, S. 61
50 Sein Buch wurde bei uns unter dem Titel *Mutterwerden ohne Schmerz* veröffentlicht, ein Titel, der allein schon ausdrückt, wie häufig das, was Read meinte, mißverstanden worden ist.

lich ansah, ganz selbstverständlich und ohne Angst vor dem Schmerz ihr Kind
auf die Welt brachte. Diese Frau öffnete ihm die Augen zur Erkenntnis, daß
Geburt nicht notwendig immer nur mit Angst, unerträglichem Schmerz,
Abwehr und Panik verbunden sein muß und daß Frauen auch in der Lage sein
können, die Verantwortung dafür selbst zu tragen. Dick Read konnte vielen
Frauen zu einer leichteren und bewußten Geburt ohne ärztliche Eingriffe ver-
helfen. Einsichten in die Vorgänge des Körpers bei der Geburt, die die Ärzte im
Lauf der Zeit, besonders in den letzten hundert Jahren gewinnen konnten und
die bis dorthin nur diesen und Hebammen zur Verfügung gestanden hatten,
vermittelte er nun auch den betroffenen schwangeren Frauen und gab ihnen
damit Verantwortung und Würde zurück. Genauso wichtig war ihm, daß
Frauen die Zusammenhänge von Angst, Verspannung und Schmerz in ihrem
Körper kennenlernten. Er betonte den großen Einfluß der menschlichen Ein-
bildungskraft auf das Erleben und die Bedeutung innerer Bilder, die – durch
Gedanken, Gedankenverbindungen und Assoziationen hervorgerufen – den
Verlauf einer Geburt entscheidend prägen. Mit positiven Vorstellungen von
einer Geburt, Entspannungs- und Atemübungen konnte er den Frauen un-
begründete Ängste nehmen und der Geburt viel von ihrer Natürlichkeit zurückgeben. Mutter und Kind blieben nach einer solchen bewußten Geburt
zusammen und konnten damit den Grundstein für eine glückliche Mutter-
Kind-Beziehung legen.

Auch diese Richtung der Geburtshilfe hat sich weiterentwickelt. Die
bekanntesten Vertreter sind wohl Frédérick Leboyer, Michel Odent und Sheila
Kitzinger. Leboyer[51] wurde mit seinem Buch *Geburt ohne Gewalt* weltbe-
kannt. Damit machte er auf die Empfindungsfähigkeit des Neugeborenen aufmerksam und auf die grausame Gewalt, die noch vor einigen Jahrzehnten mit
einer Geburt in einer Klinik verbunden war.

Die Frau, das Kind und ihre Gefühle, die so lange hindurch nicht beachtet
wurden, und die Geburt als elementares Erlebnis zwischen Leben und Tod, das
so lange in dieser Bedeutung abgewehrt wurde, stehen im Mittelpunkt dieser
Art von Geburtshilfe. Hauptanliegen ist es, daß die Frau durch das Kennenlernen ihres Körpers fähig wird, Verantwortung zu übernehmen, mit ihrem Körper und seinen Vorgängen in Kontakt zu bleiben und das Vertrauen zu entwikkeln, sich auf das Geburtsgeschehen einzulassen. Auch Ängste der Frau und

---

51 Leboyer wird immer wieder mit dem Terminus «sanfte Geburt» in Verbindung gebracht,
der nicht von ihm stammt und aus dem hervorgeht, wie stark der Wunsch des Menschen ist, das
Grenzerlebnis Geburt zu verharmlosen und zu harmonisieren.

ihres Partners werden in dieses Konzept miteinbezogen, indem durch Reflexion und Selbsterfahrung gelernt wird, Gefühle als Rückmeldung zu werten und dadurch neue Ressourcen zu entdecken. Es geht um sachliche Information, Entkräftung vieler Vorurteile, Eingehen auf die Bedürfnisse des Babys, Vertrauen in die eigenen Fähigkeiten, Entspannung und Genuß – bildlich gesprochen, es geht um das «Aufräumen in der Geburtsstube», darum, sie von allen alten, unnötigen Dingen zu befreien, sie sauber und luftig zu machen, um das Schaffen der richtigen Atmosphäre, um den Kontakt der Mutter zu sich selbst: All das fördert die Beziehung zum Kind und begünstigt das Stillen. Mit allen ihren Fähigkeiten kann die Frau heute schon in der Phase vor der Geburt eine Menge leisten, um viele Einstellungen zu revidieren, Verstrickungen zu klären, aber auch die für sie richtige Umgebung für ihre Geburt zu finden und damit die Atmosphäre zu schaffen, in der sie sich wohl fühlen kann.[52]

Zuletzt noch Bilder – eine mögliche Geschichte – von Leboyer, die klarer als jede objektive Beschreibung das Erlebnis Geburt darstellen:

Stellen Sie sich vor, Sie sind mit einem Segelboot auf dem Meer.
Es kommt ein furchtbarer Sturm auf.
Der Wind bläst immer heftiger,
und die Wellen werden riesengroß.
Das Meer brodelt. Was werden Sie tun?
Nun, es gibt zwei Möglichkeiten:
Die Angst versteinert Sie, Sie vergessen alles:
den Kompaß, die Segel, das Ruder:
Sie laufen von Deck, flüchten sich in Ihre Kabine und schließen sich ein.
Und damit Sie von alledem möglichst wenig sehen oder hören, machen
Sie die Augen zu und schreien.
Was wird geschehen?
– Ohne Zweifel wird das Boot kentern.
– Genau.
– Das also meinen Sie mit negativer, blinder Passivität.
– Ja. Das ist Tamas. Nichts sehen, nichts wissen wollen.
Nur leiden und schreien.

---

52 In vielen Gegenden gibt es schon Geburtsvorbereitungskurse, die ihren Beitrag dazu leisten. Leider wird aber die Zeit, in der junge Mädchen sehr offen und aufnahmefähig für die Themen Geburt und Stillen wären, nicht genutzt – ein Alter, in dem Mädchen traditionaler Kulturen schon ihre erste Geburt miterleben können.

– Was aber geschieht, wenn Sie die Angst überwinden?
Sie bleiben an Deck.
Sie achten darauf, daß der Mast nicht bricht, stellen die Segel und machen
die Leinen fest.
Sie werden den Sturm so akzeptieren, wie er ist.
Sie fügen sich seiner Gewalt.
– Was sollte ich anderes tun?
– Richtig. Was bleibt Ihnen anderes übrig.
Sie stehen mitten im Wind.
Ihre Brust weitet sich,
und die ganze wilde Kraft des Wetters braust durch Sie hindurch.
Sie sind wie benommen, wie betäubt
und doch hellwach.
Sie reagieren auf jede Wendung des Windes
und spüren, wie das Boot unter Ihren Füßen zittert und fliegt.
Das ist die Aktivität, die ich meine.
Und je wütender der Sturm,
desto fröhlicher Ihr Herz, denn Sie wissen:
Gerade seine Intensität
wird Sie schneller zum Hafen bringen.[53]

---

53 aus: *Das Fest der Geburt*, Leboyer 1982, S. 50 f.

3. Honig oder Glucose: das Kolostrum-Tabu

Kolostrum ist die allererste, sehr wertvolle Milch der Mutter, die gelegentlich schon während der Schwangerschaft durch ihre tiefgelbe Farbe auffällt. Innerhalb der ersten Tage nach der Geburt verändert sich das dickflüssige Kolostrum mehr oder weniger allmählich in die weiße, reife Muttermilch. Geschieht es fast übergangslos, heißt es, die Milch «schießt ein». Der fühlbare Milcheinschuß war für viele Frauen erst das eigentliche Zeichen dafür, daß sie sich für fähig hielten, ihr Kind zu ernähren. Gab es rund um die Geburt die vielfältigsten Vorschriften und Tabus, das Kolostrum-Tabu ist das wohl bedeutendste und weitreichendste davon. Das Wissen um seine verschiedenen Erscheinungsformen, seine Funktion und seine Ursache kann dazu beitragen, daß betroffene Frauen einige Probleme auf der Suche nach einem angemessenen Weg für sich und ihr Kind als Erbe der Vergangenheit verstehen lernen und dadurch auch lösen können.

Schon in traditionalen Kulturen, die für ihren liebevollen engen Kontakt mit dem Säugling bekannt sind, wird Kolostrum dem Kind zum Teil vorenthalten. So gibt es beispielsweise auf den Trobriand-Inseln[54] in Papua-Neuguinea/Melanesien einen verzögerten Stillbeginn. Für ungefähr 24 Stunden nach der Geburt, bei einer hohen Streuung mehr oder weniger Stunden, werden die Neugeborenen nicht angelegt, obwohl die Mütter mit ihnen, gemeinsam zurückgezogen, viel Zeit verbringen und es sehr wohl eine Atmosphäre gibt, in der eine Mutter-Kind-Beziehung aufgebaut werden kann.[55] Aber die allerersten angeborenen Verhaltensweisen, um zur Brust zu gelangen, werden unterdrückt. Sobald das Kind den Mund öffnet, wird das Kinn mit Hilfe des Dau-

---

54 Die etwa 25 000 Trobriander leben auf ihren Inseln im Pazifischen Ozean vom Gartenbau, von der Jagd und dem Fischen (Schiefenhövel u. a. 1993).

55 Schiefenhövel, persönliche Mitteilung.
Eingehende Untersuchungen des Stillverhaltens dieser Mütter und ihrer Kinder zeigen, daß sich Mutter und Kind nach der Vermeidung des ersten Anlegens aneinander (wieder?) gewöhnen müssen. Je kleiner die Kinder sind, desto häufiger wird ihnen von der Mutter die Brust entzogen, desto weniger sind beide aufeinander eingespielt (Schiefenhövel 1992, S. 8). Die Dau-

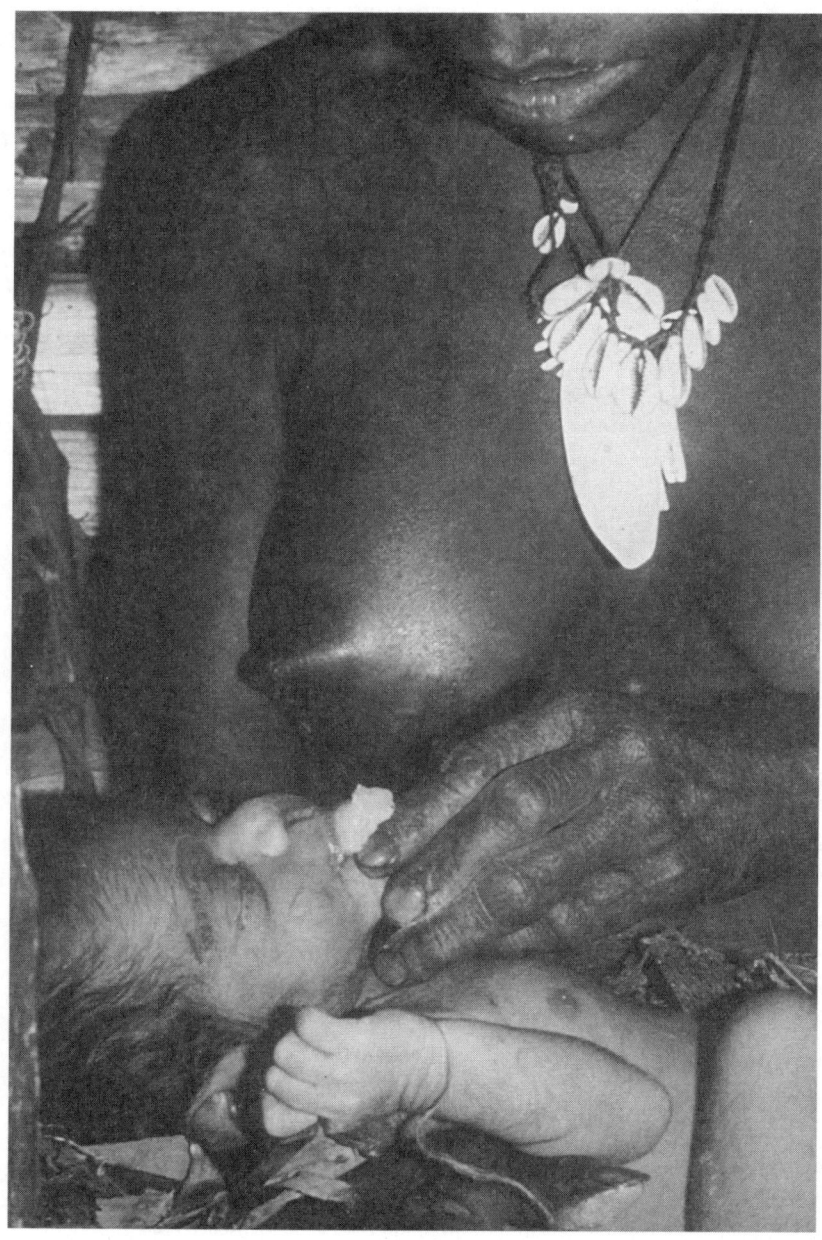

Eipo, Hochland von West-Neuguinea. Füttern von eingespeichelter Süßkartoffel vor dem Einschießen der Milch. (Foto: Wulf Schiefenhövel)

mens nach oben geschoben und der Mund damit geschlossen. Die Trobriander erklären dieses Verhalten mit der großen Angst vor dem Eindringen unerwünschter und böser Geister, die in ihrer Vorstellung durch den offenen Mund des Neugeborenen in deren Körper gelangen könnten.[56]

Bezeichnend für ein Tabu ist, daß es nicht direkt angesprochen wird. Es regelt das soziale Handeln in einer Gesellschaft, indem es ein bestimmtes Verhalten vorschreibt, stellt aber das, was es eigentlich meint, nicht in den Mittelpunkt, sondern läßt es verschwinden. Es schützt unsichtbar, aber dafür um so wirksamer das, was ihm unterworfen wird.

Das Kolostrum-Tabu gab es sowohl im Mittelalter, im Altertum als auch bei vielen Kulturen in Asien, Afrika, Ozeanien und bei vielen indianischen Völkern Süd- und Nordamerikas. Zum Beispiel galt bei den Sioux[57] Kolostrum als giftig. Sie meinten, man könne dem Kind nicht die Mühe des Saugens um einer derart minderwertigen Milch wegen zumuten. Statt dessen wurde dem Kind von Verwandten und Freunden der Familie ein gemeinsamer Willkommensgruß bereitet. Dazu wurden die besten Beeren und Kräuter, die in der Prärie zu finden waren, zu einem Saft verarbeitet und in eine Büffelblase gefüllt, die als Sauggefäß für das Kind zugerichtet war. Mit diesem Saft wurde das Kind genährt, nachdem eine Frau, die als «gute Frau» galt, den Mund des Kindes mit ihrem Finger stimuliert hatte.[58] Von den Yurok[59], einem anderen indianischen Volk, berichtet Erikson, daß bei ihnen die Karenzzeit, in der das Kind nicht angelegt werden durfte, nicht zwei oder drei Tage, sondern sogar zehn Tage dauerte. Das Kind erhielt nach der Geburt eine «Nußsuppe» aus einer Muschel.[60] Ähnliche Bräuche gab es in vielen anderen Teilen der Erde. In vielen Kulturen war es Sitte, das Kind in der Zeit, während der die Mutter ihr Kind noch nicht anlegen durfte, von einer Stellvertreterin – meist einer Frau aus der Verwandtschaft – stillen zu lassen.[61]

---

56 Grossmann 1993, S. 45

57 Als Sioux bezeichnet man eine der volkreichsten – von ursprünglich insgesamt 2200 – Gruppen sprachverwandter nordamerikanischer Indianer, die sich von den Plains und Prärien von Alberta und Saskatchewan im Norden bis nach Arkansas im Süden ausgebreitet hatten. Heute sind viele ihrer Stämme erloschen.

58 nach Erikson 1961, S. 110

59 Diese Gruppe kalifornischer Indianer lebt heute in Nordkalifornien nahe dem unteren Klamath in mehreren kleinen Reservationen und zählt etwa 4300 Menschen (1990).

60 Erikson 1961, S. 150

61 Ploss, Bartels 1913, S. 502

Auch die alten Inder ließen erst nach drei bis zehn Tagen anlegen, das Kind sollte statt der ersten Milch Honig und Schmelzbutter zusammen mit Heilkräutern erhalten.[62] In feudalistischen Gesellschaften gab es durch diese Praxis schon von Anfang an Unterschiede für Babys hoher und niedriger Geburt: In Japan wurden die Ingredenzien des für den Säugling aus Nüssen und Kräutern gemischten Elixiers *Jumi Gokoto* für jede Kaste spezifisch ausgewählt.[63]

Die Wissenschaft im Dienst einer alten Tradition

Im griechischen Kulturraum empfahlen im 4. Jahrhundert v. Chr. die Hippokratiker, Ärzte der Schule des Hippokrates, die Säuglinge nach der Geburt von der Mutter zu trennen und sie erst Tage später den Müttern zum Stillen zu bringen. Begründet wurde diese Empfehlung damit, daß das Kolostrum ein Abbauprodukt des Körpers sei. Auch der berühmte Philosoph Aristoteles (384–322 v. Chr.) – Sohn eines Arztes – sah das Kolostrum als Produkt des umgewandelten, nicht ausgestoßenen Menstrualblutes an; er glaubte, die erste Milch diene der Mutter zur Reinigung ihres Körpers nach der Geburt.[64] Die ungewöhnliche intensiv gelbe Farbe, die dickliche Konsistenz und der sekretorische Charakter der ersten Milch machte sie zusätzlich verdächtig.

Im Zusammenhang mit den langen Karenzzeiten wurden den Müttern die verschiedensten Praktiken empfohlen, um die Brüste zu entleeren. Man ließ ursprünglich die erste Milch der Mutter von älteren Kinder, alten Frauen oder jungen Tieren wegsaugen – das wurde auch in Mitteleuropa von medizinischen Autoren empfohlen.[65] Auch Umschläge, Kompressen, Tees, Arzneipflanzen und das Abdrücken der Milch mit der Hand waren sehr früh schon bekannt.[66]

---

62 Schadewaldt 1957 (b), S. 6

63 Odent 1994, S. 88

64 Schadewaldt 1957 (b), S. 6

65 zum Beispiel: Niethammer 1977, S. 13, Erikson 1961, S. 110, Boer 1808, S. 13 f., Peiper 1957, S. 442 f.

66 In Hochkulturen versuchte man auch, dieses Problem technisch zu lösen. Einige keramische Fundstücke aus der Antike kann man sich nur als einfache Saugpumpen erklären, mit denen vermutlich durch die Schaffung eines Unterdrucks Milch abgesaugt wurde. Saugpumpen haben sich später dem technischen Standard gemäß gewandelt. Wahrscheinlich waren diese Geräte alle nicht sehr brauchbar, sind doch auch heute noch viele Pumpen, die es auf dem Markt gibt, nicht zu empfehlen, da sie ganz einfach unwirksam sind. Viele Krankenhäuser arbeiten leider heute noch mit elektrischen Milchpumpen, die eher das Brustgewebe schädigen, als daß sie die Milch absaugen, obwohl es nun schon wirklich gute Geräte gibt.

Milchstau, Fieber und Brustentzündungen, Folgeerkrankungen und Tod der Wöchnerinnen hatten ihren Ursprung in der Praxis, dem Kind die erste Milch vorzuenthalten. Unzählige Frauen konnten ihre Kinder nicht mehr stillen. All das verstärkte den Eindruck, das weibliche sei das gebrechliche, kränkliche und schwache Geschlecht.

Wenn schon für die Mütter diese langen Karenzzeiten nach der Geburt so problematisch sein konnten, wie sehr waren dabei die Kinder gefährdet? Bei Aristoteles findet sich auch die aufschlußreiche Bemerkung, daß *«die meisten Säuglinge vor ihrem siebenten Lebenstag sterben; daher findet erst an diesem Tag die Feier der Namensgebung statt. Denn erst dann kann man auf die Überlebensfähigkeit des Kindes hoffen.»*[67] Wie Neugeborene in dieser Zeit ernährt wurden, ist aus Empfehlungen verschiedener Ärzte zu erahnen. So ordnete Soranus von Ephesus, ein griechischer Arzt, der am Anfang des 2. Jahrhunderts n. Chr. in Rom lebte, an, daß dem Kind während der ersten Zeit nur lauwarmes Honigwasser zu geben sei. Er wandte sich damit gegen die Meinung eines gewissen Damnastes (1. Jh. n. Chr.), der zum sofortigen Anlegen nach der Geburt geraten haben soll. Leider sind dessen Schriften nicht erhalten, sie wären die einzigen aus der griechischen und römischen Antike, die Kolostrum eindeutig für das Kind befürworteten. Soranus selbst bezeichnete Kolostrum als *«sehr dick, käsig, schwer verdaulich, roh und schlecht zu verarbeiten»* und meinte, man könne es dem Kind nicht zumuten. Vermutlich hat Soranus, wie er es auch mit der reifen Ammen- und Muttermilch gemacht hat, verschiedene Versuche mit dem Kolostrum angestellt, so wie sie von der Verarbeitung von Tiermilch bekannt waren. Die vielen Schutzstoffe, die das Kolostrum enthält, hat vermutlich jede Fermentation verhindert oder verzögert. Auch aufgrund der Schlüsse, die er aus seinen Versuchen zog, empfahl er, erst nach etwa zwanzig Tagen das Kind seiner Mutter anzuvertrauen. Gestillt sollte es durch eine Amme werden, eine Empfehlung, die unter diesen Umständen ganz natürlich scheint, denn keine Mutter wird nach so langen Karenzzeiten noch Milch gehabt haben.[68]

Medizinische Größen der ersten Jahrhunderte n. Chr. waren sich bezüglich Kolostrum einig.[69] Ihre Empfehlungen spiegelten immer auch das Verhalten der Menschen – vor allem der Oberschicht – wider und lieferten nachträglich eine

---

67 zit. in: Sournia u. a. 1980, S. 2504
68 Soranus 1894, S. 63
69 Auch Galenos von Pergamon (129–199 n. Chr.) und später die griechischen Schriftsteller Oreibasios (geb. um 325 n. Chr.), Aetius von Amida (6. Jh. n. Chr.) und Paulos von Ägina (7. Jh.) empfahlen, das Kind in den ersten Lebenstagen nicht anzulegen und ihm, wenn es durch Leckbewe-

Erklärung dafür durch verschiedene «wissenschaftliche» Erläuterungen. Daß es immer wieder notwendig geworden war, sich zu rechtfertigen und abzugrenzen, hängt meiner Meinung nach mit der Expansion der Hochkulturen und mit der ständigen Konfrontation mit anderen, weniger «hoch» entwickelten Völker und deren Sitten zusammen. Jene Ärzte dagegen, die genau beobachteten, konnten auch andere Zusammenhänge erkennen. So sprach sich der berühmte Arzt der adeligen römischen Gesellschaft Galenos an manchen Stellen seiner Werke für das frühe Anlegen aus: *«Offenbar hat die Natur den Säuglingen nicht nur diese Nahrung bereitet, sondern sie hat ihnen auch von Geburt an die Kraft verliehen, sie richtig anzuwenden. Denn wenn man dem Neugeborenen die Brustwarze sofort in den Mund steckt, saugt er die Milch an und trinkt begierig.»*[70]

Das erste bedeutende gedruckte Buch im deutschen Sprachraum, das sich nicht nur auf die Lehrmeinung bekannter griechischer oder arabischer Ärzte, sondern auch auf eigene Erfahrungen des Autors stützte, waren die berühmten Inkunabeln[71] der Pädiatrie des Augsburger Arztes Bartholomaeus Metlinger von 1473. Die Möglichkeit des Buchdrucks, Schriften in großer Stückzahl herzustellen, und die Tatsache, daß diese erstmals nicht in der Sprache der Wissenschaft, sondern in der Sprache des Volkes abgefaßt wurden, waren erste Schritte in die Richtung einer von Medien beherrschten Welt, wie wir sie heute erleben. Diese Inkunabeln und Ratgeber hatten auf das Volk mehr Einfluß als alle Wissenschaft der Antike zusammengenommen. Metlingers Auffassung wich leider von der allgemeinen Einstellung zum Kolostrum nicht ab, er brachte nur in die Diskussion eine schon in der Antike von Soranus geäußerte Meinung wieder neu ein.[72] Er schrieb, das Kind solle bis drei Tage nach der Geburt nichts bekommen, da es die im Uterus zu sich genommene Nahrung noch verdauen müsse.[73] Diese

gungen anzeige, daß es Nahrung wolle, Honigwasser als Erstnahrung zu geben (Püschel 1957). Die berühmten islamischen Ärzte Avicenna (980–1038) und Abulkasim (gest. 1013) empfahlen baldiges Anlegen, allerdings bei einer Amme (Schadewaldt 1957 (b), S. 11).

70 Galenos 1939, S. 34

71 «Wiegendrucke» von lat. «incunabula»: «Windeln», «Wiege».

72 *«Nach der Wicklung und Lagerung des Säuglings soll dieser ruhen und ihm wenigstens in den ersten zwei Tagen keine Nahrung gereicht werden. Denn das Kind wird in diesen Tagen von allen Seiten hin- und herbewegt, auch ist der Körper noch ganz mit der mütterlichen Nahrung angefüllt, welche es erst verdauen muss, bis es seiner Zeit wieder neue Nahrung zu sich nimmt.»* (Soranus 1894, S. 62)

73 *«Ja, auff das minst die ersten drey tag wann es hat speis genug die es abdewen sol…»* Das Kind wird wie zuvor Honig bekommen haben, das nicht als Nahrung zählte. (Schadewaldt 1957 (b), S. 11)

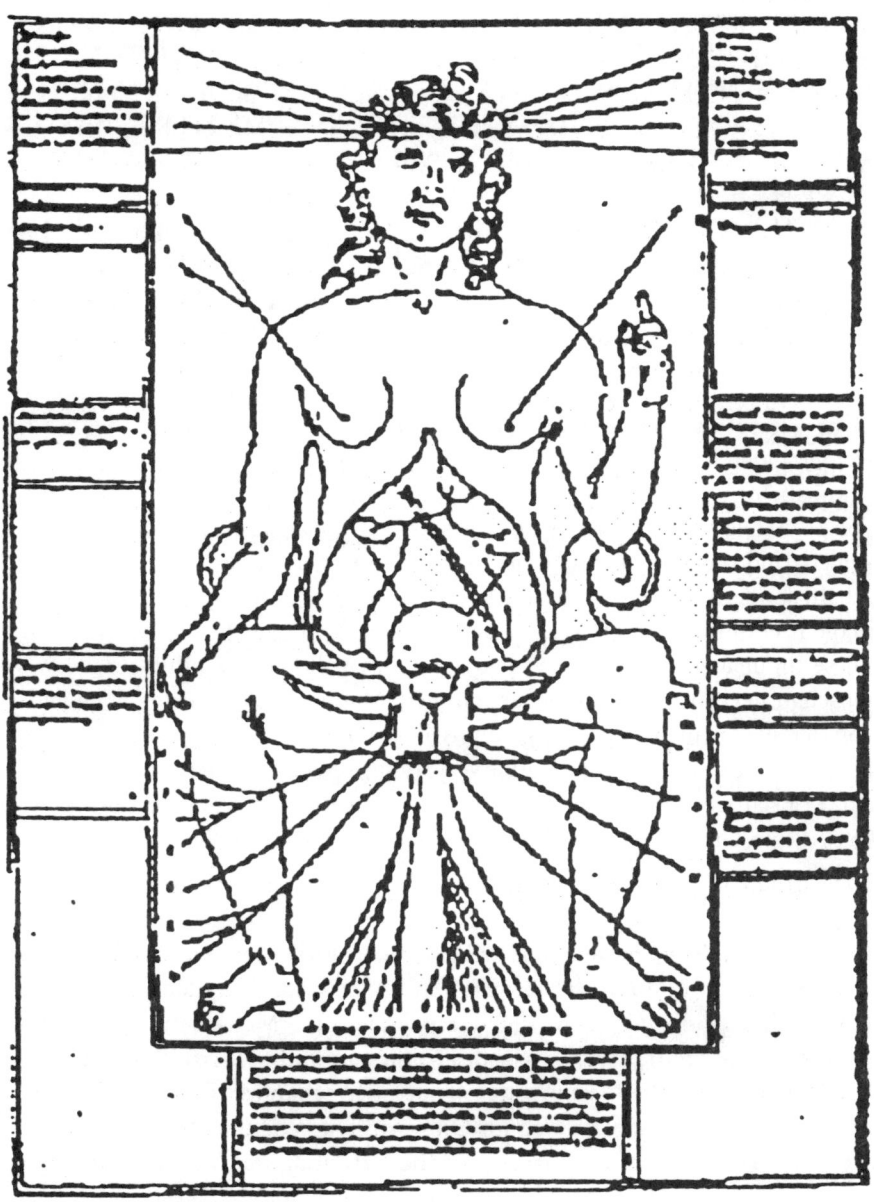

Weiblicher Situs von Johannes des Ketham aus der 3. Auflage des «fasciculus medicinae», 1495 (abgebildet in: Schadewaldt 1957 (b), S. 7)

Auffassung wird sich auch auf die Beobachtung gestützt haben, daß das Kind «satt» auf die Welt kommt, eine Tatsache, die man heute als wichtige Voraussetzung für die Entstehung einer persönlichen Mutter-Kind-Bindung unmittelbar nach der Geburt erkennt. Die Mutter solle – so Metlinger – die Milch von einer «jungen Wölfin» absaugen lassen, auch damit der Milchfluß erhalten bliebe. Nach dieser kritischen Periode war Selbststillen in seinem Wert von nahezu allen bedeutenden medizinischen Autoren vorbehaltlos anerkannt.

Auch die alte Theorie von Aristoteles, Kolostrum sei ein Abbauprodukt des Körpers, das dazu diene, den Körper zu reinigen, wurde in dieser Zeit «wissenschaftlich» ausgebaut. Darstellungen in medizinischen Lehrbüchern zeigen die gedachte Verbindung des Uterus mit der Brust, den sogenannten «ductus lactiferus» oder die «vasa lactifera», als tatsächlich existierend.

Bei vielen betroffenen Säuglingen wird vor allem der Durst ungestillt geblieben sein. Wie sehr wichtige Stoffwechselvorgänge des Körpers dadurch beeinträchtigt waren, zeigen auch die vielen Hinweise in der medizinischen Literatur bis ins 19. Jahrhundert auf Erkrankungen der Blase und der Niere schon bei ganz kleinen Kindern.[74] R. D. Carolos Musitanos (1635–1714), ein Professor der Medizin in Neapel, schrieb darüber:

«Das Anhalten des Urins und seine unwillkürliche Entleerung ist bei Knaben häufiger als bei Erwachsenen. Bei den Kleinsten wird der Urin nicht so sehr durch einen Stein angehalten, sondern durch eine dicke Masse, die die Harnwege verstopft. Immerhin leiden die Kinder auch am Steine. Dies ereignet sich oft bei den Kleinsten. Manchmal erscheinen schon am dritten Tage nach der Geburt die Windeln mit einer roten Flüssigkeit befleckt.»[75]

Die Entdeckung des gesundheitlichen Wertes von Kolostrum

Die Aufklärung hatte in dieser Frage positive Folgen. Das Anliegen dieser Bewegung war die Kommunikation mit der Natur und dem Volk. Einerseits wollte man zurück zu den Ursprüngen des Menschen, andererseits strebte man auch die Aufklärung des Volkes an und förderte Bewußtheit in Lebensbereichen, die bis dorthin von der herrschenden Elite mit Kraftanstrengung und Manipulationen im Unbewußten gehalten wurden. Eine der großen Verdienste der Aufklärung ist die Betonung der Würde jedes Men-

---

74 Peiper 1957, S. 30
75 zit. bei: Peiper 1957, S. 138

schen. Man öffnete sich für fremde Kulturen und bemühte sich, auch das Kind als Persönlichkeit zu sehen. Durch diese Geisteshaltung kam man zur Ansicht, daß die besondere Zusammensetzung des Kolostrums seine bestimmten Gründe haben müsse. Eine Ansicht, die zuvor schon einzelne andere geäußert hatten.

Rund 120 Jahre vor dem Beginn der Aufklärung starb ein Mann, der heute als ein Vorläufer dieser Entwicklung gilt: der berühmte Arzt Paracelsus (1494–1541). Er erklärte, daß das Menstrualblut für die Bildung des Kolostrums und der ersten Muttermilch nicht in Frage komme.[76] Paracelsus war offen für die «Geheimwissenschaften» und Künste der Hebammen, war aber auch Arzt und Wissenschaftler und damit einer der ersten, der verstanden hat, beides zu verbinden. Um ein derartiges Tabu, wie es Kolostrum so lange war, zu lösen, ist die Verbindung des Bewußten mit dem Unbewußten Voraussetzung. Daß diese Verbindung nur mit dem Herzen möglich war, wußte Paracelsus auch: *«Wo kein Lieb ist / do ist kein Kunst».*[77] Gerade weil Paracelsus diese Verbindung suchte, wurde er von der offiziellen Wissenschaft lange nicht anerkannt.[78]

Der Zeitpunkt des ersten Anlegens wurde im 18. Jahrhundert durch die Entdeckung des gesundheitlichen Wertes des Kolostrums[79] immer mehr zur Geburt hin verschoben. So entdeckte man seine gute, das «Kindspech» abführende Wirkung für das Kind: *«Kinder sollten Colostrum zu sich nehmen, es ist dies eine nützliche und nötige Arznei, um den in dem Magen und Därmen hängenden Schleim und die Reliqien des Meconiums los zu weichen und auszufüh-*

76 Schadewaldt 1957 (b), S. 11
77 Liber de caducis, in: Jung 1985, S. 261.
78 Er faßte seine Werke bewußt nicht in der elitären lateinischen Sprache ab.
79 Zu dieser Zeit wurde das Kolostrum auch schon experimentell «im Labor» untersucht, in einer Weise, wie sie für die Wissenschaft seit F. Bacon, G. Galilei und E. Torricelli üblich war. Es ging darum, systematisch und objektiv verschiedene Vorannahmen zu überprüfen. 1750 wurde an der medizinischen Fakultät in Basel eine Dissertation vorgelegt, die eine derartige Untersuchung betrifft. Einige Hinweise auf die Umstände dieser Experimente machen deutlich, wie schwierig es damals gewesen ist, die Voraussetzungen für eine derartige wissenschaftliche Arbeit zu erfüllen. Der Autor, Jean-Jacques Doldé, hatte Schwierigkeiten, sich das nötige Kolostrum für seine Untersuchungen zu beschaffen, konnte dann aber für die sechs Experimente, denen er das Kolostrum unterzog, zwei Wöchnerinnen finden, die bereit waren, ihm zu helfen. Beide Frauen hatten bis zum Zeitpunkt der Untersuchung – zwei und drei Tage nach der Geburt – ihre Kinder nicht gestillt (Wickersheimer 1906).

ren. Wenn Milch vorhanden ist, kann das Kind auch gleich angelegt werden. Der Aberglaube der Mütter ist lächerlich!»[80]

Auch bezüglich Kolostrum ist der uns schon bekannte Wiener Arzt Johann Lukas Boer nicht von vorgefaßten, überlieferten Meinungen, sondern in erster Linie von der genauen Beobachtung des Verhaltens eines Neugeborenen ausgegangen. In einem Artikel schrieb er: *«Sobald das Kind geboren ist, sich wohl befindet, so sucht es schon die Brust seiner Mutter; und findet es sie nicht, so säugt es an allem, was ihm vor den Mund kömmt, an seinem eigenen Fäustchen, an dem Finger, den man ihm in den Mund steckt. Wessen sich die Thiermutter schämen würde, dieß erlaubt sich die entnaturte Mutter des Menschenkindes: sieht es, und fühlt nicht in ihrem Herzen, daß es Zeit ist, ihr Junges an den Busen zu legen; kalte, blödsinnige Pedanten, alte Matronen, froh die erstgewordene Mutter die nämliche harte Schule gehen zu sehen, welche sie passierten, finden es in ihrer Weisheit nicht für rathsam, das Kind die Milch seiner Mutter trinken zu lassen; – der mütterliche reiche Busen muß verwelken, und das unglückliche Kind kommt bey Laxiersaft und Wasserkost nie zur vollkommenen Reife, oder stirbt elendiglich ab, noch ehe es anfieng, des Lebens froh zu seyn.»*[81]

Die stark anklagende Ausdrucksweise dieses Arztes ist vielleicht besser zu verstehen, wenn man bedenkt, wie gefährlich es damals war, nicht gestillt zu

---

[80] Johann Storch-Pelargus 1750 (Schadewaldt 1957 (b), S. 12)
Auch Joseph Raulin (1708–1784) hielt Kolostrum für ein herrliches Mittel, das man dem Kind nicht vorenthalten sollte. Sogar wenn für das Kind eine Amme herangezogen würde, sollte das Kind seiner Meinung nach in den ersten Tagen das Kolostrum seiner Mutter erhalten (Schadewaldt 1957 (b), S. 12).
In der Ausbildung für Hebammen wurde dieses Thema ebenso behandelt. Der deutsche Autor F. S. Morgenstern schrieb 1779: *«Sind die Warzen im Gang, so legt die Mutter das Kind, sobald als sich Beyde, sie und das Kind, durch einigen Schlaf erholet haben, sogleich an die Brust. Es ist sonst in den meisten Wochenstuben der Gebrauch, daß man vier und zwanzig Stunden, auch wol länger wartet, ehe man das Kind an die Brust legt. Man sündigt aber durch dergleichen Verweilen gegen die Mutter und gegen das Kind. Legt man aber das Kind an, nachdem es seine erste Ruhe genossen hat und nun zum erstenmal schreyt und ein Zeichen seiner Unruhe giebt, gesetzt, daß auch nur wenige Stunden nach der Geburt verflossen wären, so erhält man viele Vortheile. Der Mutter werden durch das baldige Ansaugen die Milchgänge desto leichter eröffnet, die Milch fliesst allmälig herzu, die Schmerzen, welche sonst von zu starker Anhäufung und Stockung der Milch in den Brüsten zu entstehen pflegen, werden öfters dadurch ganz abgewendet, wenigstens gemindert. Dem Kinde dient die erste Milch nicht nur zum Unterhalt, sondern auch zur Arzney, wenn sie auch zu Anfange der Menge nach wenig und der Kraft nach dünn wäre.»* (Unterricht in der Hebammenkunst, Magdeburg 1779, in: Schadewaldt 1957, S. 15)
[81] Boer 1808, S. 6

werden.[82] Es gab, außer den Ammen, noch keine ungefährliche Alternative zum Stillen. Die fehlende Hygiene, von deren Bedeutung man damals noch gar keine Ahnung hatte, und die schlechte Qualität der Ersatznahrungen, Getreidebrei und Tiermilch, waren oft die Ursache für den Tod von Säuglingen. Es ist, von uns aus gesehen, unsinnig, ein Tabu zu pflegen, das dem Neugeborenen seine ihm angepaßte Nahrung vorenthielt, damit die Trennung von Mutter und Kind vorantrieb, die Befriedigung elementarster Bedürfnisse des Menschen verhinderte und letzlich den Tod unzähliger Kinder zur Folge hatte. Diese Tatsachen sind zwar heute bekannt, waren es aber lange Zeit hindurch nicht. Die Säuglingssterblichkeit mußte in Hochkulturen dramatisch steigen, bis das Bewußtsein einen Zusammenhang mit dem Stillen formulieren konnte.

Da die Wöchnerin, wie auch die gebärende Frau, als krank angesehen wurde, wurde sie auch so behandelt. Nicht nur für die Nahrung des Säuglings fühlte man sich verantwortlich, sondern auch für die der Mutter. Die Ernährung – über viele Jahrhunderte an sich schon einseitig und mangelhaft – war für die Wöchnerin den damaligen Vorschriften für Kranke, aber überhaupt nicht den Bedürfnissen einer stillenden Mutter angepaßt. In der Tradition der Säftelehre mußte die Wöchnerin wie andere Kranke hungern und schwitzen, aber – was noch schwerwiegender war – sie bekam nichts oder nur sehr wenig zu trinken![83] Es ist fast unvorstellbar, daß sich Wöchnerinnen bei der üblichen

---

82 Boer war trotz all seiner Zurückhaltung und seinen Bemühungen mit dem Erfolg seiner Arbeit im Findelhaus nicht zufrieden, da die Sterberate der Kinder sehr hoch war. Er sah die Ursache dafür im System. Darüber berichtete der Sohn seines Gegenspielers, Johann Friedrich Osiander, damals außerordentlicher Professor der Medizin in Göttingen, der in Wien das Findel- und das Gebärhaus besuchte und in einem kleinen Buch seine Eindrücke zusammenfaßte. Boer äußerte sich, so Osiander, gegen die Einrichtung einer Findelanstalt an sich und meinte, es wäre besser, wenn «*der Staat die Mütter durch Geld oder auf andere Weise unterstützte, damit sie ihre Kinder selbst verpflegen könnten*» (Osiander 1817, S. 125). Osiander bewunderte bei seinem Besuch auch die mustergültige Reinlichkeit in Boers Abteilung des Gebärhauses und bemerkte, daß dort sehr wenig Kindergeschrei zu hören wäre, weil die Säuglinge von Anfang an bei ihren Müttern im Bett lägen und Boer darauf achte, daß sie bald nach der Geburt schon gestillt würden. «*Es ist aber ein trauriger Gedanke, daß auch hier die gute Absicht, durch die Mangelhaftigkeit unserer menschlichen Einrichtungen, vereitelt wird, indem beynahe alle diese Kinder, im nächsten Jahre schon, nicht mehr unter den Lebenden existieren.*» (Osiander 1817, S. 191 f.)

83 Auf vielen Wochenbettdarstellungen sieht man, wie der Wöchnerin eine Suppe gereicht wird. Diese Suppen waren oft sehr üppige Kraftsuppen aus Gewürz, Wein, Eiern, Fett und viel Butter. (Zur Ernährung der Wöchnerin: Borkowsky 1988, S. 130 und S. 131)

ballaststoff- und vitaminarmen Diät[84] wohl fühlen konnten, wenn man dazu noch bedenkt, daß sie zu vollkommener Untätigkeit verdammt waren. Der Flüssigkeitsmangel[85] muß zusammen mit den anderen Faktoren auch zu schweren Verstopfungen geführt und Einfluß auf die Qualität der Muttermilch gehabt haben – wenn überhaupt gestillt werden konnte. Erwähnenswert ist, daß frisches Wasser nur auf dem Land eine Selbstverständlichkeit war und es in den rasch wachsenden Städten selten genug gutes Wasser gab. Die wichtige Rolle des Wassers für den Stoffwechsel erkannte man erst nach der Entdeckung vieler komplizierter chemischer Reaktionen, die im Körper nur in wässrigen Lösungen vor sich gehen können. So ist auch der Zusammenhang von Trinken und Milchbildung erst in unserem Jahrhundert bewußt geworden. Heute weiß man, wie wichtig für eine stillende Mutter eine abwechslungs- und vitaminreiche Ernährung ist, die genug Flüssigkeit enthält. Analysen des Kolostrums verschiedener Frauen haben ergeben, daß es große individuelle Unterschiede in seiner chemischen Zusammensetzung gibt, die auch bei der einzelnen Frau von Tag zu Tag schwankt. Diese Schwankungen sind Ausdruck der Flexibilität der mütterlichen Brust, um die sich ständig ändernden Bedürfnisse des Säuglings angemessen zu befriedigen, zum Teil sind sie sicher auch durch die Ernährung der Mutter in Schwangerschaft und Wochenbett beeinflußt.

Kolostrum ist wie das Blut auffallend reich an Eiweiß und lebenden Zellen. 1915 konnte durch die Untersuchungsmethoden von Jaschke und Lindig der Nachweis erbracht werden, daß die Albumine und Globuline (Eiweißkörper) des Kolostrums im Gegensatz zum Milcheiweiß der reifen Muttermilch für den kindlichen Organismus nicht als blutfremd zu betrachten sind. Die Autoren schlossen daraus, daß Kolostrumeiweiß unabgebaut die Darmwand passieren müsse, ein Vorgang, der von anderen Autoren schon vermutet worden war und heute in der Diskussion um Eiweißallergien besondere Bedeutung erlangt hat. Dadurch ist die kolostrale Ernährung der intrauterinen sehr nahe verwandt. Außerdem steht Kolostrum in seinem Aufbau dem Blutserum der Mutter näher als reife Muttermilch. All das spricht dafür, daß die kolostrale Ernäh-

---

84 Wie wichtig vollwertige Nahrung für eine stillende Mutter ist, kommt auch in der Untersuchung von über 600 Frauen des durch seine genauen Untersuchungen der Muttermilch bekannten Schweizer Arztes Gustav von Bunge zum Ausdruck. Bunge konnte einen deutlichen Zusammenhang der «Stillunfähigkeit» mit Karies feststellen (Bunge 1902, S. 25 ff.; er selbst wollte damit allerdings die Erblichkeit der Unfähigkeit zum Stillen beweisen).

85 Heute werden für eine stillende Mutter mindestens zwei Liter Flüssigkeit pro Tag in Form von Wasser und leichten Tees empfohlen.

rung die schonendste Überleitung von der Ernährung des Kindes im Uterus zur Ernährung des extrauterinen Lebens ist.[86]

Die schwierige Durchsetzung der neuen Erkenntnisse

Es dauerte nach ersten positiven Aussagen über das Kolostrum noch Jahrhunderte, bis sich in der Praxis etwas änderte. Das Kolostrum-Tabu hinderte weiterhin unzählige Frauen am Stillen. 1886 führte Th. Escherich eine Untersuchung in München durch. Er forschte nach den Ursachen und Folgen, warum Säuglinge so wenig gestillt würden. Von mehr als einer Mutter wurde ihm versichert, *«daß es die Hebamme war, die, während sie selbst noch zu Bette lag, ohne sie erst zu fragen, dem Kind das erste Mehlmus gekocht und den ersten Semmelschnuller in den Mund gesteckt habe».*[87]

Es war also nicht einfach, die neuen Erkenntnisse in die Tat umzusetzen. Noch 1906 hatte der bekannte deutsche Kinderarzt Adalbert Czerny zusammen mit seinem Kollegen A. Keller großen Erfolg mit seiner Forderung, dem Kind nach der Geburt 24 Stunden lang keine Nahrung zu geben. Ihre Auffassung wurde durch Stoffwechseluntersuchungen des praktischen Arztes Camerer untermauert, der durch Beobachtungen an den eigenen Kindern zu dem Ergebnis kam, daß Mutter und Kind nach der Geburt dringend Ruhe benötigen.[88] Das ist eigentlich für eine wissenschaftliche Begründung einer so einschneidenden Maßnahme etwas wenig. Trotzdem galt die Empfehlung lange als Lehrmeinung, die Karenzzeiten wurden in Krankenhäusern bis vor einigen Jahrzehnten eingehalten.

Gerade das Beste wurde ganzen Völkern vorenthalten und als schädlich und sogar als giftig bezeichnet, was für das Kind so wertvoll ist. Bei all den Diskussionen um das Kolostrum blieb die entscheidende Zeit für Mutter und Kind und das Besondere der Muttermilch ja im Mittelpunkt des Interesses, allerdings mit umgekehrten Vorzeichen. Lange Zeit hindurch muß der Mensch in seiner Einschätzung des Kolostrums total verwirrt gewesen sein. Nachdem was wir nun alles über den Wert des Kolostrums wissen, ist es kaum faßbar, daß die zivilisierte Menschheit so lange brauchte, bis sie es endlich schätzenlernte. Vielleicht hängt das damit zusammen, daß so viele Menschen gerade in der

---

86 vgl. Rud. Th. von Jaschke, in: Seitz-Amreich 1952, S. 810–817
87 Pache 1968, S. 597
88 zit. bei: Schadewaldt 1957 (b), S. 14

ersten Zeit ihres Lebens etwas anderes bekommen haben als die für sie vorgese-
hene, genau auf sie und ihre Bedürfnisse abgestimmte erste Milch ihrer Mutter.[89]

Als Ersatz für Kolostrum gibt man heute Glucose, vom Altertum bis ins
Spätmittelalter war es Honig. Der Geschmackssinn für Zucker ist der erste, der
zum Zeitpunkt der Geburt schon voll entwickelt ist und für ein Menschenbaby
an sich ausreicht, um Nahrung zu akzeptieren und zu saugen. Der Zucker in
Glucose und Honig täuscht nun die Süße der Muttermilch vor, ist es aber nicht.
Diese Täuschung wirkt auf uralte archaische Teile des Gehirns, die darauf spe-
zialisiert sind, lebensnotwendige Dinge an entscheidenden Eigenschaften
sofort zu erkennen. Das «Weltbild», das diesem Erkennen zugrunde liegt, enthält nur Merkmale, die sich über ungeheure Zeitspannen für die entsprechende
Gattung immer wieder als zutreffend bestätigt haben. Dieses instinktive Pro-
gramm ist aufgrund der Voraussetzung entstanden, daß Mutter und Kind nach
der Geburt nicht getrennt werden, und garantiert, daß ein Kind schnell und
sicher zu dem gelangen kann, was es wirklich braucht. Das System des Instink-
tes reagiert auf das Wesentliche, auf das, was in der Natur bisher immer
gestimmt hat. Die Täuschung des Kindes mit Honig und Glucose nutzt nun
dieses Prinzip und spricht direkt das Instinkthafte im Säugling an. Gefühl und
Bindung spielen dabei keine Rolle mehr.

Kolostrum als Symbol für Bindung

Wie sehr es aber eigentlich um Gefühl und Bindung geht, wird vielleicht
klarer, wenn man sich das, was beim ersten Stillen passiert, einmal ganz genau
ansieht:

Ein Kind, dessen Mutter ohne Schmerzmittel geboren hat und das ungestört bei der Mutter sein kann, bemüht sich aktiv, zur Brust der Mutter zu
gelangen, und wird bis durchschnittlich fünfzig Minuten nach der Geburt beginnen, an der Brust zu trinken. Das Baby «weiß», daß es die Brustwarze dort
suchen muß, wo es weich und warm fühlt. Das erstaunliche dabei ist: das Kind

89 Jedes Lebewesen gibt das eigene Überlebenskonzept weiter – das ist ein wichtiges Prinzip,
das fest auch im Menschen verankert ist. Das hartnäckige Festhalten am Kolostrum-Tabu, die
Unbelehrbarkeit des Unbewußten im Menschen, das auch heute noch alle möglichen Gründe
dafür findet, weist darauf hin, daß der Mensch bestrebt ist, seine eigene «Kolostrumgeschichte»
weiterzugeben.

muß nicht «angelegt» werden, es findet den Weg zur Brust alleine! Es kann vom Bauch zur Brust der Mutter «kriechen». Eines unserer vier Kinder legte einmal, um zur Brust zu kommen, in seinen ersten Lebenstagen in unserem gemeinsamen Bett eine Distanz von ungefähr zwanzig Zentimetern zurück, bevor es mich mit einem kleinen Schrei aufweckte. Damals konnte ich fast nicht glauben, daß ein so kleines Kind dazu fähig sein könnte. Im Sommer 1994 bestätigte sich für mich diese Beobachtung. Damals zeigte der schwedische Kinderarzt Lennart Righard in Wien bei einer internationalen Konferenz der La Leche Liga einen Film, der diese Fähigkeit der Neugeborenen deutlich vorführte. Niemand hätte früher gedacht, daß Säuglinge so viel können und «wissen», daß sie durch ihre Gefühle so kompetent sind, weil sie eben keine Gelegenheit hatten, das zu zeigen.

Soviel Vertrauen in die Fähigkeiten des Kindes zu setzen, ist schwierig, vor allem, wenn die Mutter wahrnimmt, daß sich das Kind dabei anstrengen muß. Wird das Kind in seinen Bemühungen, die Brust zu erreichen, gestört, nimmt man ihm jedoch das Gefühl der Bestätigung dafür, daß seine Instinkte ihm den richtigen Weg weisen. Säuglinge wehren sich gegen Eingriffe von außen: Lennart Righard identifizierte aufgrund seiner Untersuchung von 72 Mutter-Kind-Paaren das Schreien des Kindes, wenn es innerhalb der ersten Stunde nach der Geburt für Messen, Wägen und Wickeln von seiner Mutter genommen wurde, eindeutig als Protest des Kindes. Jedes Kind reagiert normalerweise lautstark, wenn es mitten in seinen ersten Bemühungen, mit Kriech-, Such- und Einstellbewegungen die Brust zu erreichen, gestört wird.[90] Mit dem Kolostrum-Tabu und den Praktiken der Säuglingsversorgung wurde das Kind gleichsam «entmündigt»; alles das, was ein Kind nach der Geburt wirklich kann: den Kontakt mit seiner Mutter aktiv aufnehmen, sich ihrer Stimme und ihrem Geruch zuwenden, Augenkontakt suchen, die Milchquelle selbst erreichen, saugen und seine Befindlichkeit eindeutig zum Ausdruck bringen, wurde ihm verunmöglicht und damit eine Einstellung geprägt, daß das Kind in allen Belangen auf die Hilfe der Erwachsenen angewiesen sei.[91] Die Untersuchungen von Lennart Righard und Margaret Alade zeigen aber auch in überzeugender Weise, wie entscheidend gerade die erste Zeit nach der Geburt nicht nur für die psychische Komponente der Beziehung von Mutter und Kind ist, sondern zugleich für ihre praktische Seite: Das erste Saugen ist entscheidend dafür, ob ein Kind effektiv saugen lernt oder nicht. Kinder, die nicht unter Einfluß von

90 Righard, Alade 1990, S. 1106
91 siehe auch: Keller, Meyer 1982, S. 13 ff.

Medikamenten standen und bis zum ersten Saugen mit ihrer Mutter ungestört beisammensein konnten, können richtig und wirksam saugen. Kinder, die nach der Geburt von der Mutter getrennt werden, und Kinder, die unter Einfluß von Betäubungsmitteln stehen, sind gefährdet, das Saugen an der Brust nicht zu lernen. Deshalb betonen die Autoren, wie wichtig es ist, daß das nackte Kind nach der Geburt auf dem Bauch seiner Mutter liegen kann, bis das erste Stillen vorbei ist. Die Anstrengungen des Kindes, aktiv zur Brust seiner Mutter zu gelangen, sollen nicht gestört werden.

Babys, denen die Erfahrung des wirksamen Saugens nicht möglich ist, sind wesentlich hilfloser und angewiesen darauf, daß ihnen die Nahrung eingeflößt wird, die sie sich nicht mehr aktiv nehmen können. Das natürliche Stillen, bei dem Geben und Nehmen in einem ausgewogenen Verhältnis stehen, wurde durch das Kolostrum-Tabu abgelöst von einer Art Ernährung, in der die Mutter gibt und das Kind nimmt. Das Kind wurde von der Mutter getrennt, versorgt, betreut, gefüttert, aber in seinem eigentlichen Wesen nicht gesehen. Auch hier – analog zur schwächlichen und kranken Frau – ging es darum, das Bild des inkompetenten Säuglings durch die Art, wie man mit ihm umging, immer wieder zu bestätigen.

Die Änderung der Bilder von Kind und Mutter dagegen – verbunden mit der Anerkennung ihrer Kompetenz – läßt alles andere so einfach werden, wie es Odent in seinem Buch *Geburt und Stillen* beschreibt: «*Aus meiner eigenen Erfahrung mit Hausgeburten kann ich Ihnen versichern, daß das Baby unwandelbar während der ersten Stunden nach der Geburt saugt – aber niemand ‹legt das Baby an die Brust›. Mutter und Baby koordinieren ihr Tun. Die Hauptsache ist, ihnen dabei nicht im Weg zu stehen.*»[92]

92 Odent 1994, S. 86

4. Ammen, Zinnludeln und Analysen: Trennungen und ihre Folgen

Frühe Mutter-Kind-Trennungen

Welchen Sinn hat nun die ursprüngliche, gleich nach der Geburt sich anbahnende Mutter-Kind-Bindung? Warum ist von der Natur für diese Zeit keine Trennung von Mutter und Kind vorgesehen? Die Antwort darauf wird am besten die Humanethologie geben können. Irenäus Eibl-Eibesfeldt nimmt an, daß die sensible Phase nach der Geburt vor allem den Sinn hat, das Kind nach der Geburt sogleich anzunehmen und damit sein Überleben zu sichern. Er belegt diese Auffassung mit vielen Beispielen, unter anderem mit einem Film, den Grete und Wulf Schiefenhövel 1978 bei dem neusteinzeitlichen Pflanzervolk der Eipo[93] im Hochland von Neuguinea aufgenommen hatten.

Der Film zeigt eine Eipofrau bei der Geburt, die vorher erklärt hat, sie werde ihr Kind nicht annehmen, wenn es ein Mädchen sei. Nach der Geburt – es ist wirklich eine Tochter – bereitet sie alles für die Kindesweglegung vor. Ohne abzunabeln, deckt sie die Kleine samt Nachgeburt mit Farnblättern zu und legt eine Pflanzenrebe bereit, um das Paket zu verschnüren. Irgendwie scheint sich der Vorgang, möglicherweise durch die Gegenwart der Filmenden, zu verzögern. *«Man sieht, wie die Mutter nachdenklich vor dem Bündel Farnblätter sitzt, aus dem es schreit und aus dem die rosa Füßchen und Fäuste sich lebenshungrig durchboxen. Die Mutter verläßt die Szene, ohne das ihr offensichtlich schwerfallende Werk zu vollziehen. Nach zwei Stunden kommt sie zurück, durchtrennt die Nabelschnur und nimmt das Baby zu sich. Es wäre ein so kräftiges Kind, erklärt sie, fast wie zur Entschuldigung.»*[94]

Die in fast allen Kulturvölkern ursprünglich bekannte Praxis des Infantizids war mit einer kurzzeitigen Trennung von Mutter und Kind erst möglich geworden. Überraschend ist vielleicht, daß gerade in einfachen Kulturen, deren natürlichen liebevollen Umgang mit den Kindern wir so bewundern,

---

93 Die Eipo, insgesamt etwa 6800 Menschen, bewohnen das bis 1969 nicht von Fremden kontaktierte Hochtal des gleichnamigen Flusses in West-Neuguinea (Schiefenhövel u. a. 1993).
94 Eibl-Eibesfeldt 1995, S. 269

Kindesweglegung praktiziert wird. Es geht dabei um eine Art Geburtenkontrolle, die nicht, so wird in der humanethologischen Literatur betont, leichtfertig oder aggressiv ausgeübt wird, sondern immer von Trauer begleitet ist. Meistens wird als Grund für diese Maßnahme ein älteres Geschwister des Neugeborenen, das noch gestillt werden muß, angegeben. Eibl-Eibesfeldt berichtet von einer jungen Yanomami-Mutter, die nach einer Geburt ohne Kind zurückkehrt und von Napoleon A. Chagnon[95] aufgehalten wird: «‹*Was ist mit dem Baby geschehen?*› *flüsterte ich Bahimi zu. Wir saßen geduckt unter dem Rand des großen, überhängenden Daches in dem runden Dorf. Bahimis Wangen waren mit schwarzer ‹Traurigkeit› beschmiert: eine Kruste aus Schmutz, vermischt mit Tränen – ein Zeichen ihrer Totenklage. Alle Frauen des Dorfes kamen mit Brennholz heim. Bahimi starrte sie an, ohne sie zu sehen. ‹Sie lebt nicht mehr… ich… ich…› Erneut kullerten Tränen aus ihren sanften braunen Augen, und ich wußte jetzt, daß sie ihre Tochter bei der Geburt getötet hatte. Kaobawa, ihr Ehemann, der Häuptling des Dorfes, drückte meinen Arm leicht und flüsterte leise: ‹Stell keine weiteren Fragen mehr, mein Neffe. Unser anderes Baby wird noch gestillt, und es braucht die Milch.›*»[96]*

Die Trennung von Mutter und Kind gleich nach der Geburt wird genützt, um über das Leben des Kindes frei entscheiden zu können. Das Kind wird auf den Boden gelegt und erst dann aufgenommen, wenn man bereit und fähig ist, für es zu sorgen.[97] Wird nämlich der Kontakt zum Kind sofort geschlossen, ist es der Mutter emotional nicht mehr möglich, ihr Kind wegzulegen und damit dem Tod zu weihen. Tut sie es dennoch, gilt die Kindstötung als Mord.[98]

---

95 Die kriegerischen, insgesamt noch etwa 18 000 Yanomami-Indianer im tropischen Waldgebiet am Oberlauf des Orinoco (Venezuela, Brasilien) leben als Jäger, Sammler und Gartenbauer (Schiefenhövel u. a. 1993). Napoleon A. Chagnon ist einer der bekanntesten Yanomami-Kenner. Er hat als Anthropologe über mehr als dreißig Jahre insgesamt 63 Monate bei diesem Volk gelebt und geforscht. Chagnon beschreibt Kaobawa, der ihm in all den Jahren zu einem Freund geworden ist, als souveränen und verantwortungsbewußten Häuptling eines Dorfes (Chagnon 1997).

96 Eibl-Eibesfeldt 1995, S. 270

97 Eine patriarchal ritualisierte Form der bewußten Aufnahme des Neugeborenen ist allgemein aus dem alten Rom bekannt: Das Neugeborene wurde dem Paterfamilias, der über Tod oder Leben des Kindes entscheiden konnte, vor die Füße gelegt. Wenn er es aufhob, erkannte er es an und übernahm damit die Verpflichtung, es aufzuziehen.

98 Auch im Europa des Mittelalters wurde lange Zeit Geburtenkontrolle in Form der Kindesweglegung unmittelbar nach der Geburt ausgeübt. Erst langsam entwickelte sich in unserer westlichen Kultur, beeinflußt vom Christentum, ein Bewußtsein der Schuld gegenüber den Neugeborenen.

Die Ursache der ersten Trennung von Mutter und Kind, unterstützt vom Kolostrum-Tabu, war wahrscheinlich die Schaffung einer Möglichkeit zum Infantizid, zur nachträglichen «Geburtenkontrolle» – aus welchen Gründen sie auch immer für notwendig erachtet wurde. Trotzdem ist in den meisten Fällen nach der ersten kurzzeitigen Trennung von Mutter und Kind durchaus eine Aufnahme der Beziehung und die Entstehung einer tragfähigen Bindung möglich. Sowohl bei den Eipo als auch den Yanomami und in vergleichbaren Kulturen können Mutter-Kind-Beziehungen beobachtet werden, die sich weitgehend den kindlichen Bedürfnissen anpassen. Vermutlich ist es lange Zeit über auch in unserer Kulturgeschichte zu keinen weiteren Trennungen gekommen. Was wissen wir nun davon aus unserem Kulturkreis, und was ist weiterhin mit der Mutter-Kind-Beziehung geschehen?

Am Ende der letzten Eiszeit, von 12 000 bis 7000 v. Chr., setzte ein Vorgang ein, der für die Menschheit von entscheidender Bedeutung war. Vermutlich ausgehend vom Bereich des sogenannten «fruchtbaren Halbmondes», eines Vegetationsgürtels, der sich bogenförmig über die Länder des östlichen Mittelmeeres, die Südosttürkei und den nördlichen Irak entlang des Zakrosgebirges in den westlichen Iran erstreckte, begannen Menschen bewußt in den Kreislauf der Natur einzugreifen. Sie gewöhnten wild lebende Ziegen und Schafe, aber auch andere Tiere an die Gemeinschaft mit Menschen. Vermutlich war die Domestizierung dieser Tiere nur möglich, weil die Prägsamkeit der Jungtiere gleich nach der Geburt intuitiv ausgenutzt wurde. Gleichzeitig lernten Menschen, Samen der in der Natur wachsenden Getreidearten zu sammeln, zurückzuhalten, bei günstigen Bedingungen selbst auszusäen und dafür die bestmöglichen Wachstumsgrundlagen zu schaffen. Dadurch entstand die Möglichkeit, sich an einem Ort seßhaft niederzulassen. Durch diese veränderte Situation wurden mehr Kinder geboren als zuvor. Es stellt sich die Frage, ob es nicht die Seßhaftigkeit war, die durch höhere Geburtenraten die Menschen dazu gebracht hat, einen Ausweg für die bedrohliche Zukunft eines noch gestillten Kindes zu suchen, wenn inzwischen ein weiteres geboren wurde. Andererseits konnten Eltern ab dieser Zeit auch mehr Kinder als zuvor gleichzeitig aufziehen, die Bevölkerungszahlen stiegen. Wie in Wellen hat sich durch das Wachstum der Bevölkerung die jungsteinzeitliche Kultur von Kleinasien aus bis ins nördliche Europa ausgebreitet.

Mit der Entwicklung der Viehzucht wurde es irgendwann auch möglich, Kinder mit Tiermilch zu ernähren. Das könnte auch ein Ausweg für das Dilemma der Eltern gewesen sein, wenn ein Kind noch in der Stillzeit eines

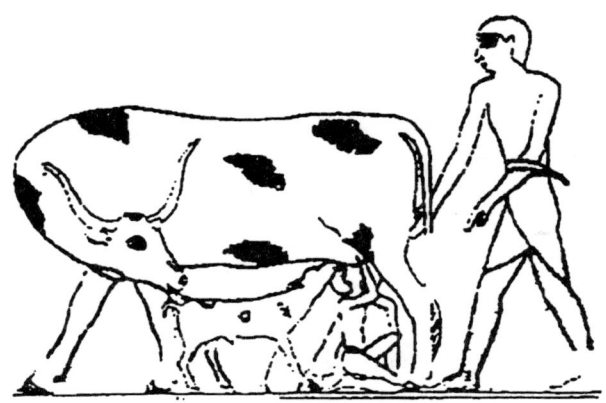

Nachzeichnung eines Reliefs einer Milchtieramme aus dem 2. Jahrtausend v. Chr. (Ippolito Rosellini, Pisa 1834, in: Zglinicki 1983, S. 294)

älteren Geschwisters geboren wurde. Vermutlich war die Ernährung mit tierischer Milch für das einzelne Kind erst nach der vorzeitigen Entwöhnung von Bedeutung, es wurde aber auch «zugefüttert».

Bilder und Geschichten aus verschiedenen Epochen lassen vermuten, daß Kinder zuerst direkt am Tier, an Kühen, Ziegen, Eseln und Stuten gesaugt haben.[99]

Zusammen mit der Seßhaftigkeit, der damit verbundenen Vorratswirtschaft und der veränderten Form der Nahrungszubereitung entwickelte sich die Herstellung haltbarer Gefäße aus gebrannter Keramik. Daraus wurden auch Sauggefäße für Kinder hergestellt. Die ältesten Funde, die auf eine Verwendung in der Säuglingsernährung hindeuten, stammen aus einer Zeit von 3000 bis 2000 v. Chr. und sind aus Ägypten. Wahrscheinlich war aber ur-

99 So berichtet auch der französische Philosoph Michel Eyquem de Montaigne über die ländlichen Verhältnisse des 16. Jahrhunderts: «*Ich habe oft Gelegenheit, in den Dörfern zu beobachten, daß Frauen, die ihre Kinder nicht stillen können, Ziegen zu Hilfe nehmen. Die Tiere lassen sich leicht dazu abrichten, die Kinder zu säugen, sie erkennen ihre Stimme und kommen auf ihr Geschrei herbeigelaufen. Legt man ihnen einen fremden Säugling an, so wehren sie ihn ab, und ein gleiches tut das Kind einer fremden Ziege gegenüber. Ich sah am nächsten Tage ein Kind, dem man seine Ziege genommen hatte, und das sich an ein anderes Tier nicht gewöhnen konnte und wahrscheinlich Hungers starb.*» (Nach Marfan, 1904, in: Peiper 1957, S. 443)

sprünglich vor allem, sowohl für Kinder als auch für Erwachsene, das tierische Horn als Trinkgefäß in Gebrauch.[100]

In einem interessanten Essay hat Bruce Chatwin frühes Entwöhnen mit einer «Ideologie des Wachstums» nomadisch[101] lebender Hirtenvölker in Verbindung gebracht. *«Nomaden machen – ihr wirtschaftlicher Grundsatz – keine Anstrengungen, Geburten einzuschränken, und eine reichliche Versorgung mit Milch von domestizierten Tieren macht es einer Nomadenmutter sofort nach einer Geburt möglich, wieder zu empfangen. Ihr erstes Kind wird früh abgestillt, und dieser Bruch schwächt in gewissem Grad die Bindung zwischen ihr und ihrem Kind.»*[102]

Die Fähigkeit, möglichst viele Tiere in möglichst kurzer Zeit zu züchten, könnte vielleicht die Grundlage gewesen sein für den Analogieschluß, die eigenen Nachkommen zu vermehren, indem man die Stillzeit verkürzt. So macht es auch Sinn, daß Tiermilchernährung ursprünglich ein Privileg und den Mächtigen vorbehalten war. Das domestizierte Tier spielte somit eine entscheidende Rolle in der Entwicklung unserer auf Wachstum und Leistung orientierten Gesellschaft. Trennungen waren für diese Entwicklung Voraussetzung. Nach der ersten Trennung von Mutter und Kind, die den Eltern die Freiheit gab, sich für oder gegen ihr Kind zu entscheiden, folgten weitere. Denn nur durch neuerliche, sich immer wiederholende Trennungen von Mutter und Kind wurde es vorstellbar, ein Kind nicht als Wesen mit einem starken Bedürfnis nach Beziehung wahrzunehmen, sondern als wirtschaftlichen Faktor, als eine Art Investition zu sehen. Die soziobiologischen Arbeiten von Eckart Voland haben mich darauf aufmerksam gemacht, daß all dies vermutlich nicht so bewußt arrangiert wurde, wie es nun den Anschein haben könnte, denn hinter all den Manipulationen rund um Geburt und Stillen steht der sogenannte «Egoismus» der Gene, die – potentiell unsterblich – bestrebt sind, sich möglichst erfolgreich zu reproduzieren. So ist es auch zu erklären, warum in ranghohen Familien patriarchaler Gesellschaften mit Möglichkeiten zur weiteren Vergrößerung ihrer Ressourcen die Knaben den Mädchen vorgezogen wurden: Männer können potentiell weit mehr Nachkommen haben als Frauen. Wir erinnern uns: Sowohl das Eipo-Kind des ersten Beispiels dieses Kapitels als auch das Yano-

---

100 siehe Fildes 1986, S. 307 ff.

101 Dieses Nomadentum darf nicht mit der ursprünglichen Form des nomadisierenden Jagens und Sammelns verwechselt werden. Ackerbau und Viehzucht wurden im Zuge der «Neolithischen Revolution» zuerst von ein und derselben Niederlassung praktiziert. Erst später zogen sich die Hirten wieder in die Wildnis zurück, blieben aber an die Bauern weiter gebunden.

102 Chatwin 1989, S. 227 f. und S. 225

mami-Kind waren Mädchen. Letzteres war das Kind eines Häuptlings, der mehrere Frauen hatte – Polygynie ist eine weitere Strategie, die Nachkommenschaft
zu vergrößern. «*In diesem Sinne ist Elternverhalten ‹gen-egoistisch› (psychologisch kann es durchaus altruistisch-selbstaufopfernd sein) und darüber hinaus
strategisch: ausgerichtet auf eine unter den jeweiligen Bedingungen maximal
mögliche Effizienz. Damit ist ein ganz wesentliches Kennzeichen des menschlichen Brutpflegesystems beschrieben, nämlich seine Einrichtung zur ‹flexible
response› – oder psychologisch ausgedrückt: seine Fähigkeit, elterliche Liebe,
Fürsorge und Aufmerksamkeit gemäß ureigener persönlicher Reproduktionsin-
teressen zu dosieren.*» Diese Interessen durchzusetzen gelingt am besten «*mit
einer Weltsicht*» und «*in einem intrapsychischen emotionalen Milieu, die keine
Widersprüche, Zweifel oder Verhaltensunsicherheit aufkommen lassen*»,[103] das
heißt in einem Milieu, das von gesellschaftlichen Zwängen und Tabus bestimmt
ist. In dem Sinne der Sicherung einer möglichst großen Nachkommenschaft
scheint vor allem das Kolostrum-Tabu eine große Rolle gespielt zu haben.

Die Entwicklung des Ammenwesens

Auch die nächste Stufe der zivilisatorischen Weiterentwicklung des Menschen nahm im Nahen Osten ihren Ausgang. Das Gebiet, in dem die ersten
komplexen Gesellschaften entstanden sind, nennt man auch die «Wiege der
Zivilisation». Die Entwicklung von Hochkulturen kann mit starken Trennungen von Mutter und Kind in Verbindung gebracht werden. Franz Renggli hat
daraus die Hypothese abgeleitet, daß sich alle Hochkulturen in ihrer Kinder-
behandlung auch dadurch auszeichnen, daß das Kind die meiste Zeit des Tages
von seiner Mutter getrennt an einer Schlafstelle liegt.[104] Als Ersatz für fehlenden Körperkontakt bot man dem Kind die Wiege und das Wickeln.[105] Das

---

103 Voland 1993, S. 7 und S. 13
104 Renggli, 1974, S. 243
105 Der Begriff «Wickeln» ist anders zu verstehen, als er heute in unserem Sprachgebrauch
üblich ist. Mit langen Wickelbändern wurde der Körper der Kinder vom Hals bis zu den Zehen
eingebunden, erst bei etwas älteren Babys blieben die Arme ausgespart. Die dadurch geschaffene
Wärme und Hautstimulation bewirkten, daß das Saugbedürfnis schwächer wurde, die Babys
weniger weinten und mehr schliefen als ungewickelte. Das Wickeln war aber auch eine Maßnahme,
das Kind vor Flüssigkeitsverlust zu schützen. So mußten Säuglinge weniger oft gestillt werden. Ein
anderer positiver Nebeneffekt war, daß sie vor Unfällen besser geschützt waren, weil sie sich praktisch gar nicht bewegen konnten. Man konnte sie so auch für längere Zeit unbeaufsichtigt allein
lassen.

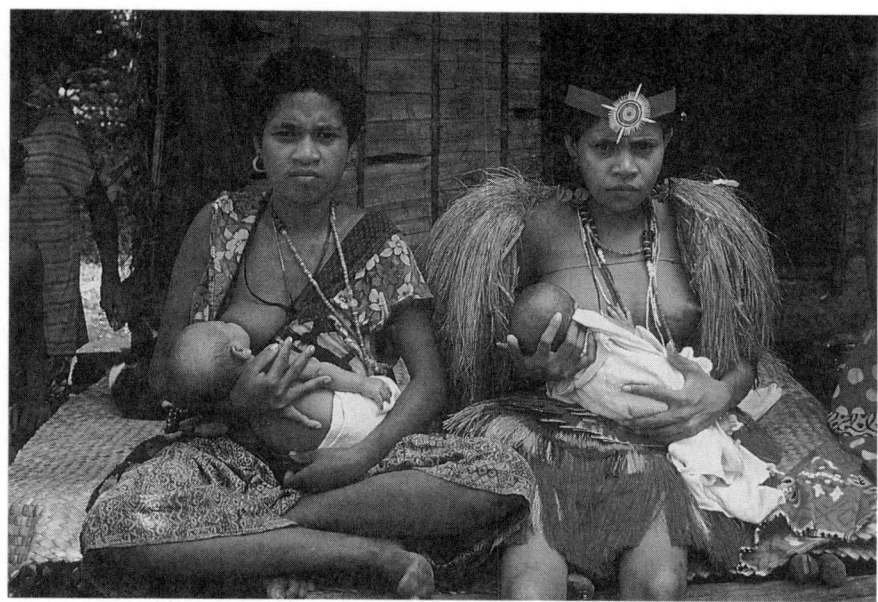

Neugeborene Zwillinge aus Coma (Kaileuna, Trobriand-Inseln/Papua-Neuguinea)[106], die von ihrer jungen Mutter – sie ist geschmückt, da Erstgebärende auf besondere Weise im Mittelpunkt stehen – und von der Tante der Mutter gestillt werden. Die Tante befindet sich kurz vor dem Abstillen ihres eigenen Kindes. (Foto: Gerhard Medicus, August/September 1996)

Geschaukeltwerden in der Wiege gibt dem Säugling das Gefühl, getragen und bewegt zu werden, nicht allein zu sein. Das Wiegenlied, das zu den ältesten poetischen Formen der Menschheit gehört, ahmt in seinem Rhythmus die Schaukelbewegung der Wiege nach: Es ist damit ebenso Ersatz für die beruhigende Bewegung beim Getragenwerden.[107]

106 Wie schwierig es ist, Zwillinge in traditionalen Gesellschaften aufzuziehen, zeigt auch die Tatsache, daß ein Kind dieser hier abgebildeten Zwillinge schon ein Jahr später nicht mehr am Leben war (Medicus, persönliche Mitteilung 1997).

107 Vieles von dem, was der Mensch intuitiv als schön empfindet und zu wichtigen Elementen seiner Kultur zählt, ist vermutlich in engem Zusammenhang mit Verlusten der ersten Zeit seines Lebens entstanden. Im 16. Jahrhundert entdeckte man in den Findelhäusern Italiens, die hoffnungslos überbelegt waren und dadurch die Chance für ein Überleben der Kinder sehr gering war, wie sehr Musik auf das Wohlbefinden der Kinder und ihrer Ammen einwirken konnte. Man versammelte sie deshalb alle zum Stillen in einem großen Raum, in dem Flöte und Laute gespielt wurde. Die Musik entspannte Babys und Ammen, und unter dieser Wirkung floß die Milch leichter.

Gemeinsam mit der Wiege und dem Wickeln entstand in allen bekannten
Hochkulturen auch das Ammenwesen.

Seitdem es Menschen gibt, ist es – auch in vorgeschichtlicher Zeit – immer
wieder vorgekommen, daß verwaiste Säuglinge von anderen Müttern mitge-
stillt und damit vor dem sicheren Tod gerettet wurden. Auch das Überleben
von Zwillingen in traditionalen Gesellschaften ist oft von der Hilfsbereitschaft
einer passenden «Amme» abhängig.

Aber erst mit der Entwicklung feudaler Machtstrukturen ist es möglich
geworden, diesen Dienst, der ursprünglich ein Liebesdienst gewesen war, von
fremden Müttern zu fordern oder zu kaufen. Das Ammenwesen ist nicht vorstellbar ohne die Möglichkeit einer herrschenden Klasse, nach Gutdünken
über das Leben anderer Menschen zu verfügen. Viele Ammen mußten sich von
ihrem eigenen Kind trennen. Die Beziehung der Amme zu dem fremden Säugling war keine natürliche und damit sicher keine einfache Beziehung.

Ob es Ammen schon in der ersten bekannten, hierarchisch organisierten
Gesellschaft der Menschheitsgeschichte gab, die sich im 5. Jahrtausend v. Chr.
von Nordmesopotamien aus verbreitete, weiß man nicht. Mit der Entstehung
der Schrift, etwa ab dem 3. Jahrtausend, kann man das Ammenwesen jedoch
schon nachweisen. Unter den überlieferten Dokumenten des babylonischen
Königs Hammurabi befinden sich auch drei Tontafeln, die Verträge mit
Ammen festhalten. Sie belegen die Verbreitung eines schon organisierten
Ammenwesens in dieser Kultur. Die Tatsache, daß Kinder immer wieder bei
ihren Ammen den Tod fanden, war wichtig genug, sogar im berühmten Gesetz
Hammurabis selbst erwähnt zu werden. Dort heißt es, wenn ein Kind bei einer
Amme stirbt und die Amme ohne Wissen der Eltern ein anderes Kind groß-
zieht, solle man sie überführen und ihr die Brust abschneiden.[108] Was alles vor-
gefallen sein muß, damit dieser Passus im Gesetz aufgenommen wurde, ist

---

Viele Musiker arbeiteten für diese Anstalten, auch Palestrina (1529–1594) komponierte eine Weise
zum Spielen während der Stillzeit (Peiper 1957, S. 189 f.). Später erhielten die begabten Kinder der
Findelhäuser selbst eine Ausbildung als Musiker, zuerst vor allem für Kirchenmusik, seit dem
17. Jahrhundert auch für Opern. Auch Antonio Vivaldi (1678–1741) arbeitete an einem Waisen-
haus, dem «Ospedale della Pietà» in Venedig, für das er die meisten Konzerte schrieb und dessen
Orchester unter seiner Leitung berühmt wurde. Der Name «Konservatorium», der eigentlich
«Pflegeheim für musikalisch begabte Waisenkinder» (Brockhaus) bedeutet, erinnert heute noch
daran, wie Musikhochschulen eigentlich entstanden sind. Von Italien aus verbreiteten sich diese
Einrichtungen auch in vielen anderen Ländern.

108 Peiper 1957, S. 14. Hammurabi lebte ungefähr von 1728 bis 1686 v. Chr.

schwer vorstellbar. Es stellt sich auch die Frage, wie eine Amme zu dem anderen Kind, das sie an Stelle des verstorbenen aufziehen konnte, gekommen sein könnte. Ob es das eigene war?

Je höher sich eine Kultur entwickelte, um so weniger Kinder wurden von ihren eigenen Müttern gestillt. In vielen Fällen wird Nichtstillen keine bewußte Entscheidung der Mutter gewesen sein. Die Voraussetzungen für eine natürliche Mutter-Kind-Beziehung waren immer weniger gegeben. In Hochkulturen zogen viele Menschen vom Land in die Stadt, wodurch Traditionen unterbrochen und junge Mütter keine Unterstützung im Stillen von verwandten erfahreneren Frauen und Freundinnen erwarten konnten. Sitten, Bräuche, Tabus und in vielen Fällen eine kraftraubende Geburt, die den Kontakt von Mutter und Kind schon von Anfang an behinderten, verursachten einerseits Saugprobleme und Verwirrung des Säuglings, andererseits Wundsein, Milchstau und Entzündungen. Daß diese Schwierigkeiten schon ziemlich früh in der Geschichte der Hochkulturen das Stillen beeinträchtigten, kann mit Dokumenten aus dem Alten Ägypten belegt werden. Mit Beschwörungen, Zaubersprüchen und Arzneien versuchte man, den auftretenden Problemen zu begegnen. In zwei medizinischen Papyri aus dem 16. Jahrhundert v. Chr. sind Rezepte überliefert, die helfen sollten, die kranke Brust zu heilen und die Milch nicht versiegen zu lassen.[109] In vielen Fällen konnte nur mehr eine Amme das Kind retten. Das hohe Ansehen, das königliche Ammen im Alten Ägypten genossen,[110] zeigt, wie wertvoll deren Milch für das Kind angesehen wurde und auch, daß die Bindung des Kindes zu seiner Amme wertgeschätzt und ernst genommen wurde. Andererseits galt die Amme als Statussymbol, das der Mutter die Freiheit gab, sich um andere Aufgaben zu kümmern und in der Gesellschaft eine angesehenere Rolle zu spielen.

Auch im Griechenland der frühen homerischen Zeit genossen Ammen hohes Ansehen innerhalb des Haushaltes bis zu ihrem Tod. In späterer Zeit wurde es mehr Menschen möglich, sich Ammen zu leisten, vermutlich wurde es auch notwendig. Wahrscheinlich war es sogar nicht ganz einfach, den steigenden Bedarf zu decken. So konnten sich Sklavinnen ihre Freiheit durch Ammendienste verdienen; in Notzeiten und Kriegen verdingten sich in Griechenland sogar freie Frauen als Ammen, um ihre Familien zu erhalten.[111] Da diese Ammen belastet und selbst oft nicht gesund waren, wechselten die Bezugspersonen der betroffenen Säuglinge häufig.

109 Fildes 1986, S. 5
110 Fildes 1986, S. 7
111 Fildes 1986, S. 20 f

Wie sehr schon im klassischen Griechenland die Mutter-Kind-Beziehung gestört war, drückt sich in den Vorstellungen des Philosophen Platon aus. In seinem Hauptwerk, *Politeia,* in dem er einen Idealstaat entwickelt, macht er sich auch Gedanken über die Aufzucht der Kinder: sie sollten keine Gelegenheit erhalten, eine individuelle Bindung zu ihrer Mutter aufzubauen.[112] Gesellschaftsentwürfe wie die von Platon lassen klar erkennen, was auch sonst – soziologisch gesehen – die erste Trennung des Kindes von seiner Mutter bewirkt: die «Gesellschaft» macht ihr Recht auf das Kind geltend. Es wird damit nicht als Individuum, sondern als eines von vielen gleichen Gliedern der Gemeinschaft definiert. Man nimmt der Mutter das Kind nach der Geburt weg, um es ihr gleichsam lediglich «zur Aufzucht» wieder zurückzugeben.

Der Gefahr, auf dem mittlerweile großen Markt der Ammen eine falsche Wahl zu treffen, begegnete man mit der Gründung von Ammenhäusern. Aus der Ptolemäerzeit[113] gibt es Papyrusurkunden, durch die Ammen-Großbetriebe nachgewiesen werden können. Die Stillzeit für Kinder, die in diesen Häusern aufgezogen wurden, dauerte vertragsgemäß sechs Monate und beinhaltete weitere achtzehn Monate Ernährung mit Tiermilch.[114] In Rom war die Entwicklung ähnlich. Waren Ammen vorerst Sklavinnen, die im Haushalt des Kindes in enger Beziehung zu ihm lebten, wurden später Kinder auch außer Haus gegeben, um sie von Ammen in deren Haus stillen zu lassen. Auch in der römischen Kaiserzeit war das Ammenwesen ein eigener Wirtschaftszweig: Auf dem Forum Olitorium konnte man eine Amme mieten und einen Vertrag mit ihr abschließen.[115] Für Familien aus niedrigen Schichten der Bevölkerung dagegen gab es kaum einen guten Ausweg, wenn eine Mutter nicht stillen konnte. Aus römischer Zeit fand man Sauggefäße häufig in Abschnitten der Gräberfelder, die ärmeren Familien vorbehalten waren.[116] Den Kindern wurden nach ihrem Tod die Gefäße mit ins Grab gelegt; daraus kann man schließen, wie oft Mütter mit dieser Art, ihr Baby aufzuziehen, gescheitert sein muß-

---

112 *«Die Behörden werden auch für die Ernährung des Kindes sorgen. Sie werden die Mütter in die Anstalt führen, zur Zeit wo sie Milch haben, werden dabei jede Vorsichtsmaßregel treffen, damit keine Mutter ihr Kind erkennt, werden auch andere Frauen beschaffen, wenn die Mütter nicht genug Milch haben. Sie werden auch darauf sehen, daß die Kinder eine mäßig lange Zeit gesäugt werden. Die nächtliche Wartung und sonstige Arbeit mit den Kindern werden sie den Ammen und Pflegerinnen übertragen.»* (Platon: Staat, 5. Buch IX–X, S. 162)

113 Etwa 323 bis 30 v. Chr.

114 Zglinicki 1983, S. 286

115 Fildes 1986, S. 30

116 Fildes 1986, S. 25 ff.

ten. All diese Entwicklungen ließen die Rate der Kindersterblichkeit in die Höhe gehen und führten schließlich auch dazu, daß immer weniger Frauen bereit waren, sich überhaupt auf eine Mutterschaft einzulassen. Dadurch sank die Geburtenrate so weit, daß sie Anlaß zu Sorge gab. Schon Augustus versuchte durch politische Maßnahmen, Ehegesetze und Kulte, die Mutterschaft zu fördern. Auf ihre Wirkung als Vorbild bedacht, stellte man Frauen aus der Familie verschiedener Kaiser oft als Göttinnen, am häufigsten mit den Attributen der Göttin Ceres – der Hüterin der Ehe, der Fruchtbarkeit und nährenden Mütterlichkeit – dar. Philosophen und Moralisten argumentierten für das Selbst-Stillen der Frauen, ein weiterer Beleg dafür, daß nur mehr wenige Mütter der damaligen Gesellschaft ihr Kind selbst stillten.[117]

Die Entwicklung in Mitteleuropa war entsprechend: Kinder aus höheren Schichten der Bevölkerung wurden schon im frühen Mittelalter meist nicht mehr von ihrer Mutter, sondern von Ammen gestillt. Später nahmen auch Familien aus der städtischen Mittelschicht diese Alternative wahr, Frauen aus dem Volk allerdings stillten ihre Kinder selbst, sie hatten gar keine andere Wahl. Die Familie der um 1347 geborenen Mystikerin Katharina von Siena ist der einzige bekannte Fall einer Unterschicht-Familie, in der die Kinder von Ammen gestillt wurden.[118] Die Mutter gebar, wie es damals nur bei Frauen aus besseren Kreisen üblich war, 25 Kinder und konnte wegen der häufigen Schwangerschaften ihre Kinder nicht selber ernähren. Eine Ausnahme war Katharina, die sie als erste ihrer Kinder bis zur Entwöhnung selber stillen konnte, bevor sie neuerlich wieder schwanger wurde. Darum liebte sie dieses Kind auch besonders.

Der Vater des Kindes war oft die treibende Kraft dafür, daß eine Amme angestellt wurde. Im folgenden Beispiel aus dem 16. Jahrhundert geht es um eine Patientin des berühmten französischen Chirurgen Ambroise Paré. Dieser beriet auch stillende Mütter und verwendete kunstvolle Hilfsmittel wie eine Brustpumpe oder bleierne Saughütchen, mit denen er die Brustwarze der Mutter schützen ließ. «Eine vornehme Frau in seiner Umgebung hätte nun gern ihr Baby gestillt, mußte sich dabei aber – so wollte es ihr Gatte – von einer Amme dabei helfen lassen. So wurde das Kind einmal von der Mutter, dann wieder von der Amme angelegt. Die Amme aber litt an Lues (Syphilis, Anm. d. Autorin).

---

117 zum Beispiel Plutarch, 46–120 n. Chr., in seinen *Moralia* (zit. bei: Fildes 1986, S. 28), Tacitus, um 55–120 n. Chr., in *Germania* (Germania, 20. Kapitel, «Kinder und Erbrecht») und Favorinus, 2. Jahrhundert n. Chr. (zit. bei: Aulus Gellius: *Noctes Atticae*, 12. Buch, in: v. Tunkl 1935)

118 Shahar 1993, S. 74 u. 86

Paré wurde von der Mutter beigezogen, als ihr Kind nicht mehr zunahm, sondern fast nur mehr schrie. Der Arzt fand das Kind mit Knoten und Pusteln und die Brust der Amme mit Geschwüren bedeckt und konnte so die Krankheit schnell erkennen: es war Lues. Die Amme hatte das Baby und dieses die Mutter angesteckt, wodurch sich die Krankheit auch auf den Vater und die anderen beiden Kinder ausbreiten konnte. Der Säugling starb, alle anderen konnten geheilt werden.»[119]

Im 18. Jahrhundert wurde es innerhalb der städtischen Bevölkerung Mode, für das Kind eine Amme zu mieten. In Frankreich hat sich dieser Trend besonders stark entwickelt, es gab ihn mehr oder weniger auch im übrigen Westeuropa. Viele Kinder wurden auf das Land zu einer Amme gebracht. Nur begüterte Familien konnten es sich leisten, die Amme sorgfältig auszuwählen. Die meisten Eltern mußten nehmen, was sich ihnen bot. Oft kannten sie die Amme ihres Kindes nicht einmal. In Folge dessen starben viele Kinder bei ihren Ersatzmüttern, die durchwegs arm, nicht selten krank und überarbeitet waren.

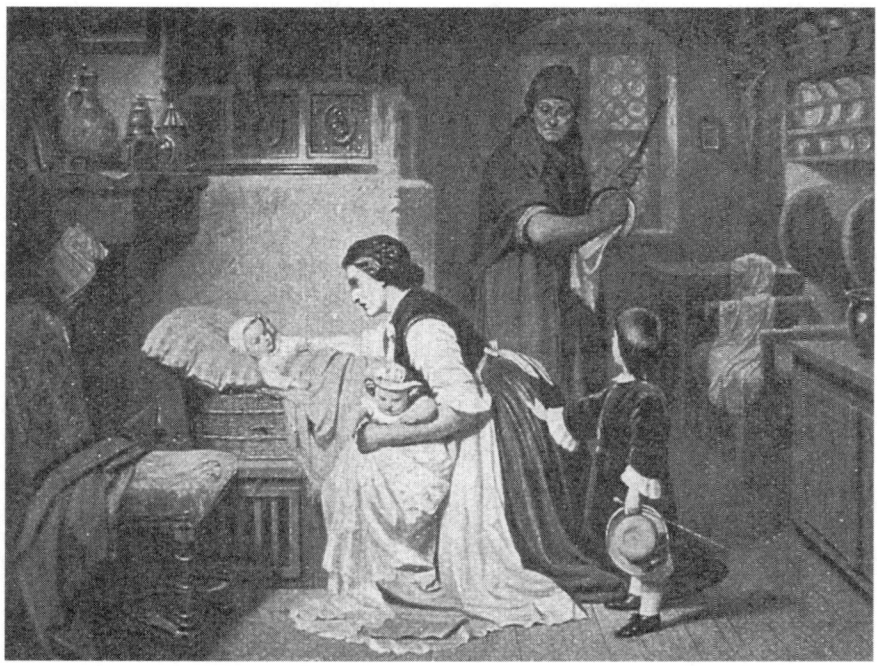

Karl von Piloty (1826–1886): Die Amme bei ihrem kranken Kind (in: Schreiber, 1912, S. 389)

119 zit. in: Peiper 1957, S. 116 f

Besonders tragisch war die Situation vor allem für die leiblichen Kinder der Ammen, von denen sich diese in den meisten Fällen trennen mußten und für deren Pflege vom Lohn kaum Geld übrigblieb.

Ersatznahrungen

Noch aussichtsloser waren die Aussichten für Säuglinge, denen weder Mutter noch Amme zum Stillen zur Verfügung standen. Die Ernährung mit Tiermilch oder mit Getreideschleimen war zwar schon lange bekannt, scheiterte aber immer wieder an einer wirklich praktikablen Art, sie dem Kind zu füttern. Saughörner, Ton- und Holzgefäße waren schlecht zu reinigen, und das Füttern mit dem Löffel war sehr zeitaufwendig und mühsam.

Der Beginn der wissenschaftlichen Untersuchung der Muttermilch[120] trug einiges dazu bei, daß die künstliche Ernährung langsam realistischer und ungefährlicher wurde. Man stellte den höheren Eiweißgehalt und auch den geringeren Zuckergehalt der Kuhmilch fest.[121] Ärzte konnten sich in ihren Empfehlungen an diesem Wissen orientieren.[122] So wurde im 18. Jahrhundert das «Handfüttern» langsam als eine zusätzliche Möglichkeit zu den Ammen sozial akzeptabel.[123] Ein berühmtes Beispiel für die künstliche Ernährung eines Säuglings dieser Zeit ist Mozart, der, wie auch seine Schwester Nannerl, mit Hafer- und Gerstenschleim – «Gerstenwasser» – aufgezogen wurde. Wenn auch das «Handfüttern» damals ein sehr unvollkommener Ersatz für das Stillen war, so war es andererseits nicht notwendig mit einer Trennung von Mutter und Kind verbunden. Die sehr mühsame Aufzucht der Kinder durch Getreideschleime mit den damals verfügbaren Mitteln verlangte viel Zeit, Geschicklichkeit und

---

120 1761 veröffentlichte Thomas Young in Edinburgh eine Doktorarbeit, die sich erstmals mit der Zusammensetzung der Milch bei Menschen und Tieren befaßte.

121 Vergleiche mit der Milch anderer Haustiere ergaben, daß die Eselsmilch der Frauenmilch am nächsten kommt.

122 Der Leibarzt Maria Theresias, Gerard van Swieten, machte genaue Angaben, wie man Kuhmilch der Muttermilch angleichen konnte: *«Wird Kuhmilch gegeben, so wird diese in dem vierten Teil Wasser verdünnt und Zucker zugesetzt, damit die Milch durch ihre Süßigkeit der menschlichen Milch ähnlicher wird.»* (1765, in: Oehme 1984, S. 40 f.)

123 Die in bürgerlichen Haushalten im 16. und 17. Jahrhundert verwendeten Zinnludeln, die auch Spuren von Blei enthielten, wurden im 18. Jahrhundert durch Saugflaschen aus Glas ersetzt (Oehme 1984, S. 39).

Hingabefähigkeit, etwas, was Mozarts Eltern allem Anschein nach aufgebracht hatten. Mozart wünschte sich für sein Kind genau das, wodurch auch er groß geworden war. Das eigene Überlebenskonzept schien dem Vater auch für sein Kind das günstigste zu sein. Diese Einstellung führte aber auch dazu, daß an gefährlichen und unangemessenen Praktiken festgehalten wurde.

«Mon très cher Père!   *Vienne ce 18 de Juin 1783*

Ich gratuliere, Sie sind Großpapa! – Gestern früh den 17ten um halb 7 Uhr ist mein liebes Weib glücklich mit einem großen, starken und kugelrunden Buben entbunden worden; – um halb 2 Uhr Nachts fingen die Schmerzen an – folglich war es mit dieser Nacht um alle Ruhe und Schlaf für beide gethan. – Um 4 Uhr schickte ich um meine Schwiegermutter – und dann um die Hebamme; um 6 Uhr kam sie im Stuhl, – und um halb 7 war alles vorbei. –

Meine Schwiegermutter bringt nun alles das Üble was sie ihrer Tochter ledigerweise zugefügt hat, nun wieder mit allem Guten herein, – sie bleibt den ganzen Tag bei ihr. –

Mein liebes Weib, welche Ihnen die Hände küßt und meine liebe Schwester von Herzen umarmt, befindet sich, so viel es diese Umstände zulassen, recht gut. – Ich hoffe zu Gott, daß, da sie sich gut hält, sie ihr Kindbett auch glücklich überstehen wird. – Auf das Milchfieber habe ich Sorge! – denn sie hat ziemliche Brüste! – Nun hat das Kind wider meinen Willen, und doch mit meinem Willen eine Säug-Amme bekommen! – Meine Frau, sei sie es im Stande oder nicht, sollte niemals ihr Kind stillen, das war immer mein fester Vorsatz! – allein, einer andern Milch solle mein Kind auch nicht hineinschlucken! – sondern bey Wasser, wie meine Schwester und ich, will ich es aufziehen, – allein – die Hebamme, meine Schwiegermutter und die meisten Leute hier haben mich ordentlich gebeten ich sollte das nicht thun, nur aus dieser Ursache weil hier die meisten Kinder beim Wasser darauf gehen, indem die Leute hier nicht damit umgehen können – das hat mich nun bewegt – nachzugeben, – denn – ich möchte mir nicht gerne einen Vorwurf machen lassen [...]»

Auch hier wie sonst so oft: Die Mutter der Wöchnerin suchte diese auf, um ihr zu helfen. Sie betreute die Tochter, die diese Zuwendung dankbar und gerne annahm, obwohl oder vielleicht gerade weil die Mutter-Tochter-Beziehung sonst problematisch war. So wie viele andere konnte sich die Mutter Konstanze Mozarts mit ihrer Auffassung von Säuglingspflege gegen den Vater durchsetzen – die Meinung der entmündigten Wöchnerin selbst spielte offenbar keine Rolle. Ihr, wie auch der Hebamme und anderen Ratgebern, ist es zuzuschreiben, daß das Kind von seiner Mutter getrennt wurde. Es starb, während die

Eltern in Salzburg weilten, bei seiner Pflegemutter in Wien am 21. 8. 1783 «an der Gedärmfrais», wie es im Kommentar zu diesem Brief heißt.[124]

Für stillwillige Mütter wurde es immer schwieriger, ihren Wunsch zu verwirklichen. Neben der allgemeinen Ablehnung des Stillens behinderten immer mehr Requisiten, Salben, Hütchen und Vorschriften die Entstehung einer befriedigenden Stillbeziehung. Entwickelt, um einer Wöchnerin zu helfen, ihr Kind erfolgreich zu stillen, verhinderten sie letztlich vielfach gerade das. Die prophylaktische «Behandlung» der gesunden Brust führte oft zu gerade den Komplikationen, die man vermeiden wollte. Erst recht führte die Behandlung verschiedener Probleme mit der Brust, wie zum Beispiel Milchstau oder Brustentzündung, häufig zum Abstillen. Immer wieder wurde geraten, das Kind weniger oft anstatt öfter anzulegen. Anwendungen, die die Brust heilen sollten, behinderten nicht selten den Milchfluß. Das folgende Rezept aus einem alten Arzneibuch in Tirol kann vermitteln, daß bei einer Behandlung mit der Entzündung auch die Milch vergehen konnte: *«Für rote hitzige Frauenbrüst ein Überschlag: Nimm ein lebendige Krebs, stoß ihn und preß den Saft aus, streich ein Tüchl an und legs auf die Brust. So vergeht die Hitz und Röte.»*[125] Auch das Wägen, 1852 erstmals systematisch praktiziert,[126] um das Gedeihen des Säuglings besser überwachen zu können, ist eine Maßnahme, die in vielen Fällen stillende Mütter durch die Angst vor einem ungünstigen Meßergebnis verunsichert und dadurch den Milchfluß behindern kann. Es scheint, als hätten damals nur wenige Fachleute die Gabe besessen, mit wichtigen und zu Recht entwickelten Hilfsmitteln zurückhaltend, flexibel und verantwortlich umzugehen.

Die Industrialisierung im 19. Jahrhundert brachte eine ganz neue Entwicklung mit sich: Erstmals konnten im industrialisierten Europa auch Frauen aus unteren Schichten ihre Kinder nicht mehr stillen. Die Arbeitskraft der Frauen wurde nun gebraucht, und viele Frauen mußten arbeiten, weil das geringe Ein-

---

124 Mozart, Briefe und Aufzeichnungen, Gesamtausgabe, Mozarteum Sbg, Bd 3, 1963 und Komm., Bd. 6

125 Das zweite, in diesem «Arzneibüchl» enthaltene Rezept ist weniger abstoßend und muß der Vollständigkeit halber ebenfalls erwähnt werden: *«Ein Salben zu hitzige Frauenbrüsten: Frauengertum 2 Lot, Leinmehl 1 Lot, Rosenöl 2 Lopp voll, Essig ein halbs Fregel, Wasser auch so viel. Dieses alles sied es und streich es auf ein Tüchl und legs wenig warm über, auch öfter wiederholen.»* (Aus: «Ein Dokter oder Arzenybichl» aus der Wildschönau, 1806, S. 91)

126 Peiper 1957, S. 480

kommen ihrer Männer nicht ausreichte, um die Familie zu ernähren. Die Arbeitszeiten der Arbeiterinnen waren allerdings nicht mit den Bedürfnissen des Kindes zu vereinen. Da sich diese Frauen keine Ammen leisten konnten, bedeutete für das Kind eine mangelhafte künstliche Ernährung bei schlechten hygienischen Verhältnissen und der Mangel an Zuwendung meist Krankheit oder Tod.[127]

Erst mit der Entdeckung der Bedeutung der Hygiene entstanden im letzten Jahrhundert die Voraussetzungen für die relativ ungefährliche künstliche Ernährung des Babys. Justus von Liebig erzeugte 1865 auf der Grundlage des Eiweiß-Kohlehydrat-Verhältnisses der Frauenmilch seine berühmte Malzsuppe, die zum Vorläufer der durch einen Röstprozeß dextrinisierten[128] Kindermehle wurde.[129] In Amerika begann man 1846 mit der industriellen Verarbeitung des Kautschuks, und bald eroberten Gummisauger auch den europäischen Markt. Die unhygienischen Saugröhrchen, Schwämme, Leinentücher und – nur selten gegerbten – Kuhzitzen, die zuvor für diesen Zweck gebraucht wurden, konnten endlich ersetzt werden.[130] Danach ging es sehr schnell, die Qualität der Fertigmehle verbesserte sich ständig, und künstliche Säuglingsnahrung wurde zu einer brauchbaren Alternative zum Stillen. Muttermilch wurde verstärkt zum Gegenstand wissenschaftlicher Forschung, und Ende des 19. Jahrhunderts konnte man eindeutig ihre bessere Verdaulichkeit und Abwehrfunktion gegen infektiöse Erkrankungen der Kinder nachweisen. Beachtlich sind die Ergebnisse aufwendiger Analysen des Basler Arztes und Universitätsprofessors Gustav von Bunge. Er fand eine stark auffällige Verschiedenheit in der quantitativen Zusammensetzung der Muttermilch verschiedener Säugetiere. Er schrieb 1890 darüber: «*Diese auffallenden Unterschiede zu erklären, ist bisher noch niemals versucht worden. Ich wurde*

127 Wie schlimm die Situation für Mütter war, die ihre Kinder anderen, noch ärmeren Frauen zur Pflege überlassen mußten, weil sie keine Alternative hatten, beschreibt der Wiener Arzt Mauthner: «*Traurig genug, daß viele Mütter ihre Kinder in die Kost geben müssen. – Wie mühsam schleppt so manche dies und jenes herbei, um die Gunst der Kostfrau für ihr Kind zu gewinnen; kommt keuchend an den Jammerort, an dessen Eingang man zweifelnd steht, ob wohl hier eine menschliche Seele wohnen könne, und was findet sie? ein bleiches, mageres, verzerrtes, heiseres Wesen mit großem dickem Bauche! [...] Ein Kind in die Kost geben, heißt nach meiner Erfahrung, es physisch und moralisch opfern.*» (zit. bei: Peiper 1957, S. 229)

128 Aus Stärke wurden durch den Röstprozeß «Dextrine» gewonnen, ähnlich wie in keimender Gerste Maltose entstand: beides Vorgänge, die der Kindernahrung die notwendige Süße gaben.

129 Hanreich 1987, S. 160

130 Zglinicki 1983, S. 304

*bereits durch meine im Jahr 1874 veröffentlichten Milchanalysen darauf auf-
merksam, daß die quantitativen Unterschiede in der Zusammensetzung der
Milch verschiedener Thiere wenigstens zum Theil eine teleologische Erklärung
finden in der verschiedenen Wachstumsgeschwindigkeit der Säuglinge [...]
Bekanntlich wächst der menschliche Säugling langsamer als das Füllen, das Füllen langsamer als das Kalb und dieses langsamer als der Hund. [...] Was nun
die auffallenden Unterschiede in dem Zucker und Fettgehalte der Milch bei den
verschiedenen Säugethieren betrifft, so erklärt sich derselbe vielleicht zum
Theil aus den klimatischen Verhältnissen. Die Butter hat bekanntlich eine mehr
als doppelt so hohe Verbrennungswärme wie der Milchzucker. Dem entsprechend ist das Bedürfnis nach Fett bei den Thieren in einem kalten Klima ein sehr
großes. Die Bewohner eines warmen Klimas können auch mit Kohlehydraten
ihre Functionen, insbesondere ihre Muskelarbeit verrichten. So erklärt es sich
vielleicht, daß die Milch der Hausthiere, welche ursprünglich in einem warmen
Klima lebten – Kamel, Lama, Pferd, Esel – reich ist an Zucker und arm an Fett,
die Milch der Bewohner des hohen Nordens dagegen (Renthier) reich an Fett
und arm an Zucker. Die Zusammensetzung der Menschenmilch spricht dafür,
daß die Wiege des Menschgeschlechtes in der Tropenwelt gestanden hat, eine
Annahme, die bekanntlich noch durch andere Thatsachen gestützt wird. [...]»*
Bunge entdeckte auch die Menge und das Verhältnis der Mineralstoffe in der
Muttermilch und kam der fast unglaublichen Leistung der Epithelzelle[131] in
der Milchdrüse auf die Spur, aus dem fast gänzlich anders zusammengesetzten
mütterlichen Serum die ideale Milch für den Säugling zu «bauen». Er sah den
geringen Eisengehalt der Muttermilch und entdeckte die Anreicherung des
kindlichen Organismus mit Eisen während der Schwangerschaft durch die Plazenta.[132] Bunge wollte mit seinen Untersuchungen vor allem den unnachahm-
lichen Wert der Muttermilch feststellen, seine Erkenntnisse kamen besonders
nichtgestillten Kindern zugute.

Das Ammenwesen verschwand erst langsam innerhalb der ersten zwanzig
Jahre dieses Jahrhunderts.[133] Damit begannen in Mitteleuropa die Mütter, ihre
Kinder selbst zu ernähren, entweder mit der Brust oder der Flasche. Die Er-

---

131 Zelle in der obersten Schicht des Schleimhautgewebes

132 Daß er all die Experimente, die zu diesen Erkenntnissen nötig waren, auch durchführen
konnte, dazu war sicher eine große innerliche Distanz zu allem Lebendigen nötig. Gustav von
Bunge erwähnte selbst dazu sachlich in seinen Aufzeichnungen: *«Ich habe eine ganze Reihe von
saugenden Kaninchen in den verschiedenen Entwicklungsstadien getödtet und eingeäschert und
den Eisengehalt bestimmt.»* (Bunge 1902, S. 6 f., S. 11)

133 In Frankreich hielt es sich länger.

nährung mit der Flasche läßt Trennungen von Mutter und Kind zwar jederzeit zu, trotzdem erlebten nun auch viele nichtstillende Mütter Kontinuität und Nähe in einer Weise, die sie selbst so nicht erfahren hatten.

Die Bindungsbereitschaft der Frau

Lange Zeit hatte das Kolostrum-Tabu gemeinsam mit der betriebsamen Atmosphäre während und nach der Geburt Mütter davon abgehalten, mit den eigenen Bedürfnissen nach Bindung in Kontakt zu kommen. Die Bereitschaft der Mütter, eine persönliche Beziehung zu ihrem Kind einzugehen, war, wenn auch nicht direkt spürbar, in Spuren immer vorhanden. Ich möchte hier vor allem den sogenannten «Wochenbett-Blues» erwähnen. Wulf Schiefenhövel deutet die bei uns sehr verbreitete postpartale traurige Stimmung als eine Antwort der mütterlichen Gefühle auf die Trennung vom Kind in der Phase nach der Geburt. Er weist darauf hin, daß sie die natürliche Trauerreaktion der Mutter auf die Trennung von ihrem Säugling sein muß, denn es erscheint unsinnig, warum die Natur eine die Mutter-Kind-Beziehung derart beeinträchtigende Störung vorgesehen haben sollte.[134] Heute sind allerdings oft auch Frauen, die nach der Geburt mit ihrem Kind zusammenbleiben können, aus ihnen unerklärlichen Gründen von dieser Traurigkeit betroffen. Dabei handelt es sich jedoch – Franz Renggli machte mich darauf aufmerksam – nicht um ein Gefühl, das dem Tod nahesteht (die Depression), sondern um ein lebendiges Gefühl (die Trauer). Diese Trauer stellt die Verbindung zu den eigenen Erfahrungen, der eigenen Geschichte und den eigenen verdrängten Gefühlen wieder her. Sie ist sinnvoll. Zusätzlich erleichtert der hohe Prolactinspiegel in dieser Zeit den Ausdruck dieses Gefühls, da Prolactin die Bereitschaft zu weinen und die Bildung von Tränen reguliert. Es ist wichtig, diese Stimmungen und das Weinen zuzulassen. Streßhormone, die im Körper vorhanden sind, können nachweislich durch den Tränenfluß abgebaut werden. Weinen hat möglicherweise damit auch einen Einfluß auf die Qualität der Muttermilch.[135]

---

134 Schiefenhövel 1991, S. 197
135 «Vielleicht ist das ein eingebauter, physiologischer Mechanismus, der dem Zweck dient, die Konzentration von Streßhormonen in der Brustmilch zu senken, wenn Frauen erlaubt wird, diese Stoffe durch Tränen auszuscheiden.» (Solter 1995, S. 27 f.)

Die Bindungsbereitschaft von Müttern zeigt sich ebenso in ihrer *Angst* vor der Trennung von ihrem Neugeborenen. Sie ist uralt, taucht als archetypisches Bild in vielen Märchen auf und ist durch all das, was in den letzten Jahrtausenden und wohl auch davor schon mit Neugeborenen geschehen ist, entstanden und weitergetragen worden. Folgende Texte sind Ausschnitte von Märchen verschiedener Sammlungen. Der erste davon ist aus einem Märchen der Sammlung des aufklärerischen Schriftstellers Johann Karl August Musäus, der seine *Volksmährchen der Deutschen*[136] vierzig Jahre vor denen der Brüder Grimm herausgab: «*Frau Mathilde war nahe dabei, ihren Herrn mit einem Ehesegen zu erfreuen. Sie gebar einen Sohn, schön wie ein Götterknabe, und die Freude der Eltern war so groß, daß sie ihn schier aus heißer Liebe erdrückten; die Mutter ließ ihn nicht aus ihren Armen und spähete jeden Atemzug des kleinen, unschuldigen Engels, obgleich der Graf eine weise Amme gedungen hatte, die des Kindleins pflegen sollte. Aber in der dritten Nacht, da alles im Schloß vom Taumel eines Freudenfestes in tiefem Schlaf begraben lag, wandelte die Mutter auch ein sanfter Schlummer an, und als sie erwachte, weg war das Kind aus ihren Armen!*» Als auch das zweite Kind verschwand, machte der Graf die Amme verantwortlich und drohte ihr mit der Todesstrafe. Es gelang ihr jedoch, ihn davon zu überzeugen, daß die junge Mutter ihr Kind selbst getötet hätte. Nach langem Überlegen stimmte der traurige Vater zu, seine Frau in der geschlossenen Badstube ersticken zu lassen. In ihrer Todesnot erinnerte sich Mathilde der Nymphe, die ihre Patin war und bei der sie noch einen Wunsch frei hatte. Die Nymphe linderte die unerträgliche Hitze und stand dann selbst mit den beiden Kindern in der Badstube. So erfuhr Mathilde, daß die mit ihr unzufriedene Schwiegermutter die Stifterin allen Unglücks war. Trotz der Wachsamkeit des Grafen war es ihr gelungen, ihn durch eine betrügerische Amme zu hintergehen. Diese hatte die Kinder in den Brunnen geworfen, um sie dort zu ertränken. (Aus: *Die Nymphe des Brunnens* von Musäus)

Der nächste Ausschnitt aus einem Märchen der Brüder Grimm zeigt ein ähnliches Motiv: «*Der König aber hatte eine böse Mutter, die war unzufrieden mit dieser Heirat und sprach schlecht von der jungen Königin. ‹Wer weiß, wo die Dirne her ist›, sagte sie, ‹die nicht reden kann; sie ist eines Königs nicht würdig.› Über ein Jahr, als die Königin das erste Kind zur Welt brachte, nahm es ihr die Alte weg und bestrich ihr im Schlafe den Mund mit Blut. Da ging sie*

136 1782–1786, 5 Bände

zum König und klagte sie an, sie wäre eine Menschenfresserin.» (Aus: *Die sechs Schwäne* der Brüder Grimm)[137]

Sind es in den meisten Märchen böse Frauen, Stief- oder Schwiegermütter, die die Wöchnerin von ihrem Kind trennen, so ist es im folgenden Abschnitt die Jungfrau Maria. Das Motiv erzählt, wie es kommt, daß das Neugeborene sofort eine ungewollte Rolle in der Fortsetzung alter Geschichten spielen muß: *«Als etwa ein Jahr verflossen war, brachte die Königin einen Sohn zur Welt. Darauf in der Nacht, wo sie allein in ihrem Bette lag, erschien ihr die Jungfrau Maria und sprach ‹willst du die Wahrheit sagen und gestehen, daß du die verbotene Tür aufgeschlossen hast, so will ich deinen Mund öffnen und dir die Sprache wiedergeben: verharrst du aber in der Sünde und leugnest hartnäckig, so nehm ich dein neugeborenes Kind mit mir.› Da war der Königin verliehen zu antworten, sie blieb aber verstockt und sprach ‹nein, ich habe die verbotene Tür nicht aufgemacht,› und die Jungfrau Maria nahm das neugeborene Kind ihr aus den Armen und verschwand damit. Am andern Morgen, als das Kind nicht zu finden war, ging ein Gemurmel unter den Leuten, die Königin wäre eine Menschenfresserin und hätte ihr eigenes Kind umgebracht. Sie hörte alles und konnte nichts dagegen sagen, der König aber wollte es nicht glauben, weil er sie so lieb hatte.»* (Aus: *Marienkind* der Brüder Grimm[137a])

In der letzten Geschichte steht die Gier nach Reichtum und Gold am Anfang einer Kette von Ereignissen, die dann zur Trennung von Mutter und Kind führen sollte: *«Der König freute sich über die Maßen bei dem Anblick, war aber noch immer nicht Goldes satt, sondern ließ die Müllerstochter in eine noch größere Kammer voll Stroh bringen und sprach ‹die mußt du noch in dieser Nacht verspinnen; gelingt dirs aber, so sollst du meine Gemahlin werden.› ‹Wenns auch eine Müllerstochter ist›, dachte er, ‹eine reichere Frau finde ich in der ganzen Welt nicht.› Als das Mädchen allein war, kam das Männlein zum drittenmal wieder und sprach ‹was gibst du mir, wenn ich dir noch diesmal das Stroh spinne?› ‹Ich habe nichts mehr, das ich geben könnte›, antwortete das Mädchen. ‹So versprich mir, wenn du Königin wirst, dein erstes Kind.› ‹Wer weiß, wie das noch geht›, dachte die Müllerstochter und wußte sich auch in der Not nicht anders zu helfen; sie versprach also dem Männchen, was es verlangte,*

---

137   Es gibt zu diesem Märchen eine schöne Interpretation von Eugen Drewermann (1992). Brüder Grimm 1997, Märchen Nr. 49

137a Brüder Grimm 1997, Märchen Nr. 3

und das Männchen spann dafür noch einmal das Stroh zu Gold. (Aus: *Rumpelstilzchen* der Brüder Grimm[137b])

Ähnliche Motive kehren auch in einem Märchen des zweiten Teils dieses Buches *(Das Mädchen ohne Hände)* und in den beiden Märchen des dritten Teils *(Das Werwolfsfell* und *Brüderchen und Schwesterchen)* wieder. Es zeigt, wie gefährdet die Beziehung von Mutter und Kind empfunden wurde und daß Mütter in allen Zeiten unter der erzwungenen Trennung gelitten haben. Eingriffe in die erste – durch Instinkte abgesicherte – Mutter-Kind-Bindung haben Mütter als Ohnmacht einer stärkeren Gewalt gegenüber erfahren: das drückt dieses Angstbild der Trennung aus.

Jahrtausendelang hatte die frühe Mutter-Kind-Trennung problematische, zeitweise sogar verheerende Folgen. Der Zusammenhang zwischen dieser Trennung und Krankheit oder Tod von Mutter und Kind konnte vom Verstand lange Zeit nicht erkannt werden. Auf der vorbewußten Ebene finden wir ihn jedoch schon in den besprochenen Märchen in Szene gesetzt.

Auf der Handlungsebene kommt das allerdings nicht klar zum Ausdruck; die Märchen kreisen vor allem um die Frage, wer für das Unglück von Mutter und Kind zur Verantwortung gezogen werden muß. Hinter dieser Frage stand ein undeutliches Gefühl, irgendwann irgend etwas falsch gemacht zu haben. Mit unvorhersehbaren, unerklärlichen schmerzhaften Ereignissen war immer Unsicherheit verbunden, da man ja die genaue Ursache nicht kannte. Die Einhaltung von Tabus und Verhaltensvorschriften für das Wochenbett sollte Sicherheit garantieren. In Wirklichkeit verhinderte sie jedoch gerade durch die Angst vor Fehlern die Lust an Veränderungen, die vielleicht eine Korrektur unangemessenen Verhaltens hätte ermöglichen können. So ist es natürlich auch im Märchen nicht leicht, die Schuldigen zu finden. Scheinbar Schuldige erweisen sich am Ende des Märchens als unschuldig und umgekehrt. Immer wieder ist es unklar, ob nicht die Hebamme, die Schwiegermutter oder doch die junge Mutter dem Kind Leid zugefügt hat. In *Marienkind* wird die Wöchnerin von Maria bestraft, weil sie ein Tabu gebrochen hat, aber nicht dazu stehen will. Derartige Verfehlungen werden schon in traditionalen Kulturen als Ursache herangezogen, wenn es Mutter oder Kind rund um die Geburt nicht gutgeht (vgl. S. 25).

137b Brüder Grimm 1997, Märchen Nr. 55

Unreflektierte unbestimmte Schuldgefühle, die niemand haben will, aber doch da sind und auf unbewußte Weise vermittelt, angenommen oder abgewiesen werden, sind auch heute noch da. Die Angst, etwas falsch zu machen und dafür zur Verantwortung gezogen zu werden, ist bei allen Beteiligten riesengroß und überwiegt oft die Fähigkeit, klar und unvoreingenommen zu denken. Das ist vor allem für eine Frau spürbar, die bewußt einen ungewöhnlichen Weg einschlägt. Wenn sie sich für das Kind und ihre eigenen Gefühle entscheidet, dann heißt das, daß sie sich ihrer Umgebung gegenüber nicht mehr loyal verhalten kann. Dabei erlebt sie einerseits deshalb ihre eigenen Schuldgefühle, andererseits löst sie oft auch Schuldgefühle bei anderen aus, die ein Abweichen von einer allgemein akzeptierten Einstellung auch als eine Schuldzuweisung auffassen.

Löst man sich aber von der vordergründigen Schuldfrage und geht von der Handlungsebene auf eine höhere Ebene, dann werden Strukturen sichtbar, die nicht nur von Angst erzählen, sondern auch eine positive Bedeutung erhalten. Stellt man verschiedene Märchen mit gleichen Motiven nebeneinander, kann man das Gemeinsame aller dieser Märchen als Ursache des Übels, nach der man so lang gesucht hat, klar erkennen: eben die Trennung von Mutter und Kind. Uralte Verflechtungen, Verbindlichkeiten und Ängste, die sich in Loyalitätskonflikten und Schuldgefühlen äußern, werden bedeutungslos, wenn die Bindungsbereitschaft, die nicht nur im Kind, sondern auch in der Mutter angelegt ist, wahrgenommen und kompromißlos anerkannt wird.

5. Stillen: Das Kind zum Schweigen bringen, wenn es vor Hunger schreit?

Erste Störungen des Stillkontakts

«Die Erinnerung an meine ersten Lebensjahre kreisen alle um meine Mutter. Zuerst war sie immer da; ich erinnere mich an das angenehme Gefühl ihres Körpers, als sie mich auf dem Rücken trug, und an den Geruch ihrer Haut in der Sonnenhitze. Alles kam von ihr. Wenn ich hungrig oder durstig war, schwenkte sie mich nach vorne vor ihre vollen Brüste. Noch jetzt fühle ich, wenn ich die Augen schließe, dankbar das Behagen, das mich erfüllte, wenn ich meinen Kopf an ihrer weichen Fülle barg und die süße Milch trank, die sie mir gaben. Nachts, wenn die Sonne nicht mehr wärmte, traten ihre Arme, ihr Körper an ihre Stelle, und als ich älter wurde, und mich für andere Dinge zu interessieren begann, konnte ich sie ohne Angst von ihrem Rücken aus betrachten. Wenn ich schläfrig wurde, brauchte ich nur die Augen schließen.» Das sind die Erinnerungen eines über achtzig Jahre alten ostafrikanischen Kikiyu-Häuptlings,[138] der das Stillen und den Körperkontakt ganz aus der Perspektive des Kindes schildert.

Die Sicherheit des Babys am Körper der Eltern war einmal für das Überleben des Menschen so wichtig, daß – so nimmt der amerikanische Anthropologe James McKenna an – sein erstes Werkzeug nicht eine Waffe oder ein Grabestock, sondern eine Schlinge gewesen sein muß, um die Babys festzuhalten, die sich nicht selbst anhalten konnten.[139] Einige Millionen Jahre lang waren Eltern in ständigem Kontakt mit ihrem Kind. So wie in der Schilderung des afrikanischen Häuptlings wurden in frühen – und heute noch in traditionalen – Kulturen Säuglinge getragen, sie schliefen am Körper der Mutter. Durch diese körperliche Nähe konnte die Mutter auf die Bedürfnisse des Kindes so selbstverständlich reagieren wie auf ihre eigenen.

Sowohl die Frau als auch der Säugling sind physiologisch zum Stillen in kurzen Zeitabständen angelegt. Hierin unterscheidet sich der Mensch von

---

138 Montagu 1974, S. 63 f.
139 LLLI-Conference 1995, Chicago, und persönl. Mitteilung

manchen anderen Säugetieren, die ihre Jungen in größeren Zeitabständen säugen können.[140]

Eine Gruppe von Wissenschaftlern um Wulf Schiefenhövel arbeitete kontinuierlich über viele Jahre hinweg unter anderem in Tauwema, einem Dorf auf einer der Trobriand-Inseln in Melanesien, um die Grundmuster der Kinderbetreuung eines Volkes, das noch sehr nahe «am evolutionären Modell»[141] ist, kennenzulernen. Durch die Ergebnisse ihrer Untersuchungen lassen sich Rückschlüsse darauf ziehen, wie auch unsere Vorfahren vor langer Zeit für ihre Kinder gesorgt haben.

Die Säuglinge sind immer da, wo sich das Leben um ihre Mütter abspielt, sie sind damit den vielfältigsten Stimuli des täglichen Lebens ausgesetzt. Die Mutter ist für das Baby immer erreichbar, ihr Verhalten drückt auf eine ruhige, gelassene und kompetente Weise das aus, was man als die Maxime für ihr und auch das Verhalten der anderen Erwachsenen sehen könnte: «Gehe auf die erkennbaren Bedürfnisse der Kleinen ein.» Daraus ergeben sich sehr häufige, aber kurze Episoden – oft nur ein, zwei, drei Minuten – beim Saugen, Nuckeln und Stillen. Direkte Beobachtungen von Mutter-Kind-Paaren zeigen, daß die Kinder die Saugkontakte auch initiieren und weitgehend selbst beenden. Selten greift eine Mutter ein, um das Stillen abzubrechen.

Da «Stillmuster und die anderen Muster der dyadischen Interaktionen funktional voneinander abhängen»,[142] liegt es auf der Hand, daß sich das Stillen entscheidend geändert haben muß, nachdem die Kinder den dauernden Körperkontakt mit der Mutter verloren und – von ihr getrennt – einen großen Teil des Tages in der Wiege verbringen mußten. Das Kind hatte keine Möglichkeit mehr, kontinuierlich in der ihm angeborenen Körpersprache mit seiner Mutter oder anderen Bezugspersonen zu kommunizieren. Das intuitive Empfinden ihrer beider Verhalten, das es mit allen seinen Sinnen in Rhythmus, Dauer, Betonung und Harmonie unterscheiden und dadurch neues Verhalten sinnvoll abstimmen konnte, hatte keinen Sinn mehr. Statt vieler unauffälliger leiser Signale, die in ihrer immer wiederkehrenden Folge seine Lebensatmosphäre ausmachten, war es nun oft Stimuli ausgesetzt, die seine Schlafbereitschaft fördern sollten. Nicht alle Kinder kamen mit dieser veränderten Lebenswelt zurecht. Eine Reihe von Mythen erzählt davon, wie Kinder geschrien

---

140 Der Eiweiß- und Fettgehalt von Frauenmilch ist relativ gering, und das Verdauungssystem der Babys ist auf viele leichte Stillmahlzeiten angelegt (vgl. Eibl-Eibesfeldt 1995, S. 304).
141 Schiefenhövel 1992
142 Schiefenhövel 1992, S. 10

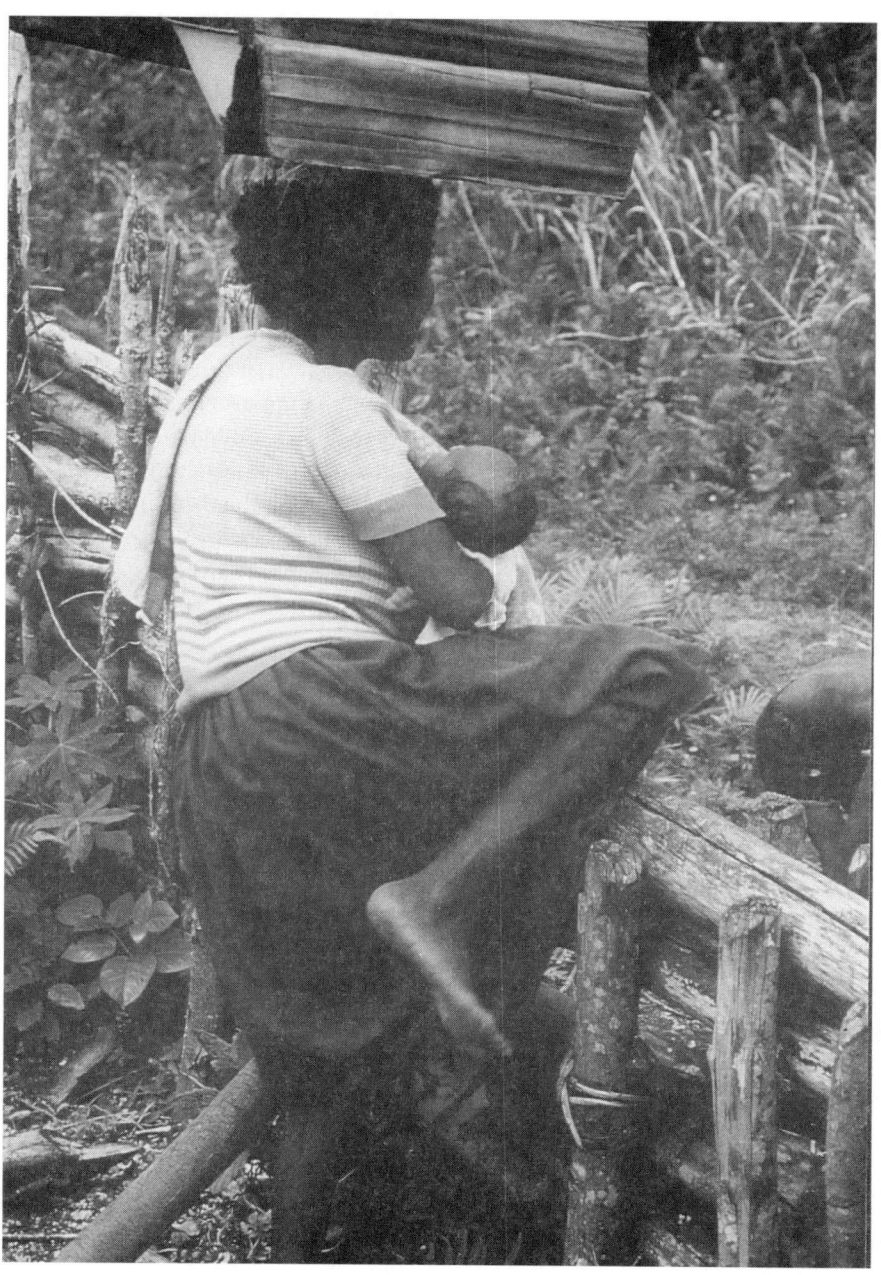

Trobriand-Frau mit ihrem Kind (Foto: Wulf Schiefenhövel)

haben.[143] Schon über Tontafeln aus dem alten Sumer gegen Ende des 3. Jahrtausends v. Chr. sind Wiegenlieder überliefert. Die Texte sind Ausdruck dafür, daß für Mütter der gewünschte Schlaf ihres Kindes zu einem zentralen Thema geworden ist:

> *Komm, Schlaf, komm,*
> *Komm zu meinem Sohn,*
> *Komm eilig herbei zu ihm,*
> *Bring seinen rastlosen Augen Schlaf...*[144]

In Mitteleuropa nahmen noch im Mittelalter Bäuerinnen ihre Säuglinge auf dem Rücken zur Feldarbeit, zu Prozessionen und Feiern mit.[145] Viele Quellen weisen darauf hin, daß der mittelalterliche Mensch eine unbefangene Einstellung zu seinem Körper hatte, woraus sich auch schließen läßt, daß auf unmittelbare Bedürfnisse des Kindes weitgehend eingegangen wurde. Im Lauf der Zeit aber wurde das Kind tagsüber immer mehr von seiner Mutter getrennt und mit Wiege und Wickelbändern beruhigt. Wie immer und überall gingen diese Veränderungen von der Oberschicht aus und griffen langsam auf das Volk über: von einem homogenen Verhalten, das sich wie in einer traditionalen Kultur von einem Mutter-Kind-Paar zum anderen – von außen gesehen – kaum voneinander unterscheidet, kann man also nicht mehr sprechen. Es ist nur mehr möglich, Trends zu beschreiben, die klar zu erkennen sind. Während Mutter und Kind tagsüber schon sehr viel voneinander getrennt waren, schliefen sie in der Nacht noch zusammen: auch das ist wichtig für das Stillen und konnte in vielen Fällen bei einem entsprechend angepaßten, engen nächtlichen Stillrhythmus vielleicht den Mangel, den das Kind tagsüber leiden mußte, ausgleichen.[146] Doch schon im 12. und 13. Jahrhundert wurde den Müttern geraten, ihre Kinder nicht bei sich im Bett schlafen zu lassen, da die Gefahr bestehe, sie zu erdrücken. Es dauerte einige Zeit, bis sich diese Vorgabe aus den oberen Schichten der Gesellschaft bei einfachen Menschen durchsetzen konnte, aber letztlich blieben auch deren Kinder nachts in der Wiege. Danach wurde Stillen mühsam. Es war kalt in den Schlafzimmern, Stillen war mit Aufstehen, wirklicher Störung der Nachtruhe und dadurch mit Opfern verbunden. Auch das im

---

143 Renggli 1996, S. 444 f.
144 Fildes 1986, S. 6
145 Shahar 1993, S. 114
146 Möglicherweise hängt der nachts physiologisch höhere Prolactinspiegel der Mütter und das intensive Stillen vieler Babys in der Nacht damit zusammen.

16. Jahrhundert in der deutschen Sprache neu aufgetauchte Wort «Stillen» drückt aus, daß in der Mutter-Kind-Beziehung vieles anders geworden war. Stillen bedeutet laut Lexikon ja nicht nur *«das Kind nähren»*, sondern auch es *«zum Schweigen bringen, wenn es vor Hunger schreit»*.[147] Ein derartiger Sprachgebrauch weist darauf hin, daß auf Bedürfnisse der Säuglinge nicht mehr ausreichend eingegangen wurde, denn Kinder, die nach Bedarf gestillt werden und mit ihrer Mutter in Kontakt sind, haben die Möglichkeit, Hunger auf vielfältige Weise zu signalisieren, sie schreien aus anderen Gründen, aber nicht aus Hunger.

Stillen nach Bedarf und in engem Kontakt mit dem Kind ist aus noch einem weiteren Grund wichtig: die Zusammensetzung der Muttermilch muß sich immer wieder verändern, jedesmal, wenn das Kind einen Wachstumsschub durchmacht. Säuglinge wollen dann für eine Zeitlang öfter gestillt werden. Nur so, durch vermehrtes Saugen, kann die Milch der Mutter den anspruchsvolleren körperlichen Bedürfnissen des Kindes angepaßt werden. Konnten Mütter, die nicht in ständigem Kontakt mit ihrem Stillkind waren, diese Veränderungen beim Kind wahrnehmen? Wie viele Mütter hatten außerdem die Möglichkeit, auf veränderte Bedürfnisse ihres Säuglings einzugehen? Auch heute gibt es immer wieder Kinder, die ihr vermehrtes Saugbedürfnis von der Mutter unbemerkt am Schnuller befriedigen und nicht mehr gedeihen. Durch die bei uns vorgeschriebenen Untersuchungen bleibt eine derartige Entwicklung nicht verborgen. Früher gab es diese Kontrollen nicht, und es blieb der Einschätzung der Familie überlassen, ob ein Kind als gesund anzusehen war oder nicht. Da es in vielen Zeiten auch den Erwachsenen im einfachen Volk nicht gutging und die Säuglingssterblichkeit jahrhundertelang ungemein hoch war, wird schlechtes Gedeihen des Kindes nicht immer beachtet worden sein. Daraus ergibt sich aber die Schlußfolgerung, daß nicht alle Mütter, die stillten, ihre Kinder auch ausreichend ernähren konnten. Viele Kinder müssen neben seelischen starke körperliche Mangelerscheinungen gehabt haben, selbst wenn ihre Überlebenschancen immer größer waren als die nichtgestillter Kinder.

Orientierung in der Zeit ist eine Fähigkeit, die spezifisch menschlich ist und mit dem Grad des Bewußtseins und des Abstraktionsvermögens zusammenhängt. Ein Säugling lebt ganz im Augenblick. Wenn er Hunger und Schmerzen hat und dabei allein gelassen ist, erlebt er eine für Erwachsene kurze

147 Duden Herkunftswörterbuch

Zeitspanne wahrscheinlich als eine Ewigkeit. Die Fähigkeit, Zeit zu strukturieren, auch in größeren Zeiteinheiten zu denken, muß sich erst entwickeln, so wie sie sich im Lauf der Menschheitsgeschichte erst entwickeln mußte. Zeit wurde früher nicht gemessen, sondern am Stand der Sonne abgeschätzt. *«Zur Mittagszeit legte die Frau die Sense nieder, aß und nahm dann ihr Kind an die Brust»*, heißt es im Märchen. Die Pausen zwischen den einzelnen Stillmahlzeiten waren nicht regelmäßig, sie wurden intuitiv gewählt, hingen mehr von Wetter und Arbeit ab als vom Kind. Eine Mutter, die nicht mehr dauernd in Kontakt mit ihm war, konnte die Dauer, die das Kind auf Nahrung wartete, schwer einschätzen. Der typische Säugling einer armen Frau aus dem nachmittelalterlichen Westeuropa, so wie er im Märchen geschildert wird, hatte allerdings schon einen Prozeß der Gewöhnung, der Anpassung an die Lebens- und Arbeitsgewohnheiten der Mutter hinter sich, hatte wahrscheinlich schon resigniert und wird die meist Zeit geschlafen haben.

Aggression und Zärtlichkeit – Die Gefühle der Mutter

Ein Glaube aus uralter «heidnischer» Zeit, der bei Kelten, Germanen und Slawen verbreitet war,[148] zeigt, daß Eltern große Schwierigkeiten mit Kindern hatten, wenn sie diesen Gewöhnungsprozeß nicht reibungslos mitmachten, und schildert, wie sehr der Kontakt zum Kind damals schon gestört war. Es handelt sich um die Vorstellung von «Wechselbälgern». Als Wechselbalg galt ein Kind, das viel und anhaltend schrie, nicht gedieh, krank war, ein Kind, das die Mutter nicht mehr als ihr eigenes anerkannte und von dem man glaubte, es sei vom Feenvolk ausgetauscht worden. Dieser Glaube existierte bis weit in das Mittelalter hinein. Die Praktiken, die die Rückgabe des wirklichen Kindes bewirken sollten, waren grausam und führten fast immer zum Tod dieser Kinder. Ein Feenmärchen aus Irland erzählt eine solche Geschichte:

148 vgl. Shahar 1993, S. 156

Der Wechselbalg[149]

Eine junge Frau, Marie Scannell, lebte mit ihrem Ehemann noch nicht viele Jahre zu Castle Martyr. Eines Tages zur Herbstzeit war sie mit andern hinausgegangen, um beim Weizenbinden behilflich zu sein, sie legte ihr Kind, das sie noch stillte, in eine Ecke des Feldes und glaubte, es wäre da, in ihren Mantel eingewickelt, auf das Beste versorgt.

Als sie mit ihrer Arbeit zu Ende war, kehrte sie zu dem Kinde zurück, aber an dessen Stelle fand sie in dem Mantel ein Geschöpf, das nicht halb so groß war und ein solches Zetergeschrei ausstieß, daß man es eine Meile weit hören konnte. Sie vermutete sogleich, was möchte vorgefallen sein, und ohne sich einen Augenblick aufzuhalten, nahm sie es in den Arm, und indem sie behauptete, daß sie ganz vernarrt in das Kind sei, brachte sie es zu einer weisen Frau. Diese flüsterte ihr zu, sie sollte ihm nicht satt zu essen geben und auf es los hauen und peitschen ohne Barmherzigkeit.

Marie befolgte den Rat, und gerade eine Woche hernach fand sie morgens beim Erwachen ihr eigenes Kind wieder an ihrer Seite im Bette liegen. Dem Elfen, der an die Stelle des Kindes gelegt war, hatte die Behandlung der Marie Scannell, wozu sie sich, obgleich sie eine mitleidige Frau war, entschlossen hatte, schlecht gefallen, und er machte sich, nachdem er es eine Woche versucht, wieder fort und schickte der Frau ihr eigenes Kind zurück.

In diesem Märchen wird die uns schon bekannte Situation gezeichnet, in der es die Arbeit auf dem Feld notwendig macht, daß das Kind abseits auf die Mutter warten muß. Doch das Kind resignierte offensichtlich nicht innerhalb einer gewissen Zeit und schlief nicht ein. Wie fremd ein verzweifeltes Kind der Mutter werden kann, ist in dieser Schilderung enthalten: Da heißt es, das Kind sei bei der Rückkehr der Mutter nicht halb so groß gewesen und habe ungewöhnlich laut geschrien. Aus der Entwicklungspsychologie kennt man das Phänomen, daß ein zu lange von der Mutter getrenntes Kind die Mutter nicht mehr anerkennt, es wendet sich von ihr ab und antwortet nicht mehr auf ihre Zuwendung. Besonders deutlich kann dieses Verhalten werden, wenn eine lange Trennung, z. B. wegen eines Krankenhausaufenthalts, vorausgegangen ist; in weniger starker und anhaltender Form reagiert das Kind bei jeder Trennung, die für das Kind subjektiv zu

---

149 Aus: Irische Elfenmärchen, in der Übertragung der Brüder Grimm, Insel, Frankfurt/ a. M. 1987, S. 132 f.

lange ist.[150] Mütter, die nichts von dieser an sich natürlichen Reaktion des Kindes wissen, können sie nicht aufschlüsseln; sie erleben das Kind verwandelt, sind dadurch verwirrt und fühlen vor allem die Zurückweisung. Jede Veränderung des Kindes, die die Mutter nicht nachvollziehen kann, weil der lebendige Kontakt oder das Wissen darüber fehlt, macht Angst. Die Erklärung im Märchen, das Kind sei ausgetauscht worden, erlaubt es der Mutter ihrerseits, das Kind nicht mehr als das ihre anzuerkennen. Den Impuls, ein Kind, das lange schreit, zu schlagen, kennt wahrscheinlich jede Mutter, die vergeblich ihr schreiendes Kind herumgetragen hat. Überall auf der ganzen Welt *«scheint es die Mütter zu irritieren, wenn ihre Bemühungen, die Kleinen zu trösten, vergeblich sind».*[151] Der alte Glaube, daß nicht das eigene Kind, sondern ein Wechselbalg böswillig schreie, erlaubte, ja forderte geradezu die Ausführung dieses Impulses und entlastete von Schuldgefühlen. Gewalt gegenüber dem kleinen Kind war jahrtausendelang eine Realität des täglichen Lebens. Erst unter dem Einfluß des Christentums, das den prinzipiellen Wert jedes Lebewesens anerkannte, wurde Kindestötung und Kindesaussetzung – auch im Zusammenhang mit diesem Aberglauben – verboten. Im Untergrund lebten viele Rituale allerdings weiter, die Verantwortung dafür wurde oft einseitig Menschen angelastet, die derartige Ratschläge gaben, bei der Ausführung halfen oder die sich auch nur aufgrund ihrer Stellung in der Gesellschaft als «Sündenböcke» eigneten. Die Anklagen gegen Hexen und Juden, die nicht selten mit Kindesmord in Verbindung gebracht wurden, drückten aus, wie schwierig es für die Menschen war, mit ihren ambivalenten Gefühlen dem Kind gegenüber umzugehen. Aggression gegenüber dem Kind, obwohl schon erkannt, bewertet und verurteilt, lebte in anderer, subtilerer, weniger leicht erkennbarer Form weiter. Und noch 1534 sprach der gebildete Martin Luther von Zauberern und Teufelshuren, die die Milch stehlen oder die Kinder in der Wiege verwechseln. *«Wenn man von teufelsähnlichen Kindern erzählt, deren ich einige gesehen habe, so halte ich dafür, daß sie entweder vom Teufel entstellt, nicht aber von ihm gezeugt seien oder daß es wahre Teufel seien, die Fleisch angenommen haben, entweder durch scheinbares oder anderswoher*

---

150 vgl. auch: «Unsicher-vermeidend gebundene» Babys vermeiden schon nach einer kurzen Trennung von ihrer Bezugsperson den Kontakt zu ihr und zeigen sich unbeteiligt, obwohl sie – wie biochemische und medizinische Untersuchungen (Anstieg des Streßhormons Cortisol und der Herzfrequenz) ergeben – unter der Trennung leiden (Spangler, Grossmann 1993). Je stärker sie leiden, um so weniger zeigen sie es ihrer Bezugsperson, wenn diese zurückkommt (Grossmann, Grossmann, Schwan 1986).

151 Eibl-Eibesfeldt 1995, S. 307

gestohlenes.»[152] Für ihn waren mißgestaltete Säuglinge oder Kleinkinder, die sich nicht beruhigen lassen, Wechselbälge, in denen keine Seele stecke.[153]

Woran aber erkannten die Mütter ihr eigenes Kind wieder? In manchen Märchen findet die Mutter ihr «wirkliches» Kind schlafend wieder, wie auch in diesem Märchen. Das ist gut nachvollziehbar, denn ein schlafendes Kind weckt durch seine Hilflosigkeit in jeder Mutter Beschützerinstinkte. Viele Mütter, die große Probleme mit einem wachen Kind haben, das sie zu sehr fordert, sehen erst, wenn das Kind schläft, wie klein, angewiesen und machtlos es eigentlich ist. Erst im Schlaf können sie es in seiner Ganzheit wahrnehmen. Ein Ausschnitt aus einem weiteren irischen Märchen, bei dem es zu der schrecklichen Gewalttat, die der Mutter geraten wurde, nicht mehr kommt, zeigt, wie sich die Perspektive der Mutter verändern kann, wenn das Kind schläft:

Indessen war das Eisen glühend geworden. Die Frau ergriff es und eilte damit nach der Wiege, aber wie es nun geschah, sie glitt mit dem Fuß aus, fiel auf den Boden und das Eisen fuhr aus ihrer Hand in die andere Ecke des Hauses. Sie raffte sich jedoch geschwind auf und lief zu der Wiege in der Absicht, den verwünschten Balg, der darin lag, in das siedende Wasser zu werfen. Doch was erblickte sie darin? Ihr eigenes Kind in süßem Schlafe, eins seiner weichen, runden Ärmchen auf das Kopfkissen gelegt, und seine Züge waren so mild, als wenn es niemals in seiner Ruhe wäre gestört werden, bloß der rote Mund ward von einem reinen und sanften Atem bewegt.[154]

Vorgeschriebene versus individuelle Stillbeziehung

In der schon mehrmals erwähnten Zeit der Aufklärung gab es im allgemeinen für Gefühle des Kindes nicht sehr viel mehr Verständnis als zuvor. Das Leid von Säuglingen, die vor Hunger oder Verlassenheit schreien, wurde umgedeutet in einen Willen zur Macht, den das Kind in diesem Alter schon habe und den man brechen müsse. Man war der Meinung, daß ein Kind als «tabula rasa», als unbeschriebenes Blatt, auf die Welt komme – womit man sich der Lehre des Aristoteles anschloß –, und meinte, das Kind sei schon in der Wiege an den moralischen Maßstäben des Erwachsenen zu messen: *«Je weniger*

---

152 zit. bei: Peiper 1957, S. 643
153 § 94–96, in: Renggli 1992, S. 109
154 aus: *Die Brauerei von Eierschalen,* Irische Elfenmärchen, S. 129 ff.

Vernunft sie selbst haben, um so mehr müssen sie unter der unumschränkten Gewalt und Zucht derjenigen stehen, in deren Händen sie sich befinden.»[155] Oder: «*Entweder wir unterwerfen uns seinen Launen oder wir unterwerfen es unseren. Es gibt keine Mitte: Entweder gibt das Kind Befehle oder es empfängt sie. So sind seine ersten Eindrücke die der Macht und die der Unterwerfung.*»[156]

Was uns heute an diesen Standpunkten negativ und grausam erscheint, ist aus der Perspektive einer Zeit, in der alles Bedrohliche und Unerklärliche des Kindes als fremd und unmenschlich gesehen worden war, wahrscheinlich anders zu bewerten. Man begann erst langsam, das Kind als gleichwertiges Lebewesen anzuerkennen, immerhin wurde es nun als Mensch wahrgenommen, der sich ausdrücken kann. Daß der Ausdruck des Schmerzes, der Hilflosigkeit, der Verzweiflung des Kindes noch als Wille zur Macht uminterpretiert wurde, ist ein Zeichen dafür, daß Erwachsene in ihrer Kindheit nicht gelernt hatten, mit diesen Gefühlen umzugehen.

Zärtlichkeit dem Kind gegenüber wurde immer weniger gelebt und war – als Folge davon – auch in der Fachwelt im allgemeinen verpönt.[157] Andererseits wurde Zärtlichkeit dem Kind gegenüber zu dieser Zeit ein Thema, das im positiven Sinn in den Mittelpunkt rückte. Beides sind Zeichen dafür, daß man begann, sich Gefühlen der Lust und Zärtlichkeit bewußt zu werden und sie zu reflektieren. Langsam begann man auch, das Kind als Wesen mit angeborenen Fähigkeiten wahrzunehmen. Großen Einfluß hatte Charles Robert Darwin (1809–1882), der die moderne Evolutionstheorie begründete. Er beobachtete an seinen Kindern in der Säuglingszeit Gefühle verschiedenster Art, unter anderem Lust während des Stillens. «*Es mag vorausgesetzt werden, daß Kinder Vergnügen während des Saugens empfinden, und der Ausdruck ihrer schwimmenden Augen scheint zu zeigen, daß es der Fall ist.*» In einem Artikel für das britische wissenschaftliche Journal *Mind* veröffentlichte er 1877 Auszüge aus einem Tagebuch, das er für seinen 37 Jahre vorher geborenen Sohn Doddy

---

155 John Locke (1632–1704) zit. bei Renggli 1992, S. 200. John Locke war sonst Kindern gegenüber für seine Zeit ungewöhnlich positiv eingestellt und setzte sich in seinem pädagogischen Werk *Some thoughts concerning education* (1693) für eine Erziehung ein, die nicht gewaltsam zwingt, sondern auf das Vorbild des Erziehers aufbaut und die freie Entwicklung der Persönlichkeit anstrebt.

156 Jean-Jacques Rousseau (1712–1778) zit. bei: Renggli 1992, S. 204. Jean-Jacques Rousseau löste durch sein Buch *Emile* bei Frauen der Gesellschaft eine Modebewegung für das Stillen aus.

157 Auch von der Verwendung der Wiege wurde Eltern mit dem Argument abgeraten, daß sie «ungesund» wäre, weil das Kind nur «verzärtelt und verwöhnt» würde (siehe: Montagu 1974, S. 95 ff.).

geführt hatte. Die bis dahin unwiderlegte Vorstellung vom Neugeborenen als einem unbeschriebenen Blatt konnte er nicht bestätigt finden. *«Zu dieser Zeit, obwohl so früh, schien es für mich klar zu sein, daß eine weiche warme Hand auf sein Gesicht gelegt den Wunsch zu saugen erregte. Hier muß ein Reflex oder eine instinktive Handlung in Betracht gezogen werden, weil es unmöglich ist, zu glauben, daß Erfahrung und Assoziation mit der Berührung der mütterlichen Brust schon so früh ins Spiel gekommen sein könnten.»*

Ab der Mitte des 18. Jahrhunderts veränderte sich die Haltung in der Frage, ob Babys nach einem Zeitplan und in welchen Zeitabständen sie gestillt werden sollten. Hatten bisher Ärzte mehr oder weniger streng auf die Einhaltung fester Stillzeiten gedrängt, so tauchten nun Stimmen auf, die für die freie Nahrungswahl der Säuglinge votierten. Stillen ging während der Zeit der Industrialisierung jedoch so stark zurück wie nie zuvor. Die gesellschaftlichen Zwänge führten zu großen Abständen zwischen den Stillmahlzeiten. Und so konnten Ende des letzten Jahrhunderts die Kinderärzte Czerny und Keller mit dem Gewicht einer wissenschaftlichen Untersuchung die Diskussion um die Regelmäßigkeit der kindlichen Ernährung beenden. Adalbert Czerny, damals noch Assistent an der Prager Findelanstalt, untersuchte die Entleerungszeit des Magens gesunder Brust- und Flaschenkinder und machte dabei die Beobachtung, daß tierische Milch länger im Magen verbleibt als Frauenmilch. Darin sah er eine der Ursachen der vielen Verdauungsstörungen der Säuglinge. Ihnen wurde zu wenig Zeit gelassen, die Nahrung zu verwerten. Er forderte das reglementierte Füttern in größeren Abständen, für das Flaschenkind in vierstündigen, das Brustkind in dreistündigen Abständen, die Zahl der Mahlzeiten pro 24 Stunden sollte fünf bis sechs nicht übersteigen.[158] Die Einhaltung seiner Vorschläge, in größeren Abständen zu füttern, gab ihm angeblich recht, vor allem wurde sie von medizinischem Fachpersonal für Krankenhäuser und Entbindungsstationen mit großer Erleichterung begrüßt.[159] Interessant ist, daß nur die Version für Flaschenkinder – fünfmaliges Stillen in Abständen von vier Stunden bei einer achtstündigen Nachtpause – hängenblieb. Sie wurde von fast allen Kinderärzten der Welt jahrzehntelang befolgt und hat sich als bekannte Lehrmeinung sehr lange gehalten. Es handelt sich hier um eine Regelung, die

---

158 Czerny, *Pro infantibus*, o. J., in: Häglsperger-Hang 1988, S. 45

159 *«Wir möchten diese Regelung als einen der größten Fortschritte der modernen Säuglingsernährung bezeichnen, die sich nicht nur für die physische, sondern auch für die psychische Entwicklung des Säuglings, ja auch sozial für die Erleichterung der Säuglingspflege im Heim und in der Anstalt als höchst segensreich erwiesen hat.»* (P. Györgi, 1931, zit. bei: Schadewaldt 1957 (b), S. 21)

vor allem der Krankenhaus-Routine, nicht aber Mutter und Kind entgegenkommt und in vielen Fällen das Gelingen einer Stillbeziehung wirksam verhindert.

Erwähnenswert ist, daß während der Zeit des Nationalsozialismus Stillen
stark propagiert wurde: *«Das neue Reich will die Frau wieder hinführen zur
Erreichung jenes Zieles, für das die Natur ihr gesamtes Wesen, Körper und Seele, mit unerhörter Feinheit und unbedingter Vollkommenheit ausgestattet hat
und dessen Erfüllung allein ihrem Leben den rechten Sinn und die wahre
Befriedigung bringt, die Mutterschaft und die Aufzucht ihrer Kinder.»* Und:
«Deutsche Mutter, stille solange du kannst!»[160] Die Stillfähigkeit wurde nicht
in Frage gestellt: *«Stillfähigkeit ist Stillwille.»* Dahinter stand nationalsoziali-
stisches Gedankentum mit seinem Willen zur Macht. Machtgelüste wurden
auch wieder dem schreienden Kind unterstellt, das man schreien lassen und
von Anfang an nachts alleine lassen solle. *«Die erzieherische Aufgabe während
des Säuglingsalters besteht darin, den Säugling zu lehren, daß es zum Lebens-
alltag gehört, Unlustgefühle ohne Affektausbrüche zu ertragen. Diese Aufgabe
wird am sichersten dadurch gelöst, daß man dem Säugling ein starres Pflege-
und Ernährungsschema auferlegt. Seine Rolle soll eine rein passive sein. Er ißt
nicht, sondern er wird gefüttert, er schläft auch nicht, sondern er wird schlafen
gelegt.»*[161]

Nach dem Zweiten Weltkrieg schaffte es kaum eine Mutter, ihr Kind länger
als zwei Wochen zu stillen. Frauen stillten dabei unter fast unmöglichen Bedingungen: Wenn sie sich an offizielle Empfehlungen hielten, waren sie von der
Geburt des Kindes an die meiste Zeit des Tages und die ganze Nacht hindurch
vom Kind getrennt, da verlangt wurde, den Säugling zum Schlafen in ein anderes Zimmer zu stellen. Mütter hatten mit der Führung des Haushalts nach den
Vorschriften der Hygiene ohne Maschinen ein ungeheures Arbeitspensum zu
bewältigen und keine wirkliche Unterstützung für das Stillen in ihrer Umgebung. Noch schwieriger war es für berufstätige Frauen.

Mit der Entwicklung der modernen Geburtshilfe ab den 60er Jahren sank
die Zahl der stillenden Mütter auf einen Tiefpunkt. Es wurde so selten und
kurz gestillt wie nie zuvor. Der Kreislauf Stillen-Gestilltwerden-Stillen war in
vielen Gegenden fast ganz unterbrochen. Trotzdem sank parallel die Rate der

---

160 Haarer 1934, zit. bei: Pasch, S. 89
161 Degkwitz, zit. bei: Pasch, S. 90

Todesfälle von Säuglingen und führte dazu, daß heute eine niedrige Rate der Säuglingssterblichkeit als Indiz des hohen Lebensstandards eines Landes gilt. Der Aufwand dafür ist beträchtlich: die industrielle Aufbereitung der Kuhmilch, die vielen Verarbeitungsschritte, die notwendig sind, um sie der Muttermilch anzugleichen, Verpackung, Transport, Kühlung, Zubereitung und eine Menge an Energie und Chemikalien, um die notwendigen hygienischen Voraussetzungen zu erfüllen. Krankheiten der Säuglinge können durch einen hohen medizinischen und pharmakologischen Standard unter Kontrolle gehalten werden. Hierbei frage ich mich, ob die Flasche wirklich Freiheit symbolisieren kann; es scheint, als würden die vielen Abhängigkeiten, die damit verbunden sind, wieder einfach tabuisiert. Die oft bedenkenlose Übertragung unserer Werte und die Expansion der Babynahrungsindustrie in Länder der dritten Welt, die viele der Vorausbedingungen für Flaschenernährung nicht erfüllen können, zeigen, wie verheerend die Folgen dieses neuen Tabus sein können: Viele Kinder bezahlen diese Entwicklung mit dem Leben.[162]

Ab den 70er Jahren konnte man wieder einen Trend zum Stillen bemerken. Die Anerkennung des gesundheitlichen und psychischen Wertes einer Stillbeziehung durch viele wissenschaftliche Disziplinen weckte in vielen Frauen die Bereitschaft zum Stillen. Erstmals versucht man nun nicht nur den Wert des Stillens zu vermitteln, sondern auch das genauso wichtige «Wie». Bildlich gesprochen: Zur Zielangabe kommen nun Wegweiser und Reiseberichte dazu. Indem mütterliche Fähigkeiten vieler verschiedener Frauen genutzt und Erfahrungen von Mutter zu Mutter weitergegeben werden, kann hilfesuchenden Frauen die nötige Hilfe und Unterstützung vermittelt und in manchen Familien der Kreislauf Stillen-Gestilltwerden-Stillen wieder geschlossen werden. Selbsthilfegruppen, wie besonders die der La Leche Liga, die es in sehr vielen Ländern der Erde gibt, können in vielen Fällen eine wirkliche Unterstützung für Mütter sein, die stillen möchten.

Die «Entdeckung» der Gefühle im letzten Jahrhundert hatte dazu geführt, daß man auf dieser Grundlage lernte, die Äußerungen und das Verhalten des Babys und des Kleinkindes gleichsam «von innen» zu verstehen. So konnte man endlich die Bedeutung dauerhafter Beziehungen des Kindes von Geburt an begreifen und bewußt erkennen, daß die Fähigkeit zu sozialen Beziehungen

---

162 Der medizinische und hygienische Standard eines Landes wird heute an der Säuglingssterblichkeit gemessen.

zur Grundausstattung jedes neugeborenen Kindes gehört, die allerdings, wenn die Möglichkeit zur Einübung nicht besteht, verkümmert.[163] *«Seit uralten Zeiten haben Mütter und Dichter um den Kummer gewußt, den ein Kind über die Trennung von seiner Mutter empfindet. Aber erst eigentlich in den letzten Jahren ist sich die Wissenschaft dieser Tatsache ganz bewußt geworden.»*[164] In den 60er Jahren wurde die wissenschaftliche Bindungsforschung, die Forschung der Bindung des kleinen Kindes zu seinen Eltern oder zu anderen beständigen Betreuungspersonen, zu einer eigenen Disziplin. John Bowlby, der als Psychoanalytiker in Kontakt mit der Humanethologie kam, war fasziniert von den Möglichkeiten, die in der Verbindung dieser beiden wissenschaftlichen Richtungen liegen. Die von ihm begründete Bindungsforschung ist auf dieser Grundlage entstanden.[165]

Ausgehend von der Tatsache, daß die Fähigkeit zur Bindung im Kind zwar prinzipiell angelegt ist, aber deren qualitative Ausbildung vor allem abhängig von der «Feinfühligkeit» der Bezugspersonen ist, konnten verschiedene Kind-Mutter-Bindungsmuster[166] festgestellt werden. Als *sicher* wird die Bindung von Kindern eingestuft, die ihrer Bezugsperson vertrauen, ihre Gefühle – positive und negative – mit ihr teilen und sich auch von ihr lösen können.[167]

Inzwischen sind auf dem Gebiet der Säuglingsforschung viele neue Erkenntnisse dazugekommen. Die direkte Säuglingsbeobachtung – verbunden mit der Möglichkeit, kleinste Einheiten des Verhaltens durch Videoaufnahmen deutlich zu machen – offenbarte erst, wie kompetent das Baby ist.[168]

Die ursprüngliche Kind-Mutter-Vater-Beziehung veränderte sich im Lauf der Kulturgeschichte auf doppelte Weise. Einerseits wurde Nähe innerhalb dieser Beziehung immer weniger gelebt. Andererseits entstand gerade dadurch, weil Erkenntnisse aus distanzierten Positionen heraus gewonnen werden konnten, ein Bewußtsein für viele Grundlagen dieser Beziehung. Das Wissen um die Bedürfnisse und Kompetenzen des Kindes und die Bedingungen der Mutterliebe wurde immer konkreter und stimmiger.

163 Spitz 1945
164 Bowlby 1975, S. 37
165 Die ersten empirischen Grundlagen seiner Arbeit formulierte er in seiner Trilogie *Attachment and Loss* (deutsch.: Bindung und Trennung).
166 Ainsworth, Blehar, Waters & Wall, 1978, und Ainsworth, Bell, Stayton, 1974, in: Grossmann 1995
167 Grossmann 1993, S. 547 f.
168 Dornes 1993, Stern 1994

Der Rückblick auf die Vergangenheit hat auch gezeigt, daß bei weitem nicht alle Kinder, die durch Brustmilch ernährt, auch wirklich «gestillt» worden sind, das heißt, in sicherer Bindung an ihre Mutter aufwachsen konnten; umgekehrt hat es immer sicher gebundene, «gestillte» künstlich aufgezogene Kinder gegeben. Jede Mutter-Kind-Beziehung ist individuell und einzigartig, entsteht und entwickelt sich in einem jeweils einzigartigen komplexen System und kann niemals an einzelnen Bedingungen festgemacht oder auf ein einfaches Ursache-Wirkungs-Muster reduziert werden. In vielen eigentlich «unmenschlichen», expansionsorientierten Gesellschaftsverbänden war Muttermilch als Nahrung – und die Frau als ausschließlich gebärende und nährende Mutter – hoch geschätzt, trotzdem sind damals viele der mit Brustmilch ernährten Kinder sicher nicht «gestillt» worden. Auch heute noch ist Stillen an der Brust keine Garantie dafür, daß Bedürfnisse eines Kindes ausreichend befriedigt werden. Wenn auch meiner Meinung nach die Chancen dafür ungleich größer sind.

II. Die Frau und das Kleinkind

6. Die überforderte Frau:
Die Schlangen-Amme 2. Teil

Nun wieder zurück zu unserem Märchen. Bei genauerem Hinsehen war also in diesem ersten schönen Bild schon eine Menge zu bemerken, was die Mutter-Kind-Einheit bedrohen könnte. Jede Trennung von seiner Bezugsperson, die über das für das Kind erträgliche Maß hinausgeht, jedes falsche oder unzulängliche Bild des Kindes und jede Tradition, die das komplexe Beziehungsgefüge zwischen Mutter und Kind einengt oder verzerrt, verursacht eine Verstrickung der Mutter-Kind-Beziehung. Diese kann zur Folge haben, daß aus einer ursprünglich einfachen Stillbeziehung ein kompliziertes Verhältnis zwischen Mutter und Kind wird. In unserem Märchen allerdings scheinen alle Mängel bei Mutter und Kind mit dem Stillen vereinbar zu sein: Noch schläft die Mutter zufrieden mit ihrem Säugling unter dem Baum, in dem eine Schlange wohnt.

In der Psychoanalyse, Entwicklungspsychologie, Bindungsforschung oder der Medizin stand seit dem letzten Jahrhundert immer wieder das Kind mit seinen Bedürfnissen innerhalb der Mutter-Kind-Beziehung im Mittelpunkt. Die Frau selbst war bisher nicht im Zentrum des Interesses. Aus der Perspektive «von außen» über das Erleben und die Sicht des Kindes ist man noch nicht zur Perspektive der Mutter «von innen» gelangt – so wie es teilweise in Modellen der modernen Geburtsvorbereitung schon gelungen ist. Ansprüche an die Mütter steigen durch neue Erkenntnisse aber ständig, gleichzeitig gibt es für eine Mutter, die immer auch eine «stillende Frau» in einem weiteren Sinn ist, – außer den schon in vielen Gegenden angebotenen Stillgruppen – sehr wenig, was ihr helfen kann, mit diesen Ansprüchen besser zurechtzukommen.

Die Möglichkeit für die stillende Frau, mit ihren oft ambivalenten Gefühlen, Konflikten und Ängsten, die sich aus der Nähe zu ihrem Kind entwickeln, durch Reflexion und Selbsterfahrung konstruktiv umgehen zu lernen, scheitert in den meisten Fällen daran, daß es keine Angebote dazu gibt bzw. viele Therapeuten mangels Erfahrung und entsprechender wissenschaftlicher Forschung dieser Aufgabe nicht gewachsen sind. Besonders das jahrelange Stillen eines Kindes, wie es in unserer Kultur schon seit langem nicht mehr üblich ist, stellt für die Mutter eine große Herausforderung dar, da es in einer Entwicklungsphase des Kindes geschieht, in der auf seinem Weg zur Individuation viele neue Aspekte auftauchen: das bewußte Wahrnehmen des Gegenübers als Du, Lust und Spannung, Abschied und Lösung. Das sind Themen, die mit alten und neuen Tabus verbunden sind, Themen, an denen auch Erwachsene innerhalb ihrer Beziehungen immer wieder arbeiten müssen.

Für mich hat die Arbeit an der Geschichte der stillenden Frau nur einen Sinn, wenn hier auch die individuelle Stillgeschichte einer Frau in ihren positiven und negativen Seiten und in ihrer Chance auf Wachstum und Veränderung Platz finden kann. Es gibt dazu – und das ist den wenigsten Frauen heute bewußt – einen alten Schatz wertvoller Ressourcen in vielen Märchen, der von Generation zu Generation über viele Jahrhunderte hindurch weitergegeben und auch genutzt wurde.

Das alles hatte die kleine Schlange gesehen, die im Stamme der alten Weide wohnte und hervorgekrochen war, sich zu sonnen und zu sömmern in der heißen Mittagsluft. Und weil wir Schlangen gerne Milch trinken, so schlich sie sich sachte herbei, saugte sich an der Brust der jungen Mutter an und trank mit großem Behagen die süße Muttermilch. Aber groß war der Schreck der Frau, als sie aus ihrem Schlummer erwachte und gewahrte, welch einen ungebetenen Gast sie ernährte. Da erwachte die alte Feindschaft zwischen den Weibern und der Schlange auf das höchste. Aber der Schlange gefiel es allzuwohl da, wo sie war, und die Frau durfte sie nicht mit Gewalt wegreißen, denn gleich beim ersten Versuche hielt sich die Schlange so fest, daß es schmerzte, und die junge Mutter mußte gewärtigen, daß die Schlange sie beißen würde, wenn sie ihr Gewalt antue.

Da blieb nun der Frau für ihr Kindlein nur die eine Brust. Denn die andere behauptete die Schlange, die nicht mehr losließ, zumal die Milch ihr wundersam zum Wachstum gedieh. Und dem Kindlein schadete es auch nicht im mindesten, daß es an der Schlange eine Milchschwester hatte, es gedieh ebenfalls und wuchs mit der Schlange um die Wette. Die Frau hätte ganz zufrieden sein können. Denn wo Schlangen wohnen, kehrt Glück und Segen ein, wenn nicht das blöde Vorurteil und die Furcht gewesen wäre, die Schlange würde sie stechen. Als ob wir Schlangen einen Stachel im Maule hätten. Auch nennen die Menschen uns häßlich, während sie sich für schön halten. So beschränkt in ihrem Verstande sind sie, daß sie nicht einsehen, daß die ganze Schöpfung kein so vollendet schönes Geschöpf aufzeigt, wie eine Schlange: Rundung und Fülle, frei von der Unzier häßlicher Haare und Borsten, Anmut in jeder Bewegung, Vollkraft im tadellosen Wellenbau unseres Körpers, der nicht entstellt ist durch eckige, krallige Glieder oder Stelzbei-

ne. Da sich nun das Weib aber fort und fort abhärmte, und die Schlange sich fort
und fort an ihr ernährte und bereits die Dicke eines Menschenarmes erreicht hat-
te, so mußte das Kind entwöhnt werden. Aber die Schlange ließ sich nicht ent-
wöhnen. Die wuchs und wuchs, und die Frau mußte einen Tragbeutel anfertigen,
in dem sie den schweren Schlangenleib trug, während der Schlangenrachen fest
an ihre Brust geheftet blieb. Zum Unglück hatte die Frau auch noch den Hohn
ihrer Nachbarn, die ihr den Namen Schlangen-Amme beilegten.

Das, was vorher erst beim genauen Hinsehen bedrohlich war, ist nun offen
da. Ich denke, dieses «Bild» des Märchens ist für jede stillende Mutter nachvollziehbar. Sie möchte ihr Kind stillen, sie stellt sich darauf ein, versucht, auf
all seine Bedürfnisse einzugehen, plötzlich aber wird es ihr zuviel. Durch das
große Bedürfnis des Kindes, die Weichheit, Wärme und Lebendigkeit der Mutter zu genießen, ihre süße Milch zu trinken, wann immer es will, kommt die
Mutter, ohne daß sie darauf vorbereitet ist, mit Gefühlen in Kontakt, die ihr
angst machen, besonders wenn sie, wie hier im Märchen, sozusagen im Schlaf
von dieser anderen Seite des Stillens überrascht wird. Das Gefühl, nicht mehr
losgelassen und ausgesaugt zu werden, von der «Schlange» ganz einvernom-
men, fast verschlungen zu werden, entspricht dem Gefühl einer Mutter, der die
Nähe zu ihrem Kind zuviel ist und die möchte, daß das Kind zu saugen auf-
hört.

Ich möchte nun das Bild des Märchens durch ein anderes, aus einer positiven Sicht heraus, ergänzen.
Es ist aus dem Indien des 16. Jahrhunderts und zeigt Yasoda und das Kind
Krishna.[169] Auf die meisten Menschen bei uns wird dieses Bild ebenso unangenehm wirken wie die Erzählung des Märchens, denn es trifft Tabus und weckt
Assoziationen sexueller Art. Aus einer Reihe Tausender Stillbilder unseres
Kulturkreises gibt es kaum ein Bild, das mit diesem in seiner Klarheit zu vergleichen ist. Es macht deutlich, wie sehr Babys das Stillen lustvoll genießen
können. Je älter das Kind wird, desto bewußter genießt es das Saugen an der
Brust. Jedes Kind beginnt, wie hier, einmal mit der freien Brust der Mutter zu
spielen. Viele Frauen empfinden dieses Verhalten des Kindes als Grenzüber-
schreitung, so wie es im Märchen in der Besetzung einer Brust durch die

---

169 Krishna ist der bekannteste Gott im Hinduismus, der (nach den Puranas) als Kind gegen
die Anfeindungen des Königs Kamsa von seinen Eltern dem Hirten Nanda übergeben und von
dessen Frau Yasoda aufgezogen wurde.

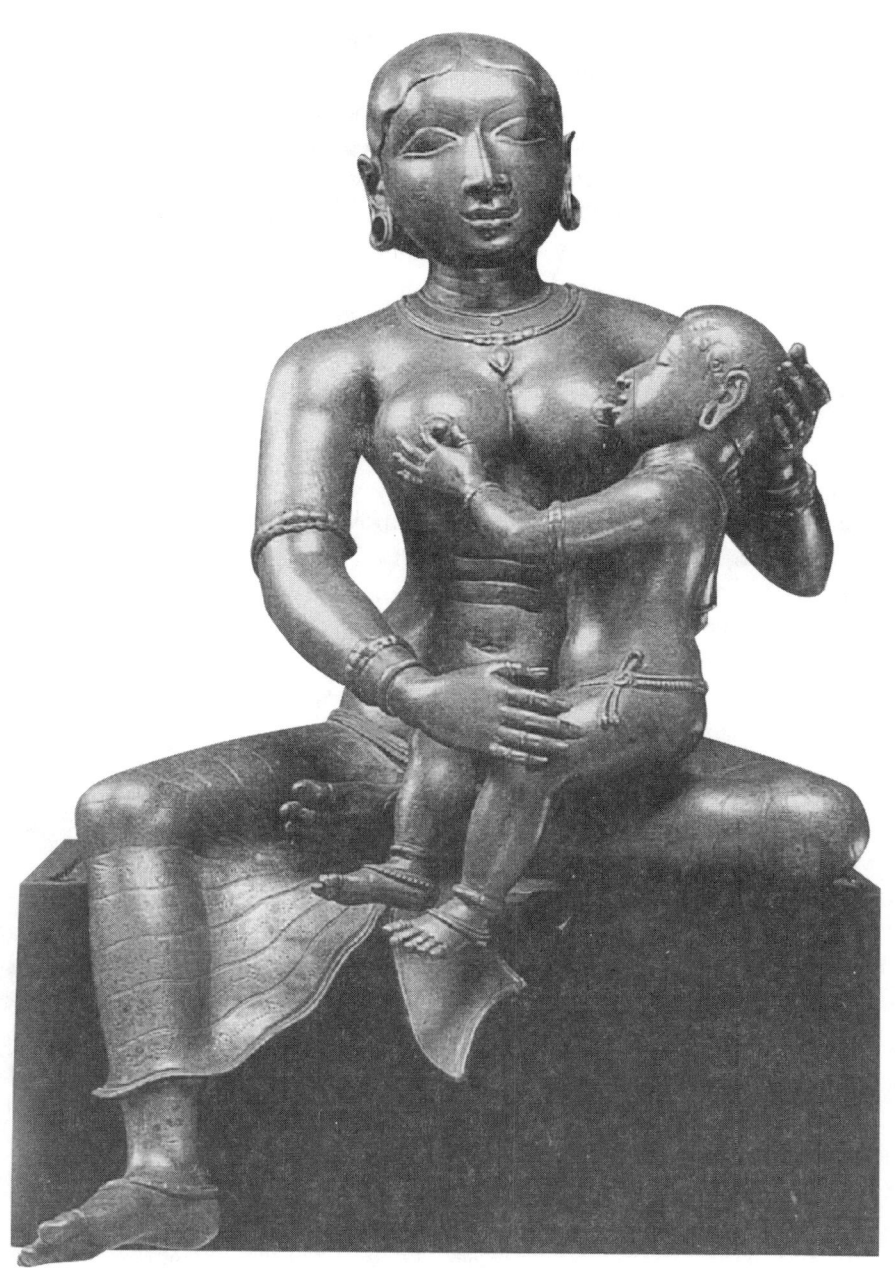

Yasoda und das Kind Krishna, Karnataka, 16. Jahrhundert (aus: Mookerjee, Kali, 1988)

Schlange zum Ausdruck kommt. Diese beiden Bilder zeigen dieselbe Situation aus zwei Perspektiven: «objektiv» von außen im indischen Bild, subjektiv im Märchen ganz aus der Sicht einer Mutter, die dabei überfordert ist. Das Bild aus Indien zeigt andererseits deutlich, daß es Mütter gibt, die sich dadurch nicht verunsichert und bedroht fühlen. Deren individuelle und kulturelle Vorgeschichte sieht nur ganz anders aus. Auch in traditionalen Kulturen, wo Mütter und Babys in unmittelbarem Kontakt miteinander sind, gehört das «Brustspiel» einfach zum Stillen eines älteren Säuglings dazu.

In beiden Bildern drängt sich die Verbindung zur Sexualität auf; das ist es, was sie für uns so schockierend macht. Darauf deutet auch das Symbol der Schlange hin, die oftmals als Phallussymbol interpretiert wird. *«Die Feindschaft zwischen der Frau und der Schlange erwacht hier aufs höchste»*, heißt es im Märchen. Es ist sinnvoll, die Sexualität in ihren Zusammenhängen an dieser Stelle genauer anzusehen:

Sexualität ist vor äonenlanger Zeit auf der Erde im Dienst der Fortpflanzung entstanden. Bei höherentwickelten Tieren, besonders bei vielen Vögeln und einigen wenigen Säugern, ist sie nicht allein auf Balz und den Akt der Kopulation beschränkt, sondern wird von Verhalten begleitet, das den anderen freundlich stimmen soll und die sexuelle Beziehung individualisiert. In dieser Richtung besonders stark ausgeprägt ist die menschliche Sexualität, in der sich ein riesengroßes Repertoire von zärtlichen Verhaltensformen findet, wie Augenkontakt, Umarmung, Schmusen, Küssen, Streicheln, die alle dazu dienen, das Band zwischen den Partnern zu festigen. Diese Vielfalt an Ausdrucksformen, von denen wir heute einige nur mehr ausschließlich aus der Erwachsenensexualität kennen, ist stammesgeschichtlich gesehen nicht von erwachsenen Liebespartnern «erfunden» worden, sondern kommt aus dem Verhaltensrepertoire zwischen Mutter und Kind. Wärmen, Jungefüttern, Sauberlecken, Fell- und Hautpflege («Lausen») und Verteidigung der Jungen sind Handlungen, die sich bei Vögeln und Säugern in der Betreuung der Jungen entwickelt haben. Sie sind phylogenetisch älter als zärtliches Verhalten erwachsener Individuen zueinander. Ein bekanntes Beispiel dafür ist der Kuß, der sich auf die Fütterung vorgekauter Nahrung von Mund zu Mund, sie sogenannte «Kußfütterung» zurückführen läßt. Komplementär zum elterlichen Verhalten entwickelten sich im Kind Verhaltensweisen, die als Appelle und Auslöser für elterliches Verhalten dieses entscheidend mitbedingen: der Bindebereitschaft der Mutter steht die Bindungsabhängigkeit des Kindes gegenüber. Der menschliche Säugling ist ein Bindungswesen von Anfang an und bringt viele angeborenen Fähigkeiten mit, um den Kontakt zu seiner Mutter fördern zu können. Das Baby ist von Anfang an in der Lage, den Augenkontakt zu seiner Mutter zu suchen, zu saugen, sich «festzuhalten» und zu weinen, wenn dieser Kontakt verlorengeht. *«Die angeborene Appetenz, Kontakt herzustellen, ist die eigentliche Wurzel des Bandes zwischen Mutter und Kind. Bereits in den ersten Lebenstagen beruhigt sich das Kind, wenn es gestreichelt, aufgenommen oder angesprochen wird. Nahrung und Körperpflege sind dazu nicht Vorausset-zung.»*[170]

Individuell empfundene Lustgefühle haben innerhalb der Bindung ihren festen Platz. So diente auch die Stimulation der weiblichen Brust ursprünglich dazu, die Beziehung des Kindes zu seiner Mutter zu festigen. Noch einmal: Ein wichtiger Teil der spezifisch menschlichen Sexualität kommt eigentlich aus dem Verhaltensschatz zwischen Eltern und Kind und gewährleistet hier wie dort die ganz persönliche unverwechselbare Beziehung zwischen den Partnern. So ist das, was wir als Liebe empfinden, erst durch die Entwicklung des «Brutpflegeverhaltens» möglich geworden, das heißt die freundliche liebe-volle Zuwendung in der Brutpflege war die Vorbedingung für Bindung und Liebe zwischen Erwachsenen. Möglicherweise kam damit auch die Lust in die Sexualität.

So gesehen hat das Bild aus Indien vielleicht schon einiges von seiner Bedrohlichkeit verloren. Es bleibt also das Märchen, das viele Fragen offenläßt. Warum muß gerade eine Schlange in die Beziehung zwischen Mutter und Kind eindringen, was symbolisiert sie dabei? Die Schlange ist ein Tier, das keine Brutpflege betreibt, deren elterliche Fürsorge sich darin erschöpft, die Eier oder Jungen an einem für die Entwicklung der Jungen günstigen Platz abzu-legen. Sie gehört zu einer Gattung, in der es keinerlei zärtliche Gesten unter-einander gibt. Die Schlange ist aber – das Märchen unterstellt das – ein Tier, das lustvoll genießen kann: *«Sie wollte sich sonnen und sömmern in der heißen Mittagsluft.»* Auch in der psychoanalytischen Literatur wird die Schlange als Symbol für elementare Lebenslust gedeutet.

All das hat aber in keiner Weise noch mit der Bindung zu einem anderen Wesen zu tun. So gesehen symbolisiert die Schlange an der Brust ein Stillen, das zwar Lust und Genuß bedeuten kann, aber ohne daß diese Gefühle dabei die Bindung zwischen Mutter und Kind fördern. Wenn man bedenkt, was alles getan wurde, um die Bindung zwischen Mutter und Kind zu verhindern, ist das

170 Eibl-Eibesfeldt 1994, S. 17

leicht nachvollziehbar. Das Unbewußte der Menschen jedoch hat das eigentlich Unmenschliche einer einseitigen Stillbeziehung «gesehen» und in diesem Bild einer Mutter mit der Schlange festgehalten. Es «wußte» ebenfalls, daß individuell empfundene Lust die Grundlage und Voraussetzung für Bindung ist: *«Denn wo Schlangen wohnen, kehrt Glück und Segen ein.»*

Lust und Wohlbehagen sind Gefühle, die positive Energie vermitteln, weil sie auch innerhalb der Persönlichkeit eines Individuums verbindend wirken. In Lust und Freude ist der Mensch in Kontakt mit sich, mit allen seinen Teilen, mit all seiner Kraft. Alles, was er dabei tut, macht er mit Leichtigkeit, wirksam und ohne sichtbare Kraftanstrengung. Auf andere wirkt jemand, der auf diese Weise ganz «bei sich» ist, einfach schön. Man könnte dieses «Bei-sich-Sein» auch Grazie nennen. Grazie kann über kulturelle Grenzen hinweg von allen Menschen erkannt werden. *«Die körperliche Grazie von Katzen unterscheidet sich zutiefst von der körperlichen Grazie von Pferden, und doch kann ein Mensch, dem es an der körperlichen Grazie beider fehlt, die Grazie beider bewerten.»*[171]

Wenn er nur hinsehe, meint das Märchen, müsse ein Mensch auch die Grazie der Schlange erkennen. In diesem positiven Sinn, als eine Einheit, die in sich perfekt und schön ist, ist die Schlange auch heute noch als Symbol und Wahrzeichen der Ärzte und Apotheker in Gebrauch. Der Stab mit der heiligen Schlange des Äskulap ist ein Symbol für Heilung, für ein Wieder-ganz-Werden. Überall in der vom Hellenismus beeinflußten Welt nach 400 v. Chr. gab es in der Antike Tempel zu Ehren des großen Heilers Asklepios. Sie durften nur von Menschen betreten werden, die nach Waschungen, Bädern, Fasten, Opfergaben und Gebeten «rein» waren. So vorbereitet, legten sie sich dann im Tempel zum heilenden Schlaf nieder. Nachts, so stellte man sich vor, kam Äskulap mit seiner Tochter Hygieia (griech.: Gesundheit), dem Hund und der heiligen Schlange und machte den Menschen wieder gesund – in einem ganzheitlichen Sinn.[172]

Mutter und Kind schlafen in diesem Märchen beide erschöpft und tief, beider Verlangen nach Rückzug und Befriedigung ihrer elementarsten Bedürfnisse waren zu stark, als daß noch Platz für ein lustvolles Erleben des Stillens

---

171 Bateson 1985, S. 182 f.

172 Wichtig wäre noch, zu bemerken, daß der heilende Kultschlaf vermutlich weit vor der Zeit patriarchaler Götter, schon im Vorzeitkult der weiblichen Erdgottheit, üblich war. Auf Malta fand man in einem dreistöckigen Totenhaus und Heiligtum der Großen Mutter aus der Zeit von 3000 bis 2400 v. Chr. unter anderem auch die Figur einer «Schlafenden», einer Frau, die sich vermutlich im Heilschlaf befindet (Baumer 1993, S. 84).

geblieben wäre. Während dieses lebensnotwendigen «Heilschlafes» kehrt nun
die «Lust» in Form der Schlange in die Mutter-Kind-Beziehung zurück. Erst
nach dem Schlaf, beim Zu-sich-Kommen, wird Lust beim Stillen spürbar. Sie
kommt von außen, das heißt, sie war nicht in die Beziehung integriert gewesen
und kann deshalb nur als fremd und bedrohlich empfunden werden. Das Kind
in diesem Märchen kann außerdem – so scheint es – seine elementare Lust nur
an der Mutterbrust befriedigen. Die Lust am Entdecken, am Spiel, an sprachli-
chen und spielerischen Kontakten mit anderen Menschen seiner Umgebung
scheint keine Rolle zu spielen. Im Vergleich dazu überwiegt bei schon zehn-
monatigen Kindern in traditionalen Kulturen die Lust am Spiel und am Erfor-
schen seiner Welt schon deutlich die Lust am Stillen und Saugen.[173]

Die Schlange an sich ist schön, da mag das Märchen überzeugen, jedoch in
dieser Situation ist sie es nicht mehr. Jetzt wird sie auf jeden Fall als häßlich
empfunden. Die Milch gedieh der Schlange zwar «wundersam zum Wachstum», aber auf Kosten der Frau, deren Grenzen dabei massiv überschritten
wurden.

Die Schlange wird oft auch in Zusammenhang gebracht mit einer bedrohlichen männlichen Sexualität, die in ihrer Beziehungslosigkeit dem Menschen
nicht angemessen und einer stammesgeschichtlich viel früheren Form der
Sexualität vergleichbar ist, einer Form, die dem Mann zwar Triebbefriedigung
möglich macht, aber von der Frau – wenn sie ihr ausgeliefert ist – nur als Mißbrauch empfunden werden kann. Das ergibt einen Teufelskreis: Frauen, die
Zärtlichkeit und Lust weder in ihrer Kindheit noch in ihrer Ehe erleben konnten, sind auch nicht fähig, sie in der Beziehung zu ihrem Kind zuzulassen und
zu genießen, vor allem auch dann nicht, wenn ihre Umgebung nichts dazu bei-
trägt, die Entstehung einer zärtlichen Beziehung zwischen Mutter und Kind
zu fördern. «*Als Folge dessen wurden Männer geboren, die von ihren Müttern
nicht lernen konnten, das Sinnenglück zu lieben, bevor sie lernten, seinen Mißbrauch zu vermeiden.*»[174] Im Mittelalter und vor allem in der beginnenden
Neuzeit verurteilte die offizielle christliche Moral – vertreten durch eben solche Männer – neben Lust und Zärtlichkeit sogar individuelle Liebesgefühle
und schuf damit eine rein reproduktionsorientierte Sexualnorm. Bindungen
waren lange Zeit über in vielen Ehen durch Funktionen und Abhängigkeiten
ersetzt. Privilegien des Adels, des Mächtigeren und des Mannes in einer hierar-

173 siehe Schiefenhövel 1992, S. 6 f
174 Erikson 1961, S. 267

chisch geordneten patriarchalen Gesellschaft schlossen Mißbrauch und Gewalt am Schwächeren, am Kind und an der Frau ein. Wenn man sich dazu die hohe Geburtenrate, verbunden mit der hohen Rate der Säuglings- und Kindersterblichkeit, ansieht und sich vorstellt, was Schwangerschaft und Geburt für eine Frau damals bedeutet haben müssen, ist es kein Wunder, daß Frauen diese Form der Sexualität nicht schätzen konnten.

Dazu kommt noch, daß Bedürfnisse weiblicher Säuglinge in sehr vielen patriarchalen Kulturen noch weniger beachtet wurden als die der männlichen; verallgemeinernd kann man sagen, ihre Geburt wurde weniger freudig begrüßt, sie bekamen später zum ersten Mal die Brust, wurden weniger oft angelegt, früher abgestillt, weniger liebevoll behandelt, sogar ihre Mütter wurden weniger gut versorgt als die Mütter von Knaben.[175] Aufgrund soziobiologischer Erkenntnisse kann man heute sagen, daß die «Strategie», Mädchen zu benachteiligen, vor allem in der Oberschicht von Kulturen verfolgt wurde, deren Bestreben auf Expansion ausgerichtet war. Auch damit wurden Mädchen von ihren Instinkten und körperlichen Bedürfnissen viel mehr abgeschnitten als männliche Kinder. Gerade sie aber waren es, die später durch ihre Kinder wieder mit all den lebendigen Impulsen, die sie selbst nicht mehr spüren konnten, konfrontiert wurden. So konnte die Feindschaft zwischen Frau und Schlange sprichwörtlich werden.

Die Konfrontation der Frauen mit der unmittelbaren Lebenslust des Kindes und der oft ausufernden Sexualität des Mannes hat im Lauf der Kulturgeschichte zwei sich voneinander unterscheidende Bilder der Frau hervorgebracht: das der *hilflosen Frau*, die, wie die Mutter im Märchen, immer wieder dem Mißbrauch anderer ausgesetzt ist, und das der *Großen Mutter*, die ihrerseits die Bedürfnisse der anderen kontrolliert. Beide Aspekte, die später noch genauer betrachtet werden, liegen nahe beieinander, sind sogar oft nicht voneinander zu trennen, und jede Frau kennt sowohl den einen als auch den anderen. In beiden geht es um Grenzen, um Ich und Du und um Integration.

---

175 Die «Mütterrationen», zum Beispiel, die ionischen Frauen 489 v. Chr. in Persepolis zugeteilt wurden, sahen für Mütter von Knaben genau doppelt soviel Wein, Bier und Getreide vor als für Mütter von Mädchen (Pomeroy 1985, S. 127).

7. Entwicklungsgeschichte des Kleinkindes – Vom Ich zum Du

Erste Momente des Bewußtseins

Die ersten Jahre nach dem einschneidenden Ereignis der Geburt ist das Kind noch nicht fähig, sein Getrenntsein von der Mutter auch wirklich zu leben. Es muß ein Erwachsener die Verantwortung für sein Wohlbefinden übernehmen. Diese Phase der Entwicklung fällt mit der Stillzeit des Kindes im Rahmenmärchen bzw. mit der üblichen Stillzeit und Tragezeit eines Kindes aus einer traditionalen Kultur zusammen. Da auch bei uns Kinder so lange – bis zu vier Jahren, selten auch länger – gestillt werden können, ist es sinnvoll, den Ablauf der einzelnen Phasen des Ablöseprozesses in großen Zügen nachzuzeichnen, um dadurch die Veränderungen innerhalb der Stillbeziehung bis zum Abstillen des Kindes aus dieser Perspektive heraus verständlich zu machen. Um die verschiedenen Phasen dieses wichtigen Entwicklungsabschnittes zu illustrieren, werde ich sie mit Kinderzeichnungen ergänzen, da die unwillkürlichen Ausdrucksformen der frühen kindlichen Zeichnung, die im großen und ganzen allen Kindern gemeinsam sind, mit der körperlich-seelischen Entwicklung des Kindes korrespondieren. Ich beziehe mich hier immer wieder auf die Arbeit von Helen I. Bachmann,[176] die typische Darstellungen in Kinderzeichnungen mit den Entwicklungsstufen der kindlichen Individuation in Beziehung gesetzt hat.

Am Anfang seines Lebens nimmt das Kind seine Mutter weniger als Gestalt und Person, sondern vor allem als «Große Mutter», als seine lebenswichtige Umwelt, wahr. Es kann sie zwar an ihrem Geruch und an ihrer Stimme erkennen,[177] aber in seiner bewußten Wahrnehmung von seiner eigenen Innenwelt nicht deutlich abgrenzen. Der Säugling erlebt seine Welt – wenn seine Mutter da ist – als eine Ganzheit im Hier und Jetzt, gleichsam außerhalb von Raum und Zeit. Innerhalb der ersten Monate entstehen in diesem einen Gan-

---

176 Bachmann 1985
177 Kaplan 1977, in: Jolly 1985, S. 311

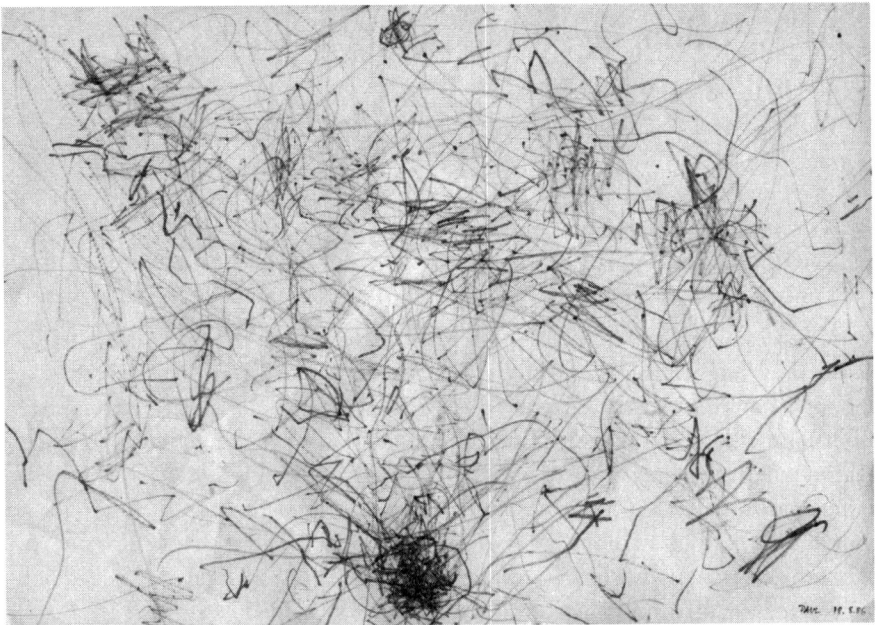

Paul, 1 Jahr 3 Monate, 18. 8. 1986, Zentrum (Originalgröße DIN A4)

zen erste vorbewußte Strukturen. Es zeichnet sich ein «Zentrum» ab, das zwar noch keine klare Grenze aufweist, aber ein erstes Zeichen dafür ist, daß sich im unreflektiert wahrnehmenden Selbst etwas verändert. Sehr gut nachvollziehbar ist diese Phase des kindlichen Erlebens an einer Kinderzeichnung, die die ersten Ansätze einer bewußten inneren Ordnung – zu einem späteren Zeitpunkt auf einer höheren Ebene – widerspiegelt. Die Kritzelei des Kindes verteilt sich nicht mehr ohne erkennbare Ordnung auf dem Blatt, sondern bildet deutlich ein Zentrum am unteren Blattrand.

In der Gegenüberstellung der ersten Ansätze bewußten Selbstempfindens in einem vielleicht zwei Monate alten Baby und der Zeichnung, die ein Jahr später entstehen könnte, versuche ich darzustellen, wie vielschichtig, faszinierend und kompliziert die Geschichte eines Kleinkindes ist. Die «Themen» seines Lebens verarbeitet das Kind auf mehreren, grundsätzlich verschiedenen Ebenen. Das Neugeborene erlebt seine Zeit auf der Ebene seines unbewußten Körperempfindens.

Den Großteil davon schläft es. *Schlaf* ist für den Säugling die wichtigste Form des Rückzugs und die einzige, wenn er allein gelassen wird. Je mehr Neues und Fremdes auf das Kind einstürmt, desto mehr wird es schlafen müssen. Alles, was neu ist, muß eingeordnet, vernetzt und in die schon bestehende Organisation eingebunden werden. So entsteht im menschlichen Gehirn ein Spiegelbild dessen, was sein Milieu charakterisiert. Daß das hauptsächlich im Schlaf passiert, zeigt wieder, wie notwendig «All-ein-sein» ist und um wieviel leistungsfähiger das Vorbewußte des Menschen im Unterschied zu seinem wachen Verstand ist. *Bilder* – von Gefühlen wachgerufen und begleitet – spielen eine wichtige Rolle dabei und charakterisieren den REM-Schlaf, der in diesem Alter noch die Hälfte der gesamten Schlafzeit ausmacht. Schlaf hat auch eine Schutzfunktion: Das Baby zieht sich im Schlaf auf sich selbst zurück, es macht gleichsam «zu» vor zu vielen Reizen in seiner Umgebung. Durch Schlaf kann es «zu sich» kommen und damit wieder offen für Neues werden.

Einen zweiten, kleineren Teil seiner Zeit ist das neugeborene Kind aktiv: Seine *Aktivität* besteht darin, Kontakt zu seiner Mutter zu suchen und zu saugen. Wenn die Mutter da ist und das Kind trinken kann, wann es will, erlebt es damit die Bestätigung seiner eigenen Kompetenz. Es erfährt so eine unmittelbare Antwort auf seine instinktiven Erwartungen und spürt, daß das, was in ihm angelegt ist, sinnvoll und es selbst so, wie es ist, in Ordnung ist. Auf diese Weise kann es sich «ganz» fühlen. Wie wichtig dieses Gefühl für seine Bindungs- und Beziehungsfähigkeit ist, zeigt sich schon in den allerersten sozialen Kontakten des Kindes. Nur geborgene und befriedigte Babys sind sicher in ihrem Verhalten und neugierig gegenüber Neuem und Unbekanntem.

Auch das sogenannte «nichtnährende Saugen» oder *Trostsaugen* hat eine große Bedeutung; es verstärkt die Bindung und den Kontakt zwischen Mutter und Kind und hilft dem Kind, seine angeborene Angst vor der Trennung von seiner Mutter zu bewältigen. Jede dieser zwei Funktionen des Saugens ist wichtig.

Einige Zeit seines aktiven Lebens verbringt das Kind mit Schreien. Heute weiß man, daß Babys, die oft weinen, keine anderen Kommunikationsmöglichkeiten für den Ausdruck ihrer Gefühle zur Verfügung haben. Anders ist das bei Babys, die selten weinen. Sie sind fähig, auf verschiedenartige Weisen die Aufmerksamkeit ihrer Mutter zu erlangen. Diese Mütter reagieren «empathisch», das heißt, sie können die Gefühle des Babys von ihren eigenen unterscheiden, abgrenzen und auch dann anerkennen, wenn sie damit verbundene Bedürfnisse nicht erfüllen können. Sie antworten auf das Weinen ihrer Babys schnell und angemessen.[178] Die prompte Antwort der Mutter auf die Signale ihres Kindes ist sinnvoll, weil der Säugling nur zeitlich knapp aufeinanderfolgende Ereignisse miteinander verbinden und dadurch einen Zusammenhang des eigenen Appells mit der Antwort der Mutter erkennen kann. Je aufmerksamer und empfindsamer die Bezugsperson auf den kindlichen Ausdruck achtet und je schneller sie eine gute Lösung findet, desto weniger wird das Baby schreien müssen. Schreien ist die einzige Ausdrucksform, die das Baby zur Wahl hat, wenn es laut sein muß. Daneben stehen ihm eine Reihe anderer Ausdrucksmittel zur Verfügung, die allerdings nicht auf Entfernung, sondern nur im engen Kontakt mit dem Kind wahrgenommen werden können.

Schreien kann viele verschiedene Ursachen haben. Ein Baby weint aufgrund körperlicher Bedürfnisse, aber auch, wenn es sich einsam fühlt. Es hat das angeborene Bedürfnis, mit seiner Mutter in Beziehung zu bleiben. Sein Weinen ist so einfach auch als *Kontaktruf* zu verstehen. Es verstummt schlagartig, wenn der Kontakt wiederhergestellt ist. Auch der Laut einer Stimme, Schaukeln oder Trostsaugen kann das Baby beruhigen. Die verläßlichste Garantie für die Anwesenheit der Bezugsperson ist für das Kind jedoch das Getragenwerden.[179]

Es kommt aber auch vor, daß sich ein Baby gar nicht mehr beruhigen läßt. Dann ist es für Eltern meist schwierig, sein Schreien zu akzeptieren. Es gibt für sein Weinen viele mögliche Gründe, und es ist wichtig, daß die Eltern – auch wenn sie nicht wissen, warum das Baby schreit – sein *Weinen als Ausdruck* seiner Gefühle annehmen und es dabei nicht allein lassen. Das Kind hat vorerst keine anderen Möglichkeiten, sich zu artikulieren, und erzählt mit seinem Weinen auch eine lange Geschichte von all dem, was es erlebt hat und was es spürt. Außerdem erlaubt der Ausdruck des Weinens neben der emotionalen auch eine beträchtliche physische Entlastung beim Säugling. Hormone und Neurotransmitter, die durch Streß entstehen und den Körper belasten, können durch Trä-

---

178 Bell und Ainsworth 1972, zit. bei: Lebovici 1990, S. 149. Aufbauend auf den wichtigen Untersuchungen von Ainsworth, Bell u. a. und den Arbeiten des Psychoanalytikers John Bowlby, der diesen Zweig wissenschaftlicher Forschung unter Einbeziehung der Humanethologie in den 6oer Jahren begründet hat, bemüht sich die moderne Bindungsforschung um die Unterscheidung verschiedener Bindungsstrategien und ihrer Auswirkungen. Als «sicher gebunden» werden Kinder bezeichnet, deren Bezugsperson Kontaktwünsche aufmerksam und schnell beantwortet, aber auch Erkundungswünsche und die Kompetenzen des Kindes anerkennen kann (Ainsworth, Bell, Stayton 1974, in: Grossmann 1995, S. 175).

179 vgl. Bowlby 1975, S. 271, und auch Hunziker und Barr 1986, in: Nicolson 1991, S. 20

nen ausgeschieden werden.[180] Weinen gewährleistet somit das chemische Gleichgewicht des Körpers nach Erlebnissen, die mit Spannungen und Streß verbunden sind. Auch Belastungen vor und während der Geburt können durch Schreien ausgeglichen werden.[181] Wenn man sich diese Funktion des Schreiens vor Augen hält, ist es leichter, darin nicht nur einen Appell zu spüren, sondern – wenn aktive Hilfe nicht möglich ist – dem Kind sein Recht auf Ausdruck einfach zuzugestehen. Die Möglichkeit zum Schreien ist für ein Kind das Beste, das man ihm in diesen Situationen geben kann.

Neben der Zeit des Schlafens, des Trinkens und des Weinens bleibt noch ein kleiner Rest einer ganz besonderen Zeit, einer Zeit, in der das Baby wach und aufmerksam ist. Es ist frei von körperlichen Bedürfnissen, zufrieden und ganz bei sich. Das ist die stille *Zeit der ruhigen Aufmerksamkeit*, in der es beginnt, Augenkontakt zu suchen. Dabei achtet es aufmerksam auf Außenreize, nimmt Eindrücke intensiv auf und zeigt seine Fähigkeit, Beziehungen einzugehen und andere Menschen wahrzunehmen. Diese Augenblicke gibt es schon bald nach der Geburt, wenn es die Atmosphäre zuläßt. Vor allem gehört die Zeit unmittelbar nach einer komplikationslosen Geburt dazu, weil der Säugling da nicht hungrig, sondern noch «gestillt» und frei von lebensnotwendigen körperlichen Bedürfnissen ist. Voraussetzung ist, daß die Mutter da ist und die Bereitschaft des Kindes wahrnimmt. In diesen Augenblicken begegnet die Mutter ihrem Kind auf einer gleichwertigen Ebene. Das Kind ist dabei ganz «Individuum», und beide spüren das.

Vielleicht kann durch diese Beschreibung des Lebens eines Neugeborenen die vorangestellte Zeichnung besser verstanden werden. Das Kind lebt auf der unbewußt körperlichen Ebene mit Hilfe seiner Bezugsperson seine Individualität von Anfang an. Und in enger Verbundenheit mit dieser ist es schon sehr früh fähig, sich selbst ansatzweise auch bewußt wahrzunehmen. Der Vergleich mit Zeichnungen zeigt deutlich, daß der Weg der Individuation unter anderem auch darin besteht, immer wieder *auf einer höheren Ebene das einzuholen, was auf einer tieferen schon ist.*[182]
- Die körperliche Entwicklung des Kindes,
- sein dadurch entstandener Reichtum an verschiedenen Bewegungs- und Ausdrucksmöglichkeiten,

180 Bei Babys erscheinen Tränen im allgemeinen erst in einem Alter von einigen Wochen, davor leistet vermehrte Schweißbildung beim Schreien funktionell äquivalente Dienste.

181 Frey & Langseth 1985, in: Solter 1995, S. 26 f.

182 vgl. Bachmann 1985, S. 76

- seine Fähigkeit, diese bewußt einzusetzen, und schließlich
- das Bewußtwerden der eigenen Identität

kommen zeitlich eines nach dem anderen. Die ersten Schritte sind dabei grundlegend für alle weiteren. Der Übergang von einer in die andere Phase geht dabei jedoch nicht kontinuierlich vor sich. Auch wenn sich das Spätere aus dem Früheren entwickelt, erscheint es plötzlich als etwas grundsätzlich Neues. Wenn man das Kind in einem längeren zeitlichen Zusammenhang begleitet, kann man diese «Sprünge» immer wieder sehr gut beobachten.

Am Du zum Ich

Das Bedürfnis nach Beziehung und Bindung ist in jedem Neugeborenen genauso angelegt wie sein Bedürfnis nach Nahrung und Wärme. Die Befriedigung des Bedürfnisses nach Liebe und Beziehung aber ist wie kein anderes angewiesen auf eine entspannte Stimmung des «Alleinseins» des Babys mit seiner Mutter, seinem Vater, einem Geschwister oder einer anderen Bezugsperson. So gesehen ist Stillen im Sinne von Ernähren und Saugen nicht die einzige Art, auf das Kind einzugehen. Es ist nur Voraussetzung dafür, daß das noch Wichtigere, – die Begegnung – geschehen kann. Stillen kann also in einem weiteren Sinn verstanden werden: als das Befriedigen der Bedürfnisse nach Begegnung, Kommunikation und Beziehung. In diesem Sinne ist Stillen nicht unbedingt abhängig davon, ob eine Mutter ihrem Kind die Brust geben kann oder nicht. Wichtig ist, daß die Mutter mit allen ihren Sinnen einfach da ist.

Die Welt der ersten Erfahrungen des Kindes ergibt gleichsam die Landkarte, mit deren Hilfe es sich in Raum und Zeit orientieren und zurechtfinden kann. Sie besteht aus *Bildern* und *Geschichten*. Einige dieser «Bilder» haben angeborene Grundlagen, wie zum Beispiel das ganz allgemeine Schema des menschlichen Gesichtes mit den Augen als Zentrum, das dazu führt, daß Säuglinge lächeln, wenn sie mit einem Gesicht konfrontiert werden[183]. Dieses «Bild» ist auch die Voraussetzung dafür, daß das Kind schon nach der Geburt im Gesicht der Mutter ihre Augen finden und den Augenkontakt mit ihr schließen kann. Es gibt Neugeborene, die sich bereits in der ersten Lebenswoche so auf ein Gesicht konzentrieren können, daß sie ihm mit ihrem Blick

---

183 Spitz & Wolf 1946; Fantz 1965; Maurer 1985; in: Bischof-Köhler 1989, S. 65

folgen, nicht nur, wenn es sich von links nach rechts, sondern auch, wenn es sich nach oben und unten und im Kreis bewegt.[184] Durch die Beziehung zu einer ständigen Bezugsperson lernt das Kind, aus dem ersten undifferenzierten Schema eines menschlichen Gesichtes später individuelle Bilder für die es umgebenden Menschen zu entwickeln. Bilder, die zum Weltbild eines Säuglings gehören, sind keine mangelhaften, sondern sehr ganzheitliche Bilder in Sinnesmodalitäten, die wir Erwachsenen oft gar nicht mehr gewohnt sind wahrzunehmen. Wir wissen heute, daß bestimmte Qualitäten der Temperatur, des Geruches und des Tastsinnes mit in dem «Bild» enthalten sind, die es dem Kind beispielsweise ermöglichen, selbständig die Brust seiner Mutter zu finden. Alle Instinkte beruhen auf «Bildern», die sich im Lauf der evolutionären Entwicklung unzählige Male in der erfolgreichen Anwendung bestätigt haben. Durch Gefühle, die das Kind während der Interaktion mit seiner Umgebung wahrnimmt, kann es seine inneren «Bilder» mit der dazugehörigen Welt vergleichen und – wenn es nötig ist – sein Verhalten den jeweiligen Ergebnissen anpassen.

Im zeichnerischen Ausdruck gibt es für die Zeit, in der das Kind fast noch ständig auf die Anwesenheit der Mutter angewiesen ist, aber schon im Begriff ist, sich aus dieser Abhängigkeitsbeziehung langsam zu lösen, eine entsprechende Form, die sich überall in der Welt manifestiert hat: die *Spirale*. Sie taucht nun einige Zeit nach den ersten bewußten Anstrengungen des Kindes, sein Selbst von dem der Mutter zu unterscheiden und seine eigenen Grenzen zu finden, plötzlich auf: Spuren der kindlichen Zeichenbewegung, die zuvor noch wenig geordnet und ungerichtet waren, bekommen nun eine klare Richtung. Das Kind zeichnet die Spirale schwungvoll von außen nach innen und auffallend oft gegen den Uhrzeigersinn nach links. In dieser Geste ist das Umschließen eines Raumes enthalten, eines Raumes, der vorerst noch keine geschlossene Grenze hat und in beide Richtungen – nach außen und nach innen – offen ist. Das heißt, die Verbindung zur Mutter ist noch stark und lebenswichtig, Ich und Du noch nicht klar zu trennen. Alles ist noch durchlässig, um den starken Wandel im Individuum zu gewährleisten. Das Bild der Spirale für diesen Wandel klingt auch im Wort *Entwicklung* an. Entwicklung ist das Sichtbar-, Erfahrbar- und Nutzbarwerden von etwas, das gespeichert ist, um im richtigen Moment verfügbar zu sein. All das, was das Kind irgendwann äußert, ist lange vorher schon angelegt, eines kommt nach dem anderen, kein Schritt

184 Grossmann 1995, S. 173

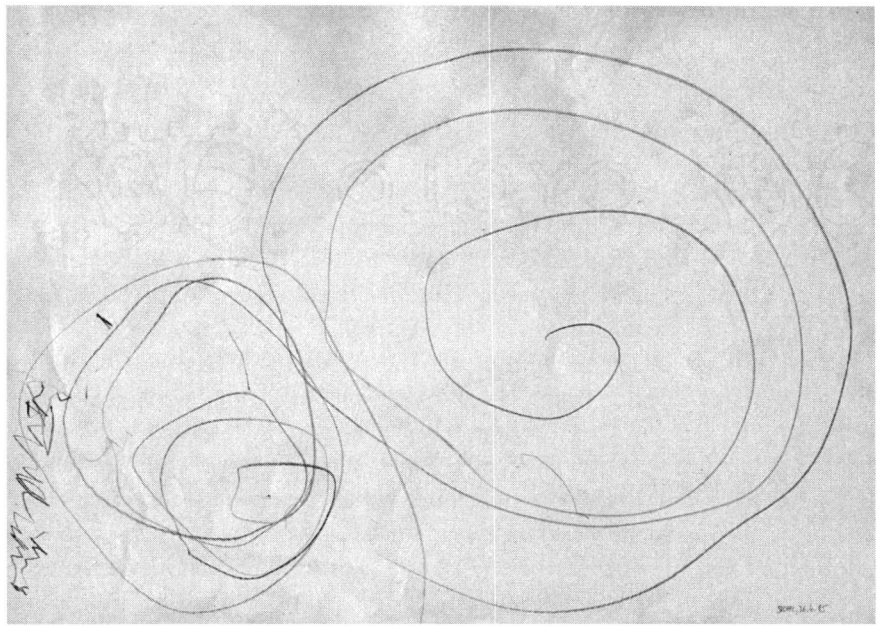

Christoph, 2 Jahre 9 Monate, 26. 4. 1995, Spirale (Originalgröße DIN A4)

kann übersprungen werden. Es ist unmöglich, hier einzugreifen, ohne das Kind zu stören und vom Kind etwas zu fordern, was es noch nicht leisten kann. Das, was Eltern wirklich beitragen können, ist treffend in dem Wort *«halten»*[185] ausgedrückt. Sie können allein da sein und den Rahmen für die Entwicklung schaffen. Ihre Aufgabe ist, das Kind vor all dem, was es beeinträchtigen kann, zu schützen und ihm den nötigen Raum, die Zeit und das Vertrauen zu geben, um sich zu entfalten.

Ungefähr zwischen dem sechsten und dem achten Monat beginnt das Kind, das schon lange seine Mutter an Geruch, Stimme und Gesicht erkennen kann, ein individuelles vielfältiges Bild von seiner Bezugsperson zu entwickeln. Dieses innere Bild ist unabhängig von der Anwesenheit der Bezugsperson. Das Kind beginnt nun, nach seiner Mutter zu suchen, wenn sie nicht anwesend ist, und wendet sich von ihm nicht vertrauten Personen ab, es *«fremdelt»*.

185 Winnicott: «holding»

Das konstante Bild der Mutter führt auch dazu, daß das Kind erstmals fähig wird, den Abschied bewußt zu erleben: Es fühlt Kummer bei einer Trennung von seiner Mutter. Wird der Abschied jedoch bewußt vollzogen und von einem Ritual oder verbalen Erklärungen begleitet, kann das Kind kurzzeitige Trennungen von der Mutter leichter ertragen.[186] Sich verabschieden bedeutet, den Kontakt zu lösen, ohne die individuelle Bindung zu verlieren. Im Ritual des Abschiedes bestätigt und bekräftigt man gleichsam das Band, das zusammenhält. Die Fähigkeit dazu gehört zu den besonderen sozialen Errungenschaften des Menschen und wird im Lauf der Kindheit im Kontakt und Kontaktlösen mit der Bezugsperson langsam erlernt.

Indem das Kind seine Mutter als Individuum mit unverwechselbaren Eigenschaften entdeckt, lernt das Kind auch sich selbst in diesem Sinne kennen. Gefühle, die es selbst wahrnimmt, bestätigt die Mutter, indem sie sie ebenfalls – auf ihre Weise – ausdrückt. So erhält das Kind langsam eine Vorstellung davon, welche «Außenseite» seinem inneren Erleben entsprechen kann.

Ein kleines Mädchen[187] kniet auf einem Sessel. Vor ihm auf dem Tisch liegt ein Blatt Papier. In seiner kleinen Faust hält es einen Bleistift. Der Bleistift bewegt sich auf dem Papier und hinterläßt Spuren: Spiralen, Striche, Punkte. Das Kind ist ganz versunken in das, was es da gerade tut, es ist ganz «bei sich». Doch auf einmal ändert sich etwas in seiner zwar gesammelten, aber entspannten Haltung: Der ganze kleine Körper drückt aus, daß es nun ein ganz bestimmtes Ziel hat, für das es all seine Fähigkeiten einsetzt, und daß es weiß, daß es kann, was es nun will. Das Mädchen beginnt damit, schwungvoll einen Bogen zu zeichnen. Der Stift nähert sich dem Anfangspunkt: aber die Tendenz zur Spirale ist noch zu groß, zu gewohnt ist die alte Bewegung. Noch ein Anlauf: wieder geht es um Millimeter daneben. Das Kind macht weiter, gespannt, zielbewußt, aber ruhig und ohne ein Zeichen von Entmutigung. Immer wieder versucht es, und auf einmal gelingt das, was es angestrebt hat: Der Kreis ist geschlossen!

Nun ist es zufrieden und nimmt auch seine Umwelt wieder wahr, glücklich, daß es seine Freude über dieses von ihm bewußt erlebte Ereignis teilen kann.

---

186 H. und M. Papousek 1977, in: Eibl-Eibesfeldt 1995, S. 708
Kinder berufstätiger Mütter, die schon relativ früh und häufig Trennungen von ihren Müttern erlebten, konnten trotzdem eine sichere Bindung zu ihrer Mutter aufbauen, wenn diese auch während ihrer Abwesenheit in Kontakt mit ihren Kindern waren: die Qualität des Abschiednehmens und der Begrüßung spielte vermutlich dabei eine wichtige Rolle (Dornes 1993, S. 220).
187 Anna Tonia, 2 Jahre 7 Monate, 7. 11. 1990

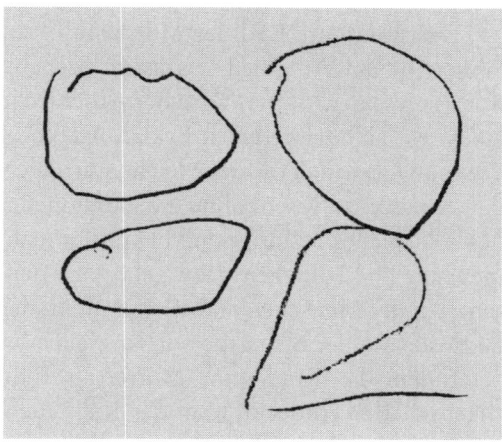

Hannes, 2 Jahre 10 Monate, 7. 11.
1983, Kreise

In allen Kulturen der Erde taucht der Kreis in der Kinderzeichnung auf: Er wird unwillkürlich mit dem Finger in den Sand gezeichnet, auf den Stein oder in Holz geritzt. Jedes Kind, das Papier und Stift in die Hand bekommt, beginnt irgendwann damit, den Kreis zu schließen. Nicht immer nehmen Eltern – auch nicht alle Kinder – den «Sprung» von der Spirale zum Kreis beim Zeichnen wahr, viele wissen auch gar nicht, was da eigentlich geschieht. Ein bis zwei Jahre nach der Ausbildung eines psychischen *Selbstkonzeptes* – das zwischen dem 16. und dem 24. Monat zum Abschluß kommt –, also zwischen drei und vier Jahren, gelingt es dem Kind, den ersten geschlossenen *Kreis* zu zeichnen. Es bestätigt somit auf einer höheren Ebene das Vorhandensein eines konstanten Selbstbildes, das sich zuvor in seinem Verhalten schon gezeigt hat. Das Kleinkind erlebt sich nun bewußter als zuvor als Individuum und drückt es auf diese Weise in seiner Zeichnung aus. Der Kreis ist ein schönes Symbol für eine Einheit und für das Selbst. Das eigene Selbst hat nun ein «Außen» und ein «Innen», und es hat eine Grenze, die die Außenwelt von der Innenwelt deutlich unterscheidet. Später wird der Kreis auf dem Papier, so wie die Zelle in einem Organismus, zum «Baustein» für komplexere Darstellungen.

Die große Leistung des Kindes, die Spirale zu einem Kreis zu schließen, entspricht einem wichtigen Übergang in seiner Entwicklung: dem «Übergang vom unreflektierten zum reflektierten Selbsterleben», einer kognitiven Leistung, die die Ausbildung eines konstanten *Selbstbildes* voraussetzt und einen «qualitativen Sprung» in der Entwicklung des Kindes[188] darstellt. Das Kind kann nun Gefühle, die sein jeweiliges Gegenüber äußert, verstehen und nachvollziehen. Subjekt und Objekt können auf vorbewußter Ebene voneinander abgegrenzt, Ich und Du unterschieden und jedem eine eigene Geschichte zugeordnet werden.

Freude am Entdecken

Im Alter zwischen einem und zwei Jahren lernt ein Kind sehr viel und macht Riesenschritte in die Welt hinaus, begeistert sich an dieser Welt und seinen eigenen Möglichkeiten darin. Entwicklung macht die Welt des Kindes reicher und vielfältiger: Es kann kombinieren, eines mit dem anderen in Verbindung bringen und dadurch wieder Neues entdecken. Mit jeder neuen Errungenschaft muß das Kind seine eigenen Erfahrungen machen, bis diese ihren richtigen Platz in seinem Verhaltensrepertoire zugewiesen bekommt. Dadurch bereitet es sich auf den nächsten Schritt vor. Entwicklung ist ein lebenslanger Prozeß, jeder Schritt dorthin stellt neue Alternativen zur Verfügung, ist aber nicht endgültig. Beim Kind kann man diese Vorgänge ganz unmittelbar beobachten: Geht es ihm rundherum gut, dann ist es neugierig und entdeckt Unbekanntes, untersucht es und spielt damit. Jedes Neue «stört» aber auch seine Ganzheit und macht wiederum Integration und Wachstum notwendig. Deshalb braucht das Kind gerade nach besonderen Leistungen immer wieder die Möglichkeit zum Rückzug in sich und auf alte Verhaltensmuster: Es muß die neue Erfahrung einordnen, sich neu orientieren, sie gleichsam «sichern». Die Integration alles Neuen ist für das Kind durch die Bindung und den Kontakt zu seiner Bezugsperson, die seine «sichere Basis» ist, gewährleistet. Wenn das Kind die Alternative zum Rückzug nicht mehr oder zu wenig hat, wird es mit Angst und erst recht mit einem Rückgriff auf ihm Vertrautes reagieren. Schöne Beispiele für den Rückhalt einer «sicheren Basis» gibt es aus der Welt des Kleinkindes in Tauwema auf den Trobriand-Inseln: «*Wenn ein Kleinkind aus irgendeinem Grund weint, ist stets ein Familienmitglied nah und kommt, um zu trösten oder das Kind zu rufen. Gerade die Mütter bleiben meist bei ihrer Tätigkeit hocken, und das Kind, auch wenn es über Steine, Korallen, Holz und spitze Blätter krabbeln muß, kommt aus eigener Anstrengung zu ihr. Da stillende Mütter ihre Brüste meist unbedeckt lassen, kann das Kleinkind*

188 vgl. Bischof-Köhler 1989

sofort an die Brust, wenn es will, weil die Frauen ohnehin die meisten Tätigkeiten am Boden verrichten. Es war verblüffend zu beobachten, wie weitreichend die Kleinkinder ihre Bedürfnisse aus eigener Kraft befriedigen konnten: Waren sie neugierig und in Spiellaune, war immer ein Kind als Spielpartner in der Nähe. Wollten sie aber Körperkontakt, Trost oder die beruhigende Brust ihrer Mutter, so konnten sie dies unmittelbar aus eigener Kraft erreichen. Diese Situationen sind hervorragende Beispiele für die kulturvergleichenden Bedingungen zum Thema Bindung und der Funktion von vertrauten Mitmenschen als Sicherheitsbasis.»[189]

Stillen kann ein «Sichern» auf tiefster Ebene sein, denn es gehört zu den ersten Erfahrungen des Lebens, die mit Beziehung, Lust und positiven Gefühlen verbunden sind. Das intensive, im Lauf der Stillzeit immer bewußter erlebte Gefühl der Lust beim Stillen, verbunden damit, daß das Kind nun schon die Mutter als Partnerin mit eigenen Gefühlen wahrnehmen kann, macht Stillen für Mutter und Kind immer wieder zu einem ganz besonders empfundenen Ereignis. Stillen kann aber auch zum Ersatz für etwas werden, das die Mutter manchmal leichter geben kann als bewußte Aufmerksamkeit. In diesem Sinne wäre die Brust nur ein Ersatz für Beziehung. Liebevolles Verhalten wie Wiegen, Gehen, Verwenden eines Schnullers, häufiges Füttern und auch Stillen ist nicht immer das angemessene Verhalten für die Situation des Kindes. Diese Verhaltensweisen können sich unter Umständen negativ auswirken, wenn sie dazu dienen, Schreien und Weinen in beschwichtigender Weise zu unterdrücken und damit die Mitteilung und die Entlastung dahinterliegender Gefühle zu verhindern. Wenn Stillen nicht mehr von beiden Partnern lustvoll erlebt werden kann, ist es das wichtigste Anzeichen dafür, daß es nicht mehr stimmig ist. Lustvolles Erleben ist entspannend und verbindet und gewährleistet dadurch die Integration neuer Erfahrungen. Ersatzhandlungen sind mit Abhängigkeit, Angst, Ärger und Streß verbunden und haben somit keine positive Funktion.

Das Kleinkind beginnt im Alter zwischen eineinhalb und drei Jahren, sich selbst in einen größeren Zusammenhang von Raum und Zeit einzuordnen, vorauszuschauen und mit vorhersehbaren Ereignissen zu «rechnen». Diese Fähigkeit ist die Voraussetzung dafür, bewußt in das Geschehen um sich herum eingreifen zu können. Je mehr sich das Kind aus der sicheren Beziehung zur Mutter fortbewegt, desto klarer wird ihm auch, daß es «aus eigener Kraft» mit

---

189 vgl. Grossmann, K. E., und Grossmann, K., 1990, in: Grossmann 1993, S. 39 f.

der Welt fertig werden muß, es erlebt seine Unvollständigkeit, Angewiesenheit und Abhängigkeit. Und je mehr es sich der eigenen Schwäche und seiner Distanz zur Mutter bewußt ist, desto stärker ist in ihm der Wunsch, daß die Mutter an dem, was es tut, Anteil nimmt. Wenn die Mutter mit ihrem Kind in Kontakt, also wirklich emotional anwesend ist, ist das Zusammenleben mit dem Kind viel weniger anstrengend, als man oft glaubt. Denn ein Kind hat, wenn es sich sicher fühlt, ein starkes Bedürfnis, die Aufgaben, denen es sich stellt, selbst zu bewältigen. Ein kleiner Handgriff ist meistens alles, was es zwischendurch von seiner Mutter braucht. Ist die Bezugsperson flexibel und kann schnell darauf reagieren, ist es damit schon getan. In Kommunikation mit dem Kind kann sie eine Menge Dinge tun, die ihr selbst Spaß machen oder die sie tun muß, unterbrochen von den meistens nur geringen Hilfeleistungen für das Kind. Wichtig ist dabei, sich schnell und ganz dem Kind zuzuwenden. Das kann wie ein schöner Tanz sein: die eigene Tätigkeit unterbrechen, hinuntergehen auf die Höhe des Kindes, ihm in die Augen schauen, wahrnehmen, was es braucht, und zurückkehren zu dem, was man gerade vorhat, das oft danach viel lockerer und leichter von der Hand geht.

Wird sein Appell, beachtet oder getröstet zu werden, von der Mutter oder anderen vertrauten Personen jedoch nicht beachtet, sucht das Kind nach Ersatzbefriedigungen. So gesehen kann in dieser Phase Stillen erneut zum Ersatz für Beziehung werden. Stillen in diesem Alter ist der schwierigste Teil einer lang andauernden Stillbeziehung und damit gleichzeitig auch die größte Herausforderung und Chance für Mutter und Kind. Das Sich-Lösen geschieht, wenn noch gestillt wird, auf eine ganz besondere Weise. Wenn Stillen – das ist Voraussetzung – von beiden stimmig erlebt wird, kann es für das Kind ein «Sichern» auf einer tiefen Ebene bedeuten. Gleichzeitig hat es dann als Kommunikation für beide eine ganz besonders wertvolle Qualität. Da es hier um das eigentliche Thema des Rahmenmärchens geht, werde ich später noch näher darauf eingehen.

Das Kind als soziales Wesen

So wie das Kind später den Kreis auf dem Papier immer weiter entwickelt, so entwickelt sich auch seine Persönlichkeit. Es entdeckt seine Außenwelt, fühlt nach außen und tastet sich in der Umwelt vor. Und es strahlt auch: Es gibt von seiner Kraft nach außen weiter. Nicht lange nachdem das Kind den Kreis geschlossen hat, beginnt es, ihn mit Strahlen zu erweitern. Die Strahlenfigur ist

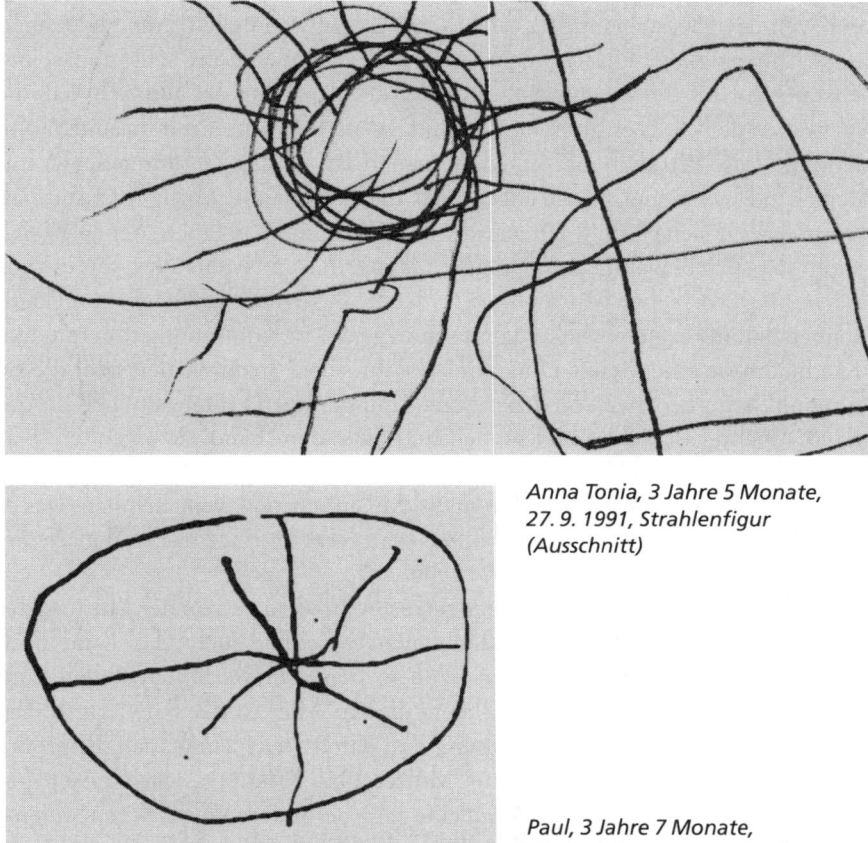

Anna Tonia, 3 Jahre 5 Monate,
27. 9. 1991, Strahlenfigur
(Ausschnitt)

Paul, 3 Jahre 7 Monate,
Dezember 1988, Innenwelt

ein Symbol für die Kommunikation mit anderen Menschen und gleichzeitig auch ein Symbol für das Bedürfnis, in das Geschehen der Welt einzugreifen.[190]

Jedes gesunde Kind, das den Kreis mit Strahlen zeichnen kann, strukturiert gleichzeitig auch das Innere des Kreises. Die Innenwelt enthält die gleichen

190 Später, wenn das Kind begonnen hat, seine Zeichnungen zu benennen, werden diese Strahlen unter anderem auch zu Symbolen für die Hände. Hier drückt sich der Zusammenhang zwischen «Begreifen» und Denken aus. Die Koordination der grob- und feinmotorischen Bewegungen der Hände ist ja eng verbunden mit der Entwicklung des Intellekts des Kindes.

Elemente wie zuvor: Punkte, Striche und Kreise innerhalb des Kreises. Es geht
also nicht um das Kennenlernen von etwas völlig Neuem, sondern um Zusammenhänge, Vernetzungen, Kombinationen. Hier entstehen auch Hierarchien
und das Verständnis dafür. Der Kreis im Kreis hat eine andere Qualität als der
alles umschließende Kreis, der oft von einem noch größeren eingefaßt wird. Es
ist spannend, das Kind beim Zeichnen zu beobachten und zu sehen, wie groß
und vielfältig seine Kombinationsmöglichkeiten sind. Die Strukturen im Inneren des Kreises sind ein Zeichen dafür, daß das Kind nun auch sich selbst entdeckt: Es lernt einen Teil seines Unbewußten, seiner Impulse und noch unwillkürlichen Körperfunktionen bewußt wahrzunehmen und zu verstehen: die
Voraussetzung dafür, daß es sie beherrschen kann. So ist es nun fähig, unmittelbare Bedürfnisse wie Hunger oder Darmentleerung aufzuschieben und damit
zu kontrollieren.[191] Außerdem beginnt es jetzt, den Ausdruck seiner Gefühle
den gesellschaftlichen Normen um sich herum anzupassen. Nur wenn es müde
wird, überanstrengt oder krank ist, beginnt sich sein «Selbst-Bewußtsein» und
damit die Kontrolle über seine schon erworbenen Fähigkeiten wieder langsam
aufzulösen. All das, was es schon zu beherrschen gelernt hat, entzieht sich wieder seiner Kontrolle. Da ist es kein Wunder, wenn es unleidlich, anhänglich
und weinerlich wird. Manche Kinder entwickeln aus Angst vor dem Verlust
des eben erworbenen «Ich» eine starke Angst vor dem Einschlafen, denn im
Schlaf fehlt die Ichkontrolle vollkommen. In dieser Zeit ist es für das Kind sehr
wichtig, daß es immer wieder erlebt, daß die Welt nicht zusammenbricht, wenn
in ihm wieder Chaos herrscht, daß sich die Eltern von den vielen Reizen der
Umgebung nicht überschwemmen lassen, daß das Kind gehalten wird, daß die
Mutter oder der Vater auf seine Bindungswünsche eingehen. Es ist wichtig, daß
es in einer sicheren Atmosphäre seine Gefühle erleben und ausdrücken, daß es
schreien, weinen und traurig sein darf. Gerade in dieser Phase ist es notwendig,
dem Kind nicht zuviel zuzumuten, es nicht zu überfordern und damit zu zwingen, seine Bedürfnisse zu verleugnen und zu manipulieren – eine Leistung, zu
der es nun ja prinzipiell fähig ist.

In einem Gefühl des Gehaltenseins kann das Kind auf einer vorbewußten
Ebene eine Unmenge an Informationen auf einer vorbewußten Ebene aufnehmen und voneinander abgrenzen, viel mehr, als es je imstande sein wird, mit
seinem Bewußtsein zu erfassen. Mühelos lernt das Kind all das, was es für sein

---

191 Vieles davon ist abhängig von Reifungsvorgängen des Körpers. Sauberwerden hängt
zum Beispiel von der Myelinisierung der Rückenmarksbahnen ab, die den Schließmuskel beherrschen.

Leben braucht. Spiel ist die ideale Grundlage, kognitive Fähigkeiten zu entwickeln. Das Kind sammelt Erfahrungen, probiert viele verschiedene Möglichkeiten und stellt dann sein bewußtes Wollen darauf ein, jene Fähigkeiten zu
erreichen, die ihm seine Umwelt durch ihr Verhalten vorgibt. Auf diese Weise
wird das Kind spielend lernen, aufrecht zu gehen, zu sprechen und sich in die
Gemeinschaft einzufügen. Das Bewußtsein spielt erst in der Wahl des ange-
strebten Zieles und in der Übernahme der Verantwortung für dieses Ziel eine
wichtige Rolle.

So war es auch beim zweijährigen Hannes, der sagen wollte, daß er keines-
falls eine elektrische Zahnbürste möchte: «*Ohne to – ohne mo – ohne om –
wawick!* (verflixt*) – ohne tom!* (Ohne Strom!)» Mit der zuletzt probierten
Möglichkeit war er zufrieden, es war für ihn die bestmögliche und entsprach
genau dem, was er an Wesentlichem von dem Wort «Strom» aufgenommen
hatte.

Ich möchte nun die wichtigsten Schritte von all dem, was ein Kind in den
ersten drei, vier Jahren seines Lebens lernt, noch einmal hervorheben:

- Es lernt, für den eigenen Körper die Verantwortung selbst zu übernehmen.
  Das gelingt vor allem dann, wenn um Grundbedürfnisse wie Schlaf, Trinken und Essen keine Machtkämpfe geführt werden. Ein Kind kann nur
  dann Vertrauen zu seinem Körper lernen, wenn auch die Eltern Vertrauen
  dazu haben, daß stimmt, was er signalisiert. Das fällt manchmal schwer,
  zum Beispiel, wenn das Kind den gewohnten Mittagsschlaf nicht mehr
  braucht oder es auch im Sommer erst mit der Sonne schlafen geht.
- Es lernt, für die Befriedigung der eigenen emotionalen Bedürfnisse die Verantwortung zu übernehmen. Diese ersten beiden Punkte beinhalten vor
  allem das, was «Stillen» meint: Durch die Befriedigung der unmittelbaren
  körperlichen und emotionalen Bedürfnisse des Kindes erlebt das Kind die
  Signale seines Körpers und seine Gefühle als stimmig und berechtigt: wert,
  ernst genommen zu werden.
- Es lernt, aus der Phase seiner Ichbezogenheit hinauszuwachsen. Je schneller und vollständiger besonders am Beginn seines Lebens die Bedürfnisse
  des Babys befriedigt werden, desto offener kann es für die Beziehung zu
  seiner Mutter sein. Aufgrund seiner Abhängigkeit bezieht jedes Kind vorerst alles, was mit seiner Mutter vorgeht, auch auf sich selbst und umgekehrt. Erst wenn das Kind die Mutter als eine eigene Person sehen lernt, als
  ein Du anerkennt, wird es offen für Bindungen auch an andere Menschen
  und für eine veränderte Perspektive.

Der kleine Noah wollte mit einem Jahr und sieben Monaten von seiner Mutter gestillt werden, die jedoch gerade keine Lust dazu hatte. Da er hartnäckig blieb, schlug ihm die Mutter einen Kompromiß vor: «Okay, aber nur ein bißchen!» Noah konnte diesen Vorschlag akzeptieren: «Bissi, kä!», und – was noch beachtlicher ist – er hielt sich auch daran. Noah verwendete mit einem Jahr und acht Monaten für sich schon das Wort «Ich» (in Mundart: «I»), als ihm seine Fähigkeit zur Empathie – nämlich den anderen im Zentrum dessen Lebens zu sehen – bewußt wurde und er diese neue Erkenntnis, die er ja zuvor auf emotionaler Basis schon gelebt hatte, seinen Eltern klar zu verstehen gab. Nach diesem Geistesblitz zeigte er auf seinen Vater: «Papa – i (= ich)!» und dann auf seine Mutter: «Mama – i!»

- Es lernt, bewußt zu unterscheiden. Das, was im Un- und Vorbewußten ständig geschieht, da Leben sonst nicht möglich wäre, lernt das Kind nun auch auf einer bewußten Ebene. Es lernt, zwischen Wichtigem und Unwichtigem, Angemessenem und Unangemessenem, zwischen mein und dein und nicht zuletzt zwischen Gut und Böse zu unterscheiden. Es ist wichtig, dem Kind klare Botschaften zu vermitteln und so ehrlich und exakt wie möglich zu sein. Kinder nehmen sehr genau an Signalen wahr, wenn des Erwachsenen Aussage und dahinterstehende Gefühle nicht übereinstimmen. Eine gute Bekannte erzählte mir folgende kleine Geschichte: *Sie rief mehrmals nach ihrer zweijährigen Tochter, die im Garten mit ihrem etwas älteren Bruder spielte, aber diese kam nicht. Weil sich auch nach weiteren Rufen nichts rührte, ging sie nachschauen, und als sie um die letzte Hausecke bog, hörte sie gerade noch, wie der erfahrene «große» Bruder seiner kleinen Schwester erklärte: «Brauchst no ned gehn, sie schreit no ned gscheit!»* Diese Fähigkeit des Kindes ist vor allem in der Stillbeziehung von Bedeutung, die immer auch Kommunikation auf einer tiefen, vorbewußten Ebene ist. Wenn es für die Mutter nicht mehr stimmt, nimmt es das Kind bewußter wahr als zuvor und verbindet – wenn es trotzdem seinen Wunsch nach Stillen durchsetzen kann – diese Situation mit Schuldgefühlen: eine unbefriedigende, verwirrende und schwierige Situation für beide, die sich häufig in Schlafstörungen und der Unfähigkeit äußert, loszulassen.

- Es lernt, bewußt zu entscheiden. Dazu gehört die Fähigkeit, Probleme zu erkennen, Alternativen wahrzunehmen, zu unterscheiden, zu bewerten und aufgrund dessen eine verantwortliche Entscheidung zu treffen. Kinder sind in bestimmten Situationen dazu schon sehr früh in der Lage: *Sobald unsere kleine Tochter mit unserer Hilfe gehen konnte, krabbelte sie immer wieder zu mir, suchte aus meinen Händen den «richtigen» Finger aus und zog daran, um mit meiner Hilfe wieder auf Erkundungsreise zu gehen. Es ist mir noch in Erinnerung, wie sie im oberen Stockwerk, nachdem sie die Treppe bewältigt hatte, vor zwei offenen Türen stehenblieb, kurz überlegte und dann ganz entschieden in ein Zimmer hineinging. Mitten im Spaß am Entdecken nahm sie zwei mögliche Wege ganz bewußt wahr und entschied sich dann eindeutig für einen davon.*

- Es lernt, seinen Platz in der Gemeinschaft und in der Welt zu finden. Das heißt, es muß lernen, den anderen wahrzunehmen, zu teilen, zu warten, zu verzichten und Konflikte auszutragen. Auch hierzu ein Beispiel: *Unser Ältester hatte als Vierjähriger einmal mittags schon großen Hunger, aber ich mußte noch das Baby stillen. Daraufhin entspann sich folgender Dialog: «Gell, Mama, Stillen ist wichtiger als Kochen?» «Ja.» «Aber Unkrautjäten ist nicht so wichtig wie Kochen?» «Stimmt.» Worauf er beruhigt und vorerst zufrieden war, aber noch bemerkte: «Den Pauli* (das Baby) *mag ich am liebsten auf der ganzen Welt!»*

Psychische Repräsentanzen der Mutter – betrifft vor allem die ersten beiden Punkte – werden intrapsychisch verfügbar, das heißt, das Kind hat nun in sich ein konstantes *Bild* seiner Mutter – es ist nicht mehr nötig, daß diese wirklich immer da ist, damit es sich gehalten fühlt. In anderen Worten heißt das: Die Mutter ist nun mit dem, was sie vermittelt, in der seelischen «Landkarte» des Kindes fest verankert; sie ist ein – strukturbildender – Teil seines Weltbildes. Intellektuelle Entwicklung des Kindes und Sprache spielen hierbei eine große Rolle, mit ihrer Hilfe kann ein Kind die Zeit der Trennung überbrücken, ohne dabei die emotionale Verbundenheit zu seiner Mutter zu verlieren. Es kann durch die Fähigkeit, seine Bedürfnisse in *Bilder und Geschichten* einzuordnen, diese auch einmal aufschieben, ohne ihnen ihre Berechtigung abzuerkennen.

Zu den Kinderzeichnungen möchte ich nun noch einige Worte sagen: Das Sichtbarmachen von Bildern im kreativen Ausdruck ist wie das Erfinden und Nachempfinden von Geschichten ein uraltes Modell für die Verarbeitung von Erlebtem, aber auch von Enttäuschungen und Verletzungen. Erwachsenen fällt es jedoch manchmal sehr schwer, den Ausdruck des Kindes – zum Beispiel eine Malerei oder eine Zeichnung – gelten zu lassen, ohne sie zu benennen und zu bewerten. Kinder brauchen keine Erklärung, keine Kommentare und auch kein Lob, wenn sie sich in dem, was sie tun, verstanden fühlen: Der Sinn liegt für sie im *Ausdruck* selbst. Erst später fangen Kinder ganz spontan von selbst an, ihre Bilder zu benennen. Sie «sehen» Stimmungen in farbigen Bildern, die

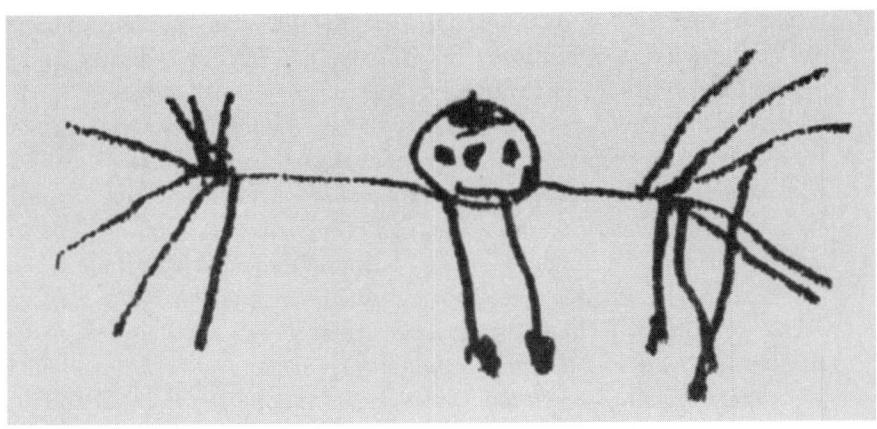

Christoph, 4 Jahre 1 Monat, 18. 8. 1986, Kopffüßler, «Paul beim Malen» (Originalgröße)

ihnen aus ihrer Gefühlswelt bekannt sind, und erkennen Strukturen in ihren Zeichnungen, die es auch in ihrer Umwelt gibt: So wird der Kreis in der Vorstellung des Kindes einmal zu einem Gesicht, ein anderes Mal zu einem Apfel oder zu einem Fenster. Langsam baut sich auf dem Zeichenblatt eine Welt auf, die immer mehr von wichtigen Merkmalen der Außenwelt bereichert wird. Gerade auch für die Fähigkeit zur Abstraktion ist es wichtig, das Kind nicht – in welcher Weise auch immer – zu beeinflussen. Das Kind erkennt ganz von allein Regelmäßigkeiten, es lernt unterscheiden und gliedern. Für die Eltern können die Entdeckungen des Kindes während des Zeichnens zu einem spannenden und beglückenden Abenteuer werden, wenn sie daran teilnehmen.

Aus den Grundelementen des zeichnerischen Ausdrucks entstehen immer komplexere Formen, und auf einmal ist die erste menschliche Gestalt da.

Mit dem Kreis als Zeichen für eine Membran, die fest genug ist, das Individuum zu schützen, den Strahlen als Ausdruck des lebendigen Austausches mit der Außenwelt, und den Punkten, Kreisen und Strichen als Sinnbild für die strukturierte Innenwelt entsteht die erste bewußte Darstellung von einem Menschen: der berühmte «Kopffüßler». Und er bezeichnet Mann und Frau und Kind gleichermaßen.

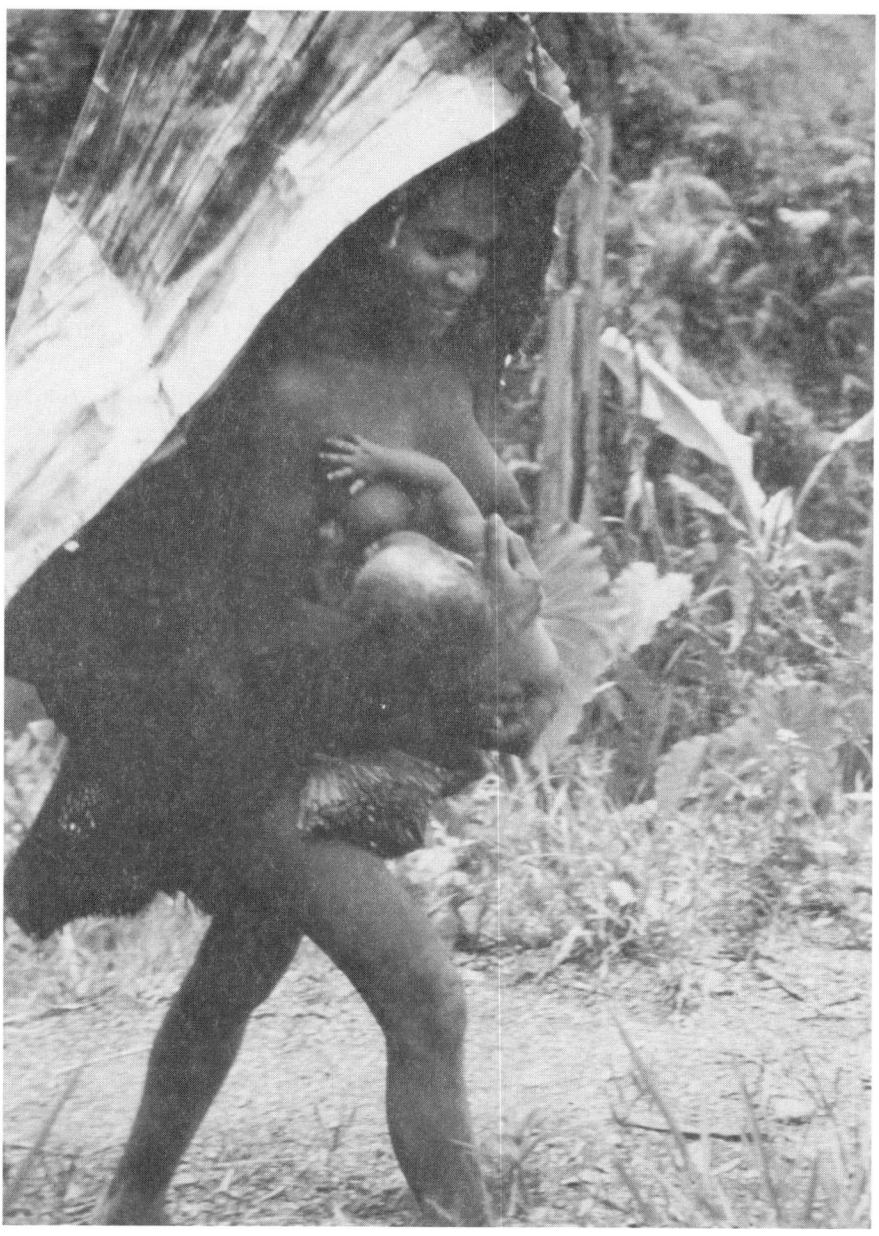

Papuafrau stillt im Laufschritt bei Regen. (Foto: Wulf Schiefenhövel) (In, westl. Nachbarn der Eipo)

8. Weltbilder für das Stillen

Stillen ist keine Leistung

Das Weltbild wird bei einem Kind, das in einer sicheren persönlichen Bindung zu seiner Bezugsperson aufwachsen kann und seine ihm angeborenen Fähigkeiten als stimmig erlebt, auf einem «Urvertrauen» aufbauen können. Ein sicher gebundenes Kind hört nicht auf, seine Gefühle offen zu kommunizieren. Gefühle, Instinkte, das, was ihm sein Körper signalisiert, werden in sein Verhalten miteinbezogen, Inneres und Äußeres stimmen also überein, sind kongruent. Diese Übereinstimmung wird als schön empfunden, als «Grazie» und kann auch von Menschen, die sie selbst nicht haben, als solche gesehen werden. In diesem Sinn ist eine stillende Mutter dauernd von Schönheit umgeben. Das Wahrnehmen des Babys entspricht einem Fest für alle ihre Sinne.

Es gibt Bilder von stillenden Müttern, die sehr stimmig wirken. Leicht und ohne sichtbare Kraftanstrengung stillen hier die Mütter ihr Kind. Gleichzeitig verleiht ihnen diese Leichtigkeit und Selbstverständlichkeit auch eine würdige Haltung. Die Beziehung von Mutter und Kind scheint unbelastet und organisch gewachsen in der ständigen Interaktion zwischen beiden Partnern; so als entspräche das eigene, auf einer tiefen Ebene erinnerte Erleben der Mutter als Säugling und das verinnerlichte Bild der eigenen Mutter ihrem Verhalten dem Baby gegenüber.

Das Bild der *Schlangen-Amme* dagegen zeichnet das Bild einer Frau, die sich nicht kongruent verhalten kann, einer Frau, deren individuelle Landkarte und psychische Repräsentation der eigenen Mutter sich nicht mit Stillen im eigentlichen Sinn vereinbaren läßt. Beide Bilder stellen nur einen Teil einer Reihe vielfältiger Aspekte der Mutter dar, stimmen aber mehr oder weniger in unserer Gesellschaft für jede stillende Mutter. Durch die Stillbeziehung zu ihrem Kind kommt die Mutter aus der Hochkultur in Kontakt mit Elementen aus einer längst vergessenen Welt, die nicht zu dem Weltbild passen, das sie für das Leben in einer Leistungsgesellschaft braucht. Sie selbst ist wahrscheinlich mehr oder weniger unter Verhältnissen aufgewachsen, wie sie Erik H. Erikson in folgenden Worten skizzierte: *«Sie prägen dem formbaren Säugling und Kleinkind das pausenlose Metronom der Routine ein, um seine ersten Erfahrungen mit seinem eigenen Körper und seiner unmittelbaren Umwelt zu regulieren. Erst nachdem diese mechanische Sozialisierung stattgefunden hat, wird das Kind nun ermutigt, sich zu einem eigenwilligen Individualisten zu entwikkeln.»*[192] Kindern, die so aufwachsen mußten, fehlt weitgehend die Möglichkeit zur Rückbindung. Das heißt, sie hatten weder die Zeit noch die notwendige Geborgenheit, ihre Erfahrungen zu integrieren, Neues mit dem Alten zu vernetzen und zu sichern. Gleichzeitig wurde aber von ihnen immer wieder verlangt, Leistungen zu bringen, die neu und kaum noch entwickelt waren, und an ihnen festzuhalten. Es wurde also von ihnen gefordert, alte Verhaltensmuster immer wieder ganz hinter sich zu lassen.[193] So lernten die späteren Mütter schon als Kinder, körperliche und emotionale Signale, die mit Bedürfnissen verbunden sind, «unter Kontrolle» zu bringen und immer weniger in ihre Entscheidungen miteinzubeziehen.

In unserer westlichen Hochkultur gibt es neben individuellen Weltbildern und dem kollektiven Weltbild der Gesellschaft auch ein sogenanntes «objektives Weltbild», um das sich die Wissenschaft bemüht. Viele Erkenntnisse, durch zurückhaltende Beobachtung außerhalb aller Machtstrukturen gewonnen und für uns von unschätzbarem Wert, sind nach ihrer Anerkennung jeweils schnell in ein kollektives Weltbild der Macht eingebunden worden. In der Geschichte der Geburtshilfe, der Wochenbettbetreuung und der «Stillberatung» gibt es unzählige Beispiele dazu. Zusammenhänge – unter bestimmten Umständen bei bestimmten Frauen und bestimmten Kindern entdeckt – fanden in Form eines ideologischen oder «wissenschaftlichen» Glaubenssatzes ihren Platz im alten Weltbild und bestätigten so auch immer wieder die vorgefaßte Meinung, beispielsweise das Bild der schwachen Frau. Auf diese Weise führte auch die Einsicht, daß die hohe Säuglingssterblichkeit mit dem Fehlen der Muttermilch zu tun hat, in Zeiten, in denen wenig gestillt wurde, vor allem zu moralischen Ermahnungen an die Mütter. Mit der Macht des Stärkeren, des Priesters, der Kirche, des Arztes, wurde versucht, von

---

192 Erikson 1961, S. 134
193 Kinder sind zu vielen dieser geforderten Leistungen fähig, wenn sie sich an ihre Lebensbedingungen anpassen müssen. So reift zum Beispiel bei unsicher gebundenen Kindern die Ausbildung eines Selbstkonzeptes etwas früher als bei sicher gebundenen Kindern (Lewis u. a. 1985, in: Bischof-Köhler 1989, S. 152).

Frauen zu erpressen,[194] was sie meist gar nicht leisten konnten. Dieselben medizinischen Autoren, die sich ausführlich mit der Schädlichkeit des Kolostrums befaßten, betonten die Natürlichkeit des Stillens. Forderungen an die Mütter entsprachen über weite Strecken unserer Zivilisation hinweg auch den wirklichen Ansprüchen des Kindes sehr wenig, oft nur bezüglich der allerwichtigsten Voraussetzungen für das Überleben: Mutter- oder Frauenmilch war als «Nahrungsmittel» geschätzt, andere Vorteile des Stillens sah man kaum, viele Zusammenhänge nahm man gar nicht wahr.

Je größer der Abstand ist zwischen dem, was eine Mutter leicht geben kann, was ihr vertraut und gewohnt ist, und dem, was von ihr verlangt wird, desto größere Schwierigkeiten wird sie haben. Bildlich gesprochen, stellen Ideale nur ferne Ziele dar, zu denen weder Landschaften noch Wege bekannt sind – in vielen Fällen gibt es die nötige Infrastruktur dafür überhaupt nicht. Andererseits muß, je massiver die Trennung von Mutter und Kind betrieben wird, der Einsatz an bewußten verantwortlichen Entscheidungen und bewußtem Handeln der Mutter um so größer werden. Der Verlust an natürlichem Verhalten muß ausgeglichen werden, wenn eine Gesellschaft überleben will. Ideale, die sich aus neuen Erkenntnissen ableiten, leisten einen ersten Beitrag dazu und spiegeln zum Teil auch den Grad der Bewußtheit der Gesellschaft wider. Aber – und das macht es für eine Frau besonders schwierig – gleichzeitig mit neuen Werten wird die Tradition weiter anerkannt und das alte moralische System aufrechterhalten. Der Blick auf unsere Kulturgeschichte zeigt, daß der Mensch in schwierigen Situationen immer mehr geneigt ist, die Welt seiner Landkarte als die Landkarte der Welt anzupas-

194 So glaubte der Wiener Arzt, Sozialhygieniker und Lehrer Johann Peter Frank (1745–1821), bekannt durch sein sechsbändiges Hauptwerk *System einer vollständigen medizinischen Polizey,* die Mütter notfalls durch körperliche Strafen zum Selberstillen veranlassen zu können. Er war sicher nicht der einzige, der Frauen zum Stillen zwingen wollte.
Hundert Jahre später wollte der durch seine genauen Untersuchungen der Muttermilch bekannte Schweizer Arzt Bunge die «erbliche Fähigkeit und Unfähigkeit» der Mütter zum Stillen festgestellt haben und schloß daraus, daß die Unfähigkeit zum Stillen eine Degenerationserscheinung sein müsse. Er meinte, man könne das Problem Stillen durch Zuchtwahl lösen und müsse «stillunfähige Mütter» daran hindern, Kinder zu bekommen. Auch für die stillfähige Mutter hatte er eine klare Vorstellung: «*Nur wenn die Mutter selbst das Kind am Busen trägt, wird die Pflege eine genügende sein. Das ist es ja, was die Natur will. Das Kind soll mit der Mutter verwachsen bleiben. Dann ist die Mutter gezwungen, das Kind zu pflegen wie sich selbst, ja noch mehr, für das Kind sich aufzuopfern.*» (Bunge 1902, S. 16) Die moralische Forderung Bunges in einer Gesellschaft, die stillende Mütter mehr behinderte als unterstützte, wirkt hier fast wie eine Verschreibung der Situation, wie sie der Mutter mit der Schlange widerfährt.

sen.[195] Damit schon bezeichnetes, aber noch unerforschtes Gebiet nicht angetastet wird, gibt es Vorschriften und Tabus, deren Einhaltung mit starkem moralischem Druck vertreten wird. Mit ihrer Hilfe wurde seit Jahrtausenden die Wirklichkeit auf Kosten der Frau und vor allem auf Kosten des Kindes – des schwächsten Gliedes jeder Gesellschaft – «verändert».

Frauen in Hochkulturen sind durch Geburt und Stillen immer dem großen Kontrast zwischen der lebendigen Beziehung zu ihrem Kind und einem für diese Aufgabe völlig unzureichenden Weltbild gegenübergestanden. Selbst Philosophen, die das Stillen forderten bzw. Mißstände anprangerten, machten es ihren Frauen oft unmöglich, eine gute Lösung zu finden. Der französische Schriftsteller und Philosoph Michel Eyquem de Montaigne, der mit seiner liberalen Geisteshaltung auch die spätere Aufklärungsbewegung beeinflußt hat, schrieb zum Thema Ammen: «*Indessen ist unschwer aus der Erfahrung zu ersehen, daß diese natürliche Zuneigung (die elterliche Liebe), der wir ein so großes Gewicht beimessen, sehr schwache Wurzeln hat. Für einen geringen Lohn reißen wir täglich den Müttern ihre eigenen Kinder aus den Armen und geben ihnen dafür die unseren zum Stillen; wir lassen sie die ihren einer armseligen Säugamme an die Brust legen, der wir die unsern nicht anvertrauen möchten, oder auch einer Ziege.*»[196] Derselbe Montaigne wollte nicht, daß seine Frau ihre Kinder selber stillte: «*Ich habe kein Verständnis für die Leidenschaft, mit der man die Kinder herzt, kaum daß sie geboren sind, d. h. ehe sie auch nur die geringste Seelenregung kennen oder körperlich Gestalt angenommen, wodurch sie sich erst beliebt machen könnten, und ich habe es nicht gern gesehen, wenn sie in meiner Nähe gestillt wurden.*»[197] Wegen Leonore, seiner letzten Tochter, war er gezwungen eine Ausnahme zu machen, was aber, wie er sagte, ohne große Begeisterung geschehen sei.

Auch Jean-Jacques Rousseau stand mit dem eigenen Verhalten in krassem Widerspruch zu seiner Losung «Zurück zur Natur», mit der er in der guten Gesellschaft eine Modebewegung auslöste. Eine Zeitlang galt es als «chic», öffentlich zu stillen, und man setzte sich dafür auch öffentlich ein: Zum Beispiel kam der Erlös der 50. Aufführung von Mozarts «Figaro» auf Rousseaus Veranlassung hin «armen stillenden Müttern» zugute. Diese Bewegung dauer-

---

195 Wir sind «*eher geneigt, unsere Intelligenz in den Dienst vorhandener Bewertungen zu stellen, als mit Hilfe der Intelligenz Bewertungen neu zu entwickeln oder zu korrigieren.*» (Medicus 1985, S. 144)

196 zit. in: Badinter 1992, S. 46 f.

197 zit. in: Ariès 1979, S. 212

te nicht lange, nicht zuletzt auch deshalb, weil die Säuglingssterblichkeit bei den betroffenen Babys zunahm,[198] ein Zeichen dafür, daß in Kampagnen für das Stillen immer wieder wichtige Zusammenhänge[199] ausgeblendet werden. Rousseau selbst war es auch, der Säuglingen den «Willen zur Macht» unterstellte und mit seinem Rat, Kinder schreien zu lassen, ein Gelingen des Stillens in vielen Fällen verhinderte. Seine eigenen fünf Kinder aus der Verbindung zu Thérèse Levasseur wurden nicht gestillt, nicht einmal bei den Eltern aufgezogen, sondern gegen den Willen der Mutter auf sein Verlangen hin ins Findelhaus gebracht. Rousseau, damals noch arm und unbekannt, kommentierte später sein Verhalten folgendermaßen: «*Je mehr jemand die Zahl der Findlinge vermehrte, desto höher stieg sein Ansehen. Dies war das Auskunftsmittel, das ich suchte. Ich entschloß mich dazu ohne die geringsten Gewissensbisse. Die einzigen, die ich zu überwinden hatte, waren die von Thérèse. Ich hatte viel Mühe, sie das einzige Mittel wählen zu lassen, um ihre Ehre zu retten.*» Und: «*Dieses Auskunftsmittel schien mir so gut, so vernünftig, so gesetzmäßig, daß ich mich dessen nur aus Rücksicht auf die Mutter nicht offen rühmte.*»[200]

Die eigene Inkongruenz, die den Männern an sich selbst oft gar nicht auffiel, konnte Frauen nicht verborgen bleiben, solange sie ihr Kind stillten. Unter anderen Leserinnen Rousseaus nahm auch Madame Roland dessen Ideen ernst und faßte den Entschluß, ihre Tochter Eudora zu stillen. Es wollte aber nicht so recht funktionieren, der Milchfluß kam nicht in Gang. Madame Roland hatte sich wirklich gut vorbereitet und probierte alle empfohlenen Mittel aus: die Pumpe des Doktor Stern, Blechröhrchen und Umschläge mit Brotkrumen. Sie hielt sich an die empfohlene Diät, trank spanischen Wein und Chinarinde und aß Linsen. Vor allem stillte sie «auf Verlangen» des Kindes, wie aus einem Brief an ihren Mann hervorgeht: «*Du wirst dies vielleicht ziemlich unleserlich finden; ich habe nur eine Hand frei, und ich kann nur mit einem Auge hinschauen, meine Kleine sitzt auf meinem Schoß, wo ich sie den halben Tag halten muß. Sie bleibt zwei Stunden lang an der Brust und macht kleine Nickerchen dabei, die sie unterbricht, um zu saugen... Ich bin gezwungen, sie in einer Sitzung abwechselnd auf beiden Seiten anzulegen, denn sie schafft es, sie zu leeren oder doch beinahe...*» Als das Kind anderthalb Monate alt ist, schreibt sie an ihren

198 Deruisseau 1939, Ciba-Zeitschrift, S. 2291

199 etwa der Zusammenhang von Milchfluß und Wohlbehagen, von ausreichender Milchbildung und dem Stillen nach Bedarf, von Milchbildung und dem gemeinsamen Schlaf, von streßarmem und selbstverständlichem Stillen im unmittelbaren Kontakt zum Kind

200 zit. bei: Peiper 1957, S. 199 f.

Mann: *«Ich habe fast keine Schmerzen mehr, wenn ich ihr die Brust gebe, und was ich nicht für möglich gehalten hätte, ich spüre, wie die Lust daran wächst.»* Auf diese Weise gelang es ihr, ihre kleine Tochter zu stillen, bis sie wegen einer schweren Ruhr damit aufhören mußte. Weil sie Eudora nun aber nicht mehr zu einer Amme geben wollte, beschloß sie, sie mit einem Gemisch von Ammenmilch und Gerstenschleim aus der Flasche zu ernähren. Sie ließ sich, weil sie mit diesem Zustand unglücklich war, mehrmals täglich von der Amme die Milch absaugen, damit ihre Tochter wenigstens einige Tropfen Muttermilch bekäme. *«Ich mache einen Sauger aus Leinwand, der ständig durchtränkt wird, indem ich Tropfen für Tropfen darauf gebe, und auf diese Weise bekommt das Kind etwas; die erste Nacht mit diesem Verfahren war traurig; die arme Kleine war mir böse, und ihre Schreie haben mir das Herz zerrissen.»*[201] Die «Stillgeschichte» der Madame Roland entspricht der unzähliger anderer Mütter, die mit dem festen Vorsatz, ihr Kind stillen zu wollen, irgendwann gescheitert sind. Es kommt hier auch zum Ausdruck, mit wieviel Kraft, Schmerzen und wenig Genuß dieses Stillen verbunden ist. Immer wieder tauchen Hindernisse auf, bis der Körper der Mutter so massiv reagiert, daß das Stillen beendet werden muß. Auffallend ist, daß die entscheidende Krankheit Madame Rolands erst dann auftrat, als sie begann, das Stillen zu genießen. Ich denke, das ist nicht zufällig, da Stillen – wie ja schon deutlich zum Ausdruck gekommen ist – nur als gesundheitlich notwendig und «natürliche» moralische Pflicht der Mutter erachtet wurde und nicht, wie von der Natur vorgesehen, als im Dienst der Bindung lustbetont für beide.

Die unlösbaren Schwierigkeiten, die sich auch heute in vielen Mutter-Kind-Beziehungen noch daraus ergeben, liegen meiner Meinung nach vor allem darin, daß sich von den vielen moralischen Anforderungen an die Mutter vor allem zwei total widersprechen: die Pflicht zu stillen und das schon früh eintrainierte Verbot zu genießen, gestützt durch all das, was rund um Geburt und Stillen üblich ist. Aus dieser «Falle», die Gregory Bateson als *double-bind* bezeichnete, scheint es keinen Ausweg zu geben. Stillen ohne Genuß auf beiden Seiten ist auf Dauer nicht möglich, als reine Pflichtübung und als Kraftakt kann es schon rein physiologisch nicht funktionieren. Vor allem ist auch die für die Mutter ungewöhnliche Nähe nur zu ertragen, wenn sie lustvoll erlebt wird. Das *double-bind* tauchte immer dort auf, wo man begonnen hatte, körperliches Wohlbehagen abzuwerten – darauf werde ich später noch einmal

---

201 zit. in: Badinter 1992, S. 170 f.

näher eingehen. Lust wurde damit auch aus der Mutter-Kind-Beziehung verbannt, so wie beispielsweise der spanische Prediger J. L. Vives 1542 die Zärtlichkeit der Mutter und jedes Lustgefühl beim Stillen verurteilte: «*Die Leiber
können nicht stärker geschwächt werden als durch Genüsse; daher verderben
die Mütter ihre Kinder, wenn sie sie mit Wollust stillen.*»[202]

So deutliche Äußerungen wagt heute niemand mehr. Die damit verbundene moralische Abwertung wird den Müttern von ihrer Umgebung auf eine
viel subtilere Weise vermittelt. Zärtlichkeit im Dienst der persönlichen Bindung, als die sie ursprünglich entstanden ist, ist weitgehend tabu, wo sie mit
individuellen Lustgefühlen verbunden ist. Das setzt schon ganz am Anfang
des Stillens ein. Trotz allem, was man bis jetzt darüber weiß, ist es auch heute
nur in den wenigsten Fällen möglich, Stillen unter guten Bedingungen beginnen zu können, denn in Krankenhäusern und Kliniken wird Stillen zwar von
den Müttern aus medizinischen Gründen erwartet, doch gleichzeitig sind
Hindernisse durch Abwertung von Gefühlen und Bindung schon inbegriffen.
Am deutlichsten sichtbar ist das Mißtrauen gegenüber Gefühlen da, wo auf
den kindlichen Ausdruck negativer Empfindungen sofort beschwichtigend
eingewirkt wird, um das Kind so schnell wie möglich wieder ruhigzustellen.
Schreien als Kontaktruf oder als Ausdruck von Unlust, Streß und Schmerz
wird meist nicht akzeptiert. Auch diese Haltung hat eine lange Geschichte.
So wurde Schreien neben festem Wickeln, Überwärmung, Überfüttern und
Wiegen auch mit Alkohol und Drogen unterdrückt. «*Die Gewohnheit,
schreiende Kinder mit Drogen zu beruhigen, wurde jahrhundertelang ausgeführt. In der Vergangenheit gaben Eltern in Europa ihren Kindern gewöhnlich Alkohol oder Opium, um ihr Schreien zu beenden und sie zum Schlafen
zu bringen. Häufig bestrichen Ammen ihre Brustwarzen mit Opiaten, damit
das Baby einschlafen würde. Bekannte Zubereitungen, die Opium enthielten,
konnte man leicht in Apotheken unter den Namen: ‹Laudanum›, ‹Paregoric›
und ‹Godfrey's Cordial› erhalten.*»[203] Sheila Kitzinger nennt außerdem die fast
unglaubliche Zahl von 25 Prozent aller Babys, denen heute schon im Alter
von unter achtzehn Monaten Sedativa zur Beruhigung verabreicht würden![204]
Wie dem auch sei, es steht fest, daß das Schreien der Kinder auch heute nicht
flexibel interpretiert und dementsprechend darauf eingegangen wird.

202 zit. in: Badinter 1992, S. 39
203 nach Kitzinger 1989, in: Solter 1995, S. 35
204 in: Solter 1995, S. 25

Viel von dem, was von den Kompetenzen der Frau und des Kindes, von emotionalen Bedürfnissen und Voraussetzungen für das Stillen in der Wissenschaft heute bekannt ist, konnte in manchen Entbindungsstationen schon integriert werden, ist aber in vielen Fällen zum betreuenden Personal nicht vorgedrungen. Mütter, im herkömmlichen Sinn betreut, sind meist in einem unlösbaren Zwiespalt gefangen, vermittelt man ihnen doch, daß alles, was in der Zeit des Wochenbettes passiert, zu ihrem Besten und zum Besten des Kindes geschehe. Das ist wieder eine typische *double-bind*-Situation. Sie ist, neben der Abwertung von Gefühlen und der Wertung der geforderten Leistung, auch noch mit der moralischen Forderung verbunden, dieses System durch Dank und Liebesbeweise anzuerkennen: Das Weltbild der betreuenden Personen sollte uneingeschränkt akzeptiert werden. Auch das ist eine alte Geschichte. So wünschte sich auch im 19. Jahrhundert der schon erwähnte Frauenarzt Osiander als Objekt für seine «Entbindungskunst» die gebildete Frau, die sich *«aus Pflichtgefühl standhaft und ruhig verhält, und aus innigem Dankgefühl die geleistete Hülfe am besten zu schätzen weiß».*[205] Dazu sei noch bemerkt, daß sich bei einer jungen Mutter durch die intensiven Gefühle bei der Geburt schnell eine Bindung zu ihren Betreuern aufbaut und diese es ihr fast unmöglich macht, sich diesen Menschen gegenüber nicht loyal zu verhalten.

Die Forderung an die Mutter, ihr Kind zu stillen, verbunden mit Anklage und Schuldzuweisung, auf der einen Seite und gleichzeitig die moralische Verurteilung verschiedener Grundvoraussetzungen dafür auf der anderen Seite, kommen einem «Herausfallen» aus dem Netz der Gemeinschaft gleich und sind die wirksamsten Mittel, Unselbständige abhängig zu halten, vor allem auch deshalb, weil sie auf der wirksamen Ebene des Unterbewußten operieren. Das Ausgestoßenwerden aus der Gemeinschaft ist nichts anderes als Liebesentzug und wird auch so empfunden. Liebe, Zuwendung und Anerkennung sind aber gerade für die gebärende und stillende Frau so wichtig wie sonst kaum in ihrem Leben, genauso, wie das Kind von Geburt an die seinem Entwicklungsstand angemessene Umgebung braucht, so braucht auch die stillende Frau die Atmosphäre, die ihr wirkliches Stillen ermöglicht. Die Atmosphäre unserer Gesellschaft ist, auch wenn der Staat offiziell die Entstehung der Mutter-Kind-Beziehung fördert, dafür denkbar schlecht geeignet. Ihre Orga-

---

205 Osiander 1818–1819; 5,6, in: Schiefenhövel 1995, S. 7

nisation, hierarchisch und durch Leistung geprägt, entspricht in keiner Weise der, die für Stillen notwendig ist.

Die Korrektur eines unzureichenden Weltbildes

Den Aspekt der Hierarchie im vielfältigen systemischen Prozeß des Stillens möchte ich nun herausgreifen und etwas näher ansehen, da es in der Kulturgeschichte des Stillens vor allem darum geht. Das Bild der von der Schlange okkupierten Frau, wie es im Märchen überliefert wird, erinnert an das Angstbild einer Mutter-Kind-Beziehung, das durch Prophezeiungen und Phantasien vieler gefragter und ungefragter Ratgeber so oft vermittelt wird. Wenn in «Beherrschen-Beherrschtwerden»-Kategorien gedacht wird, ist es verständlich, daß die Angst auftaucht, das Kind könne die Mutter irgendwann beherrschen, wenn sie es in den Mittelpunkt ihres Lebens stellt. Genauso, wie sich diese Voraussagen bei vielen Mutter-Kind-Paaren immer wieder als absurd herausstellen, werden sie auch manchmal eintreffen, je nachdem, wie sehr die Mutter selbst in ein Beziehungsgefüge verstrickt ist, das von Macht und «oben» und «unten» geprägt ist. Das Bild der abgehärmten Frau, die im Tragebeutel den schweren Schlangenleib mit sich herumtragen muß, dafür bemitleidet und verlacht wird, ist auf jeden Fall ein Zeichen dafür, daß sie sich auf etwas eingelassen hat, was für sie letztlich unkontrollierbar geworden ist. Auswirkungen des Stillens kann man nicht vorausberechnen, Zusammenhänge können nicht in ein starres Ursache-Wirkungs-Gefüge gebracht werden. Stillen kann nicht nur «das Beste für das Kind», Allergieprophylaxe oder Schutz vor späteren psychischen Problemen sein, es betrifft immer die ganze Persönlichkeit der Frau – nicht nur ihr bewußtes Wollen. «Berechnungen» können im Leben genauso ins Auge gehen, wie es in Märchen oft erzählt wird. Wenn Stillen zur Pflicht und zum Opfer wird, wenn es kein ausgewogenes Geben und Nehmen zwischen Mutter und Kind gibt und dauernde Unlustgefühle damit verbunden sind, entsteht daraus sowohl für die Mutter als auch für das Kind eine unerträgliche Situation, in der eine lösende Veränderung geschehen muß.

Die Schlangen-Amme zeichnet das Bild einer Frau, der die Beziehung zu ihrem Kind zu eng und zu ambivalent ist, um sie noch genießen zu können. Damit verbunden ist das Bild eines Kindes, das sich nicht frei entwickeln kann, da es große Angst hat, die Mutter dabei zu verlieren, und das sich auf eine Entwicklungsstufe zurückzieht, die es eigentlich schon längst hinter sich lassen könnte. Das Gefühl – wie es das Märchen schildert –, nicht mehr losgelassen, fast verschlungen zu werden, entspricht dem Gefühl einer Mutter, der die Nähe zu ihrem Kind zuviel ist und die ihr Kind nicht am Saugen hindern kann. Realistisch betrachtet ist nun dieses Empfinden der Situation nicht angemessen. Es entspricht dem Kind und seiner Lage in keiner Weise: selbst das Kleinkind ist ohne Mutter klein und vollkommen macht- und hilflos – niemals könnte es die Mutter auf diese Weise beherrschen. Im Märchen kommt klar zum Ausdruck: Es ist nicht das Kind, das die Mutter nicht mehr losläßt – es ist die Schlange. Die Schlange steht also für etwas anderes: für Lust, vor allem für die eigenen, nicht gestillten Bedürfnisse nach elementarer Lebenslust der Mutter. Je weniger die Mutter Lust erleben konnte und je stärker sie ihre eigenen Wünsche unterdrückt, desto mächtiger werden diese bedrohlichen Gefühle im Unbewußten, die in ihr das Empfinden wecken, vom Kind und seinen Bedürfnissen regiert zu werden. Anfangs wäre dieser Zustand noch auszuhalten, heißt es im Märchen, denn obwohl die Schlange wachse, schade sie dem Kind nicht im mindesten. Das bedeutet, auch die Mutter könnte einen Teil ihrer Lust an Körperkontakt und Zärtlichkeit innerhalb der Stillbeziehung befriedigen, sie könnte das Stillen genießen. Weil sie die Schlange aber so ablehnt, wird die Situation immer schwieriger. Je unangenehmer der Mutter dieses Stillen ist, je mehr sie bewußt davon wegwill, desto beängstigender ist es für das Kind, desto mehr klammert sich das Kind an sie. Für das Kind ist der Preis für seine Lust, an der Brust zu saugen, hoch: Es verliert die unmittelbare Verbindung zu seiner Mutter, denn die Schlange, die zwischen ihnen ist, wächst kontinuierlich weiter. Dieses Stillen hat mit Lust nicht mehr viel zu tun und wird so bald für beide unerträglich: auch das Kind gedeiht nicht mehr. Die Mutter hat das Kind zwar noch immer an der Brust und läßt es saugen, obwohl es in ihr unangenehme Gefühle auslöst, aber sie «stillt» es eigentlich nicht mehr, das heißt, sie befriedigt seine eigentlichen Bedürfnisse nicht mehr, sie hat den Kontakt zu ihm abgebrochen, sie nimmt es nicht mehr wahr. So kann das Kind nicht mehr «ernährt» werden, nicht mehr wachsen, seine Entwicklung ist gehemmt. Durch das Abstillen, sagt das Märchen, ändere sich wenig. Gefühle, durch die enge Beziehung zum Kind einmal wach geworden, lassen sich nicht einfach abschütteln.

Die ganze Situation ist also stark von unbewußten Einstellungen der Mutter beeinflußt, die ihr Beziehungsdenken bestimmen. Denn – was nicht vergessen werden darf – auch im Kind entsteht aufgrund seiner ersten Beziehungen ein Bild von seiner Welt. Und es lernt, innerhalb dieser Beziehung, die eigentlich keine mehr ist, auch seine Lust zu befriedigen, eine Situation,

die die Mutter als «Mißbrauch» empfinden muß und dazu führt, daß sie die
eigentliche Beziehung zu ihrem Kind abbricht. Das Kleinkind ab dem Alter
von etwa eineinhalb Jahren kann auf Gefühle der Mutter ganz anders reagieren als der jüngere Säugling. In diesem Alter ist das Kind fähig zur Empathie,
das heißt, es kann die Gefühle seiner Mutter von den eigenen unterscheiden,
mit diesen «rechnen» und in Kontakt zu seiner Mutter gelangen, indem es
deren Unbewußtes anspricht. Es erlebt aber auch, daß die Macht, die es
dadurch bekommt, nicht befriedigt, daß sie keine Lösung, sondern Verstrik-
kung ist. Nun – das drückt das Märchen in seiner Fortsetzung auch deutlich aus – ist es Zeit, das Kind wirklich, aus einer souveränen Position gegenüber der Schlange heraus, zu entwöhnen. Das ist möglich, denn die Mutter
ist ihrem Kind und seinen Bedürfnissen *nicht* ausgeliefert, auch wenn sie es so
empfindet, weil es ihrem Weltbild und dem Beziehungsgefüge – Beherrschen-
Beherrschtwerden – entspricht, das sie verinnerlicht hat. Nur von dieser
Weltanschauung aus konnte der verzweifelte Versuch des Kindes, in Beziehung zu seiner Mutter zu kommen, als Äußerung der Macht verstanden
werden.

In Märchen gibt es das Bild des Königs als Symbol für das Selbst, das sou-
verän mit allen Teilen der Persönlichkeit umgehen kann. Die Souveränität, die
dem Menschen erlaubt, aktiv in das Geschehen einzugreifen, befähigt ihn
auch, eine Lösung innerhalb des Systems zu finden, die weniger mit Zu-
greifen und Eingreifen, sondern mehr mit Zurückhaltung und Wahrnehmung
zu tun hat. Der erste Schritt einer Veränderung in diesem Sinn wird die Einsicht sein müssen, daß *die Karte nicht das Territorium ist,* das sie abbil-
det.[206] Bilder und Geschichten sind nicht die Wirklichkeit, die sie beschreiben. Diese Erkenntnis kann uns heute paradoxerweise gerade durch die vielen
verschiedenen Landkarten, mit denen gelebt wird und die einander in vielen
Teilen widersprechen, erleichtert werden. Die Vielfalt von Bewertungen und
Regeln für dasselbe Verhalten in verschiedenen Familien und Kulturen, die
Widersprüche und Inkongruenzen, die sich daraus ergeben, müssen nicht
nur notwendig unsicher und hilflos machen. Unterschiede sind auch faszinierend und können den Wunsch wecken, das Land kennenzulernen, zu dem so
viele verschiedene Landkarten existieren. Das Ergebnis ist vielleicht eine
stimmigere, doch nur wieder eine Landkarte. Man darf nicht vergessen,

---

206 Korzybski 1933, in: Bateson 1985, S. 577

daß diese – ebenso wie all die anderen – nicht das Land selbst ist, das sie bezeichnet.

Mit dem Bewußtsein, daß die Fixpunkte und Wege verschiedener Karten nur Teile eines Ganzen sind, das niemand genau kennt, ist es möglich, aus jeder Landkarte zu lernen. Wichtig ist, daß man sie im System, in dem sie entstanden sind, verstehen lernt. So gesehen können wir auch das Verhalten anderer Völker für uns nutzbar machen, wenn wir uns dazu ihre Werte und Lebensbedingungen ansehen. Als unser älteres Kind noch ein Baby war, reichten all meine Verhaltensweisen, die mir für die Beziehung zu ihm zur Verfügung standen, nicht aus, seine Bedürfnisse wirklich zu befriedigen, denn auch nach ausgiebigem Stillen fühlte es sich in seinem Bettchen nicht wohl. Unzählige Male mußten deshalb an einem Tag neue Entscheidungen getroffen werden, und oft bestanden sie aus einem Kompromiß, der weder dem Baby noch mir wirklich genügen konnte. Niemals wäre ich selbst auf die *verrückte* Idee gekommen, mein Baby mit mir herumzutragen. Das Buch von Jean Liedloff und ihre Beschreibung der Mutter-Kind-Beziehung bei den Yequana-Indianern[207] Südamerikas war wie eine Erleuchtung für mich, und so hat das Buch wohl auch auf viele andere Mütter gewirkt. Es hat meine Einstellung zum Muttersein grundlegend verändert und mir viele neue Verhaltensweisen erst möglich gemacht. Dabei waren es nicht hohe Ideale – die kann dieses Buch wohl auch vermitteln –, die mich vor allem daran so angesprochen haben, sondern es war vielmehr die Entlastung von meiner vermeintlich so großen Verantwortlichkeit für die Bedürfnisse des Babys, einer Verantwortlichkeit, die oft zu unbefriedigenden Stillkontakten führen kann. Die Yequana-Mutter «initiiert die Kontakte nicht, noch trägt sie – außer auf passive Art – zu ihnen bei. Das Baby selbst sucht sie auf und zeigt ihr durch sein Verhalten, was es will. Seine Wünsche erfüllt sie vollständig und bereitwillig, aber sie fügt nichts hinzu.»[208] Mütterlichkeit bedeutet so gesehen weniger Kraft, Verantwortung, Ängstlichkeit und Abhängigkeit, dafür vielmehr Wachheit, Aufmerksamkeit, Lebendigkeit und Kontakt. Das Schöne daran: Es ist für beide! Muttersein ist kein Opfer, denn in Beziehung zu dem Kind zu sein bedeutet auch, in Kontakt mit sich selbst zu sein.

Ein Grund, warum ich dieses Buch schreibe, ist, zu zeigen, wie wichtig das Bild der Schlangen-Amme für eine stillende Mutter ist und wie schade es

---

207 Jean Liedloff hat mehrere Jahre bei den Yequana-Indianern im venezolanischen Urwald gelebt.
208 Liedloff 1977, S. 105

ist, wenn der Zustand, den es ausdrückt, nach kulturell tradierten oder neuen
«wissenschaftlichen» Normen abgewertet, nicht wahrgenommen und – läßt
er sich nicht mehr verleugnen – durch schnelles Eingreifen zum Verschwinden
gebracht wird. Das Märchen hat nicht den tiefen Sinn, die Inkongruenz, die
sich bei Mutter und Kind zeigt, als Fehler abzuwerten, sondern es macht
auf die große Chance aufmerksam, die für Mutter und Kind in an sich unerwünschten Gefühlen liegt. In einem System, aus dem die Schlange, das heißt
die Lust, vertrieben worden ist, kann diese oft nur mehr in ihrem negativen
Aspekt, als Schmerz und Unlust, wahrgenommen und so in das eigene Weltbild zurückgewonnen werden. Jeder «Fehler» und jedes Unlustgefühl kann für
die Aufgabe, die alte Landkarte zu verändern, umzustrukturieren oder neu zu
zeichnen, eine wertvolle Orientierungshilfe sein. Die vielen Kontakte, die das
Kind initiiert, können als Chance genutzt werden, sich seiner eigenen Gefühle
bewußt zu werden. Das Märchen hält einige von unzähligen verschiedenen
«Momentaufnahmen» fest, die Anlaß zu kleinen Veränderungen und Korrek-
turen im Verhalten sein können. Eine Mutter kann und soll sich gestatten,
Unlustgefühle zu haben und kleine Unterschiede wahrzunehmen, auch und
vor allem in einem Stadium, in dem Stillen für sie und ihr Kind noch im großen
und ganzen stimmt. Das ist der Fall, wenn sie die vielen feinen Abstufungen im
Ausdruck und im Verhalten des Kindes und die kleinen Unterschiede ihrer
eigenen Gefühle spüren und darauf reagieren kann. Manchmal ist es nur nötig,
in kleinen Details gute Bedingungen für das Stillen zu schaffen, an der Umgebung etwas zu verändern, unnötige Körperanspannung zu lösen, wieder frei zu
atmen und sich selbst etwas Gutes zu tun. Und manchmal ist es auch nötig, die
Ansprüche an sich selbst zu vermindern.

Im Kontakt mit dem Kind kann der Mutter bewußt werden, daß die überlieferte Geschichte ihrer eigenen Kindheit nicht ganz stimmt, daß es noch vieles gibt, was verdrängt ist. Erst wenn die eigene Geschichte mit den Gefühlen
übereinstimmt, mit denen sie erlebt wurde und die sich im Körper eingeprägt
haben, kann die Mutter – ganz gleich, wie schmerzhaft und entbehrungsreich
diese war – angemessen und einfühlsam auf ihr Kind eingehen.[209] Der Blick auf
das «Alte», mehr oder weniger «Bewährte» und das Bewußtsein für die eigenen

209 Untersuchungsergebnisse der Bindungsforschung bestätigen hier die Erfahrungen der
Psychoanalyse. Auch Mütter, die zu ihrer eigenen Mutter keine sichere Bindung hatten, können
eine sichere Bindung zu ihrem Kind aufbauen. *«Schlechte Erinnerungen allein, sofern sie zugäng-
lich und bewußt sind, waren keine negativ prognostischer Faktor.»* (Maine u. a. 1985, S. 96 f.; Grossmann u. a. 1988, S. 356 f., in: Dornes 1996, S. 206 f.)

Grenzen sind wichtig. Auseinandersetzungen und Inkongruenzen gehören dazu und hören erst auf, wenn die Frau in ihrem Muttersein, wie sie es selbst versteht und leben möchte, Sicherheit gewonnen hat. In ihrem Verhalten werden sich möglicherweise nur winzige Kleinigkeiten ändern; das Empfinden für Stimmigkeit jedoch, das eine Korrektur von Werten und moralischen Ansprüchen, die Lösung aus alten Bindungen und eine Umstrukturierung des eigenen Lebens ermöglicht, macht nun dieses Verhalten kongruent und schön.

9. Das Bild der Großen Mutter

In traditionalen Gesellschaften beginnen Kinder – vorwiegend Mädchen – sehr früh, sich an der Betreuung von Kleinkindern zu beteiligen und diese mit sich herumzutragen. Sie tun das freiwillig, und auf Beobachter wirkt ihr Verhalten entspannt und selbstverständlich. Mit den Kleinen wird auch an den Spielen mit Gleichaltrigen teilgenommen, die Kinder bringen es sogar fertig, mit einem Kleinen, das auf der Hüfte sitzt und das Dabeisein sichtlich genießt, Schnur zu springen oder zu jonglieren wie auf dem Foto.[210] So kann ein Mädchen, das selbst die Mutter-Kind-Beziehung schon verlassen hat, sich bald schon wieder in seinem eigenen Tempo spielerisch dieser Beziehung aus einer anderen Perspektive nähern. Diese Neigung, durch die Mädchen auf lustbetonte Weise wichtige Erfahrungen für eine spätere Mutter-Kind-Beziehung machen, kann in Industriegesellschaften in dieser Weise nicht ausgelebt werden. Das Bedürfnis dafür ist zwar da und zeigt sich zum Beispiel in der Freude am Puppenspiel, es fehlt jedoch der nötige Rahmen. Erst nach der Geburt des eigenen Kindes wird die Frau, in den meisten Fällen plötzlich, mit der unmittelbaren Lebenslust des Kindes konfrontiert. Aus dieser Tatsache sind, wie schon erwähnt, zusammen mit dem wachsenden Unverständnis für die Bedürfnisse des Kleinkindes im Lauf der Kulturgeschichte zwei sich voneinander unterscheidende Bilder der Frau hervorgegangen: das Bild der Großen Mutter und das Bild der hilflosen Frau. Beides sind Bilder, die in einem Weltbild der Macht – das für den einzelnen Menschen entweder Beherrschen oder Beherrschtwerden bedeutet – entstanden sind und die den Kontaktverlust zum Kind und zu den Gefühlen dokumentieren.

Das Verhältnis der ersten Menschen zu ihren Kindern war von ihren Lebensbedingungen – wahrscheinlich in der Savanne Ost- und Südafrikas – entscheidend mitgeprägt. Das Leben in ständiger Bewegung machte es notwendig, daß entweder der Vater oder die Mutter das Kind am Körper tragen mußten, bis dieses einen Tagesmarsch alleine bewältigen konnte. Das Kind

210 siehe Medicus 1996

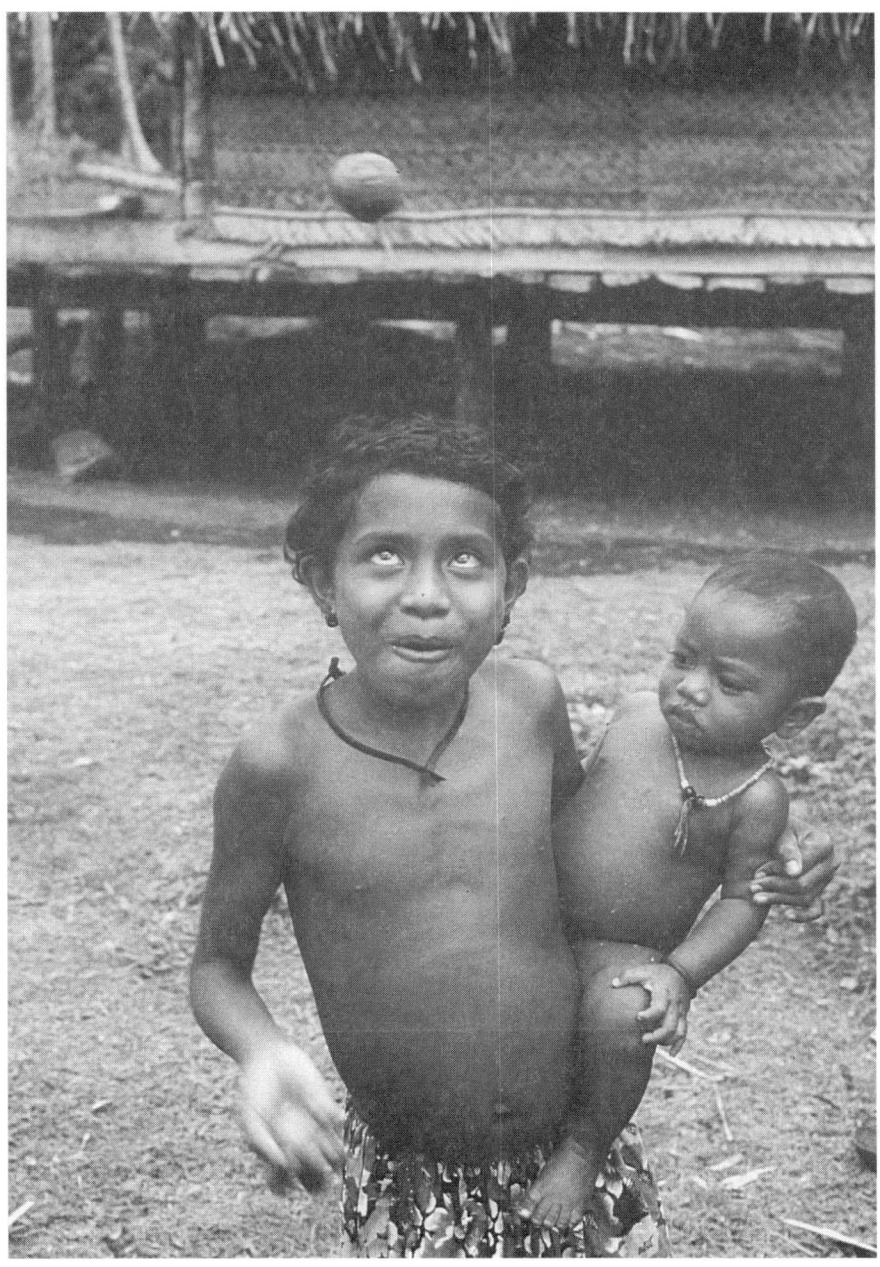

Trobriand 1994 (Foto: Phillipp Medicus)

wurde während drei, vier oder mehr Jahren nicht entwöhnt: In dieser Zeit stand das Kind allein im Mittelpunkt seiner Eltern, die als eine «Einheit des Tragens und der Verteidigung» in der jahrelangen Sorge um das Kind aneinander gebunden waren.[211] Daß es aus dieser Zeit keine Darstellungen der Mutter gibt, ist nachvollziehbar. Verhalten, das von den Eltern so weitergegeben wird, wie es empfangen wurde, und das genau dem entspricht, was das Kind erwartet, bleibt im Unbewußten und taucht erst auf der Verhaltensebene wieder auf, wenn das Kind selbst Betreuungsperson geworden ist. Alle Elemente dieses Verhaltens – die instinktive Erwartung des Kindes, sein Erleben, das spielerische Einüben der Elternrolle und die Weitergabe des Erlebten an eigene Kinder – bilden eine grenzenlose Einheit.

Fruchtbarkeitsgöttinnen

Damals war, so möchte man schließen, die Welt für den Säugling noch in Ordnung. Die ersten Anzeichen, aus denen wir vielleicht schließen können, daß sich etwas an diesem Zustand geändert haben könnte, sind frühe Zeugnisse menschlicher Kreativität und stammen aus wesentlich späterer Zeit. Durch Veränderungen in den Lebensbedingungen des Menschen entstanden im unbewußten Ganzen der Eltern-Kind-Beziehung Strukturen, in deren Zentrum die Mutter stand. Der Mensch hatte gelernt, mit Feuer umzugehen, Werkzeuge herzustellen, als Jäger aktiv in das Leben um ihn einzugreifen und dadurch auch lebensfeindlichere Klimazonen zu besiedeln. Aus der jüngsten Stufe der Altsteinzeit gibt es neben Höhlenmalereien auch viele Funde von Frauenstatuetten aus Stein, Knochen, Elfenbein und Ton. Die große Ähnlichkeit der einzelnen Plastiken – obwohl sie oft weit entfernt voneinander in einem riesengroßen Gebiet von den Pyrenäen bis zum Baikalsee gefunden wurden – läßt viele Fragen darüber offen, welche Bedeutung diese Figuren für die paläolithische Jägerkultur hatten; einig ist man sich nur darin, daß ihr Hintergrund in der religiös-kultischen Vorstellungswelt anzusiedeln ist. Das Vorkommen dieser Figuren auf einem so weiträumigen Gebiet und die Ähnlichkeit ihrer Ausführung weist jedoch auf ein Vorhandensein vergleichbarer Erfahrungen der Menschen dieser Zeit hin. Als eine der ältesten Frauendarstellungen überhaupt gilt die etwa 25 000 Jahre alte «Venus von Willendorf».

---

211 So geschildert von Bruce Chatwin, in: *Songlines* 1987, S. 229, 263 usw.

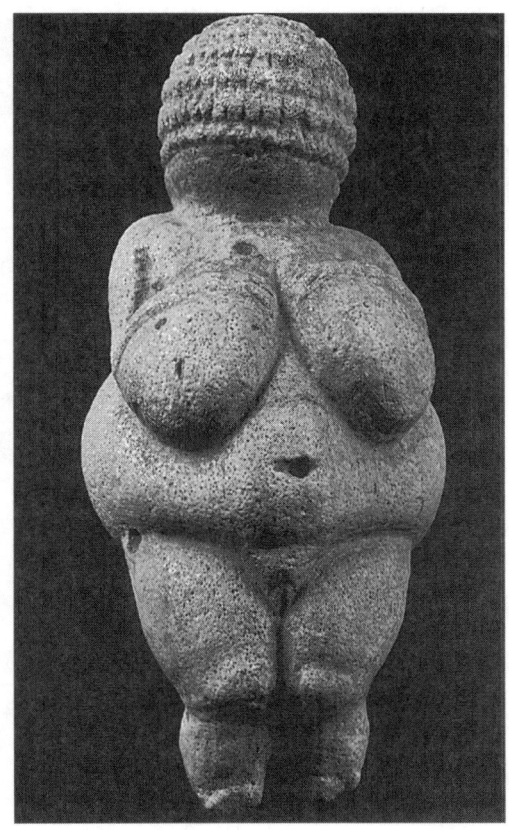

Venus von Willendorf, Kalkstein,
Österreich (in: Neumann 1974, Tafel 1)

Wie viele andere Statuetten ist sie ohne Hände, Füße und ausgeformtes
Gesicht, aber in üppigen weiblichen Formen dargestellt. Wenn man von der
Größe der jeweiligen Körperteile auf ihre Bedeutung schließt, geht es hier vor
allem um die Fruchtbarkeit der Frau, um ihre Fähigkeit, ein Kind auszutragen,
zu gebären und zu stillen. Nicht die Einzigartigkeit einer individuellen Frau
steht im Mittelpunkt, sondern etwas, das Frauen gemeinsam ist. So wurde dem
Menschen derjenige Aspekt der Frau, der für den Säugling überlebensnotwen-
dig ist, der Aspekt der *nährenden Mütterlichkeit,* zuallererst ins Bewußtsein
gerückt. Es ist vorstellbar, daß – bedingt durch die veränderten Lebensbedingungen der Frau – die beruhigende Wirkung der Bewegung und des Körper-
kontaktes beim ständigen Getragenwerden durch die Mutter oder den Vater
zum Teil durch vermehrte Kontakte mit der Brust der Mutter kompensiert

wurde und die Brust für das Kind dadurch eine höhere Wertigkeit als zuvor erlangte.[212] Aus der Perspektive des hilflosen Kindes vermittelt das archaische Bild der Großen – teilnahmslosen und unpersönlichen – Mutter neben dem nährenden und schützenden gleichzeitig einen bedrohlichen Aspekt: Der *«‹Größe› des Weiblichen entspricht, daß das Enthaltene, Geschützte und Genährte, Gewärmte und Festgehaltene immer ein Kleines, Wehrloses, ein Anhängendes und auf Leben und Tod dem Großen Weiblichen Ausgeliefertes ist».*[213]

Besondere Bedeutung erlangte das Bild der Großen Mutter in der Jungsteinzeit. Die Darstellung der Mutter veränderte sich zu Formen idolhafter Mütterlichkeit, die allgemein als Mutter- und Fruchtbarkeitsgöttinnen interpretiert werden. Sie wirken unantastbar und majestätisch. Viele von ihnen sind nicht mehr stehend dargestellt, wie die Frauenfiguren der Altsteinzeit, sondern sitzend, erhöht auf einem Sessel oder auf einem Thron: Es handelt sich um Gottheiten seßhafter Völker[214] im Vorderen Orient.

Seßhaftigkeit setzt die Bewußtheit über Wachstum und Vermehrung, das Erkennen wichtiger Zusammenhänge und das Eingreifen in natürliche Vorgänge voraus. Die Fähigkeit, vorauszuplanen und zu investieren, bringt mit

212 Aus der Altsteinzeit gibt es neben realistischen, die Körperformen der Frau überzeichnenden Statuetten auch stark stilisierte Darstellungen der Frau. Es bleiben nur mehr Brust, Bauch und Geschlechtsteile: Die Frau ist hier gänzlich reduziert auf die Funktion. Es handelt sich dabei nur mehr um Symbole, in denen durch eine abstrahierte Form der Darstellung das Wesentliche, das, was das anatomisch Weibliche ausmacht, herausgearbeitet ist. Diese Kunstwerke wirken überraschend «modern», denn derart abstrakte Darstellungen gab es in späterer Zeit nicht mehr, sie tauchten in der Plastik und Malerei erst wieder im 20. Jahrhundert auf.

213 Neumann 1974, S. 54

214 Einige der ältesten Beispiele dafür stammen aus der uralten anatolischen Stadt Catal Hüyük, dem ersten Handelszentrum im Vorderen Orient. Deren Einwohner, damals schon Tausende, beherrschten sowohl die Töpferei als auch schon das Weben auf einfachen Webstühlen, bemalten ihre Häuser an den Innenwänden mit Tanzszenen, Tierbildern, sogar einer Ansicht ihrer Stadt und hinterließen viele Spuren eines Kultes der Großen Mutter. Catal Hüyük ist vor allem für seine Idolplastik bekannt, erwähnenswert ist die «Potnia» (4500 v. Chr.), eine stolze weibliche Figur mit großen Brüsten und großem Bauch, die auf einem Thron sitzt und ihre Hände gebieterisch auf die Köpfe zweier Panther legt. Sie wird auch als gebärende Göttin interpretiert. In den Heiligtümern der Großen Mutter findet man neben der Darstellung der Mutter selbst Tierhörner, Bienen und Honigwaben: Auch inwieweit diese Symbole in Zusammenhang mit der Ernährung des Kindes nach der Geburt und während der Entwöhnung stehen, ist eine interessante Frage.

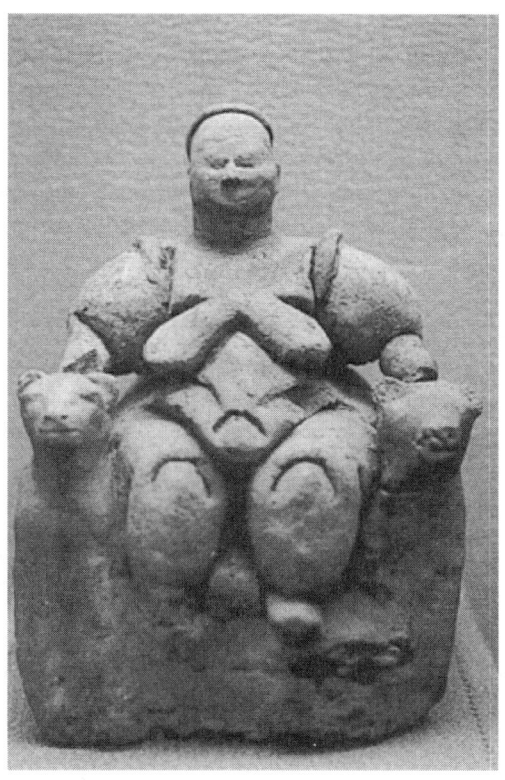

Die Große Mutter von Catal Hüyük:
«Potnia» (in: Uhlig 1991, Bild 3)

der Entwicklung neuer Alternativen mehr Selbstverantwortung mit sich, nicht unbedingt aber mehr Freiheit. Es scheint, als hätte der Mensch sein Angewiesensein auf die Natur, auf das Land, das er bebaute, und auf Sonne und Regen stärker als vorher erlebt, als eine Form von hilfloser Abhängigkeit, die der nomadisierende Mensch möglicherweise so nicht empfunden haben muß: Dieser hat immer die Alternative, weiterzuziehen und aktiv zu einer Verbesserung der Verhältnisse beizutragen. Die allgemeine Lebenssituation der Menschen und, damit verbunden, die veränderten Lebensbedingungen der Frau hatten großen Einfluß auf die Beziehung zum Kind. Vermutlich war zuerst vor allem die Beziehung der Mutter zu ihrem Neugeborenen und ihrem Kleinkind betroffen. Immer öfter war das Kind Trennungen ausgesetzt, auf die es mit dem, was ihm zur Verfügung stand, nicht unmittelbar reagieren konnte. Die Natur erlebte der seßhafte Mensch – ähnlich wie das Kind seine immer wieder abwe-

sende Mutter – als mächtige Gebende und nahm ihr Wohlwollen jeweils mit
großer Dankbarkeit und Unterwürfigkeit auf. Lange Dürrezeiten, Naturkatastrophen und Hunger wurden ebenfalls mit der Großen Göttin assoziiert, und
man versuchte, der fernen, unberechenbaren Mutter in ausschließlich positiven Gefühlen, in Ritualen und Fruchtbarkeitskulten verbunden zu bleiben.
Mutteridole wurden oft an Plätzen ausgegraben, an denen es sakrale Bauwerke[215] zu Ehren der Großen Mutter gab. Dort fanden vermutlich auch Kulthandlungen statt.

Auffallend ist die enge Verbundenheit der Göttin mit der Schlange, mit der
zusammen sie immer wieder dargestellt ist und die von der Frau in einer souveränen Weise beherrscht wird.

Das kann interpretiert werden , daß sie, als Lustquelle, als «Spenderin» der
Lust, die Schlange ganz unter ihrer Kontrolle hatte. So gründet das Bild der
Großen Mutter dieser Zeit auf eine starke Unterlegenheit des Kindes aufgrund
– noch – wahrnehmbarer Lustgefühle, deren Befriedigung ausschließlich von
der Mutter abhängen. Die Darstellungen deuten darauf hin, daß es zwar schon
körperliche Trennungen von Mutter und Kind gab und damit auch immer wieder Triebverzicht und -aufschub notwendig war, eine starke emotionale Verbindung von Mutter und Kind jedoch bestand.

Häufig ist in der jungsteinzeitlichen Kunst als Element der Gestaltung von
Wänden, Tongefäßen und Frauenstatuetten die Spirale[216] zu sehen. Auch in der
bemalten Keramik – die sich wie der Kult der Großen Göttin selbst von Anatolien
nach Westen und Norden ausbreitete – war dieses bedeutungsvolle Symbol ein

---

215 In Eridu, der ältesten sumerischen Stadt, fand man zum Beispiel, schon aus vorsumerischer Zeit, bienenkorbähnliche Rundbauten, die von Archäologen mit dem in der frühen sumerischen Bilderwelt begründeten Gedanken «an die Darstellung weiblicher Brüste als Quellen der
Fruchtbarkeit» in Verbindung gebracht werden (Uhlig 1976, S. 22). Großsteinbauten zu Ehren der
Großen Mutter gab es in der späten Steinzeit vom Vorderen Orient entlang des Mittelmeeres bis in
den anglo-skandinavischen Raum. Sie waren *«geprägt vom Raumerlebnis als kosmischem Raum –
etwa in der Welt der Steinkreise – und als innerer Raum, als Lebens-, aber auch als Todesraum, der
zugleich zum Symbol des Uterus – der Gebärmutter – und damit der Höhle – der Erdentiefe wird».*
(Uhlig 1992, S. 148). Auf Malta und ihrer Nachbarinsel Gozo gibt es mindestens dreißig Tempelanlagen; um 3600 v. Chr. entstand der erste maltesische Großtempel auf Gozo, ein Monumentaltempel – Gigantija –, von dem die Volkssage erzählt, eine Riesin hätte ihn mit einem Säugling an der
Brust in einer einzigen Nacht aufgetürmt (Baumer 1993, S. 91).
Viele Heiligtümer waren mit einer Quelle verbunden: auch Wasser hatte in der Vorstellungswelt
der Menschen als «Milch» der Erde mütterliche Qualitäten.
216 Sie wurde als magisches Zeichen für die Große Mutter in Schwellensteine ihrer Heiligtümer graviert, aneinandergereiht als Muster an Tempelwände angebracht und trat auch als Bauele-

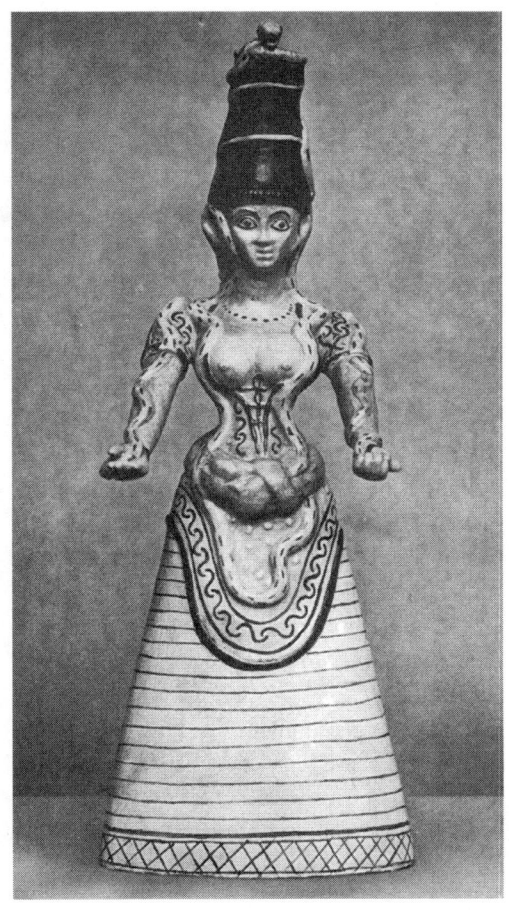

*Schlangengöttin, Fayence, Kreta,
mittlere III. minoische Periode
(in: Neumann 1974, Tafel 56)*

ment selbst in Erscheinung, zum Beispiel im Labyrinth. In Irland gab es der Sage nach in vorgeschichtlicher Zeit ganze «Spiralschlösser», die als Befestigungs- und Grabanlagen (Baumer 1993,
S. 89 f.) gedient hatten. Auch die berühmten kretischen Labyrinthe sind keine Irrgärten, sondern
kreuzungsfreie Spiralen (Duerr 1990, S. 148).
Es ist vorstellbar, daß das Gestaltungselement der Spirale auch in Bewegung und Tanz während
dieser Rituale eine wichtige Rolle gespielt hat. Hans Peter Duerr schreibt von Tänzen afrikanischer
Stämme, in deren Verlauf *«der Initiand in spiralförmiger Bewegung in den Leib der Erdmutter
hineintanzt, in sie ‹hineinstirbt›, um dann wiedergeboren zu werden»* (Duerr 1990, S. 150). Spiralen
«scheinen seit Urzeiten ein Kreisen und Versinken bedeutet zu haben» (Duerr 1990, S. 148). Es
ist interessant, daß ein Kind auch bei der Geburt in seiner Bewegung durch den Geburtskanal
eine Spirale beschreibt, wobei in den meisten Fällen diese Bewegung von links nach rechts verläuft.

wichtiges Detail des ornamentalen Schmucks. In der Entwicklung der
Menschheit durch die Kulturgeschichte hindurch zeigen sich Parallelen zur
individuellen Entwicklung eines Kindes: Wie schon ausgeführt, spielt die Spirale in Zeichnungen von Kleinkindern eine wichtige Rolle und kann mit seinen
ersten Versuchen, sich aus der Abhängigkeitsbeziehung zu seiner Mutter zu
lösen, in Verbindung gebracht werden.

Spaltung in Gut und Böse

Das «Große Weibliche» der Altsteinzeit, das als «Urmutter» mit ihren
positiven und negativen Aspekten gleichzeitig dargestellt und in der Jungsteinzeit als mächtige Erd- und Fruchtbarkeitsmutter erhöht wurde, zerfiel in der
Vorstellungswelt der Menschen in den Städten der sich entwickelnden frühen
Hochkulturen in viele Aspekte. Diese wurden in Gestalt verschiedener Göttinnen verehrt: der Göttin der Fruchtbarkeit, der Liebesgöttin, der Göttin des
Krieges, der Göttin des Todes, der Herrin der Berge, der Stadt oder des Flusses.
Eine *«Götterwelt mit betont gegensätzlichen Aspekten – mit der ganzen Palette
von Hilfreich und Gut bis hin zu Böse, Grausam und Schlecht –»* ist erstmals
für das Mesopotamien des vierten vorchristlichen Jahrtausends nachzuwei-
sen.[217] Interessanterweise taucht auch die Schlange wieder – hier schon in negativer Bedeutung – bereits in allerersten schriftlichen Dokumenten der Menschheit auf. Sie wird auf einer Keilschrifttafel aus dem äußerst kriegerischen Sumer
des 3. Jahrtausends, die die Sehnsucht nach dem verlorenen Frieden ausdrückt,
vor allen anderen wilden Tieren angeführt und steht für Gefühle der Menschen, die als «böse» – nicht integrierbar – erlebt wurden:

Einmal vor langer Zeit gab es keine Schlange, gab es keinen Skorpion,
Gab es keine Hyäne, gab es keinen Löwen,
Gab es keinen wilden Hund, gab es keinen Wolf,
Gab es keine Furcht, kein Entsetzen.
Der Mensch hatte keinen Nebenbuhler.[218]

In Bildern der Großen Mutter kommt der Aspekt der individuellen Bindung zwischen Mutter und Kind erstmals zum Ausdruck. In Ägypten wurde
die Göttin Isis, die Schwester und Gemahlin des Osiris – eine gütige Göttin, die

217 Uhlig 1991, S. 212
218 zit. bei: Uhlig 1976, S. 50

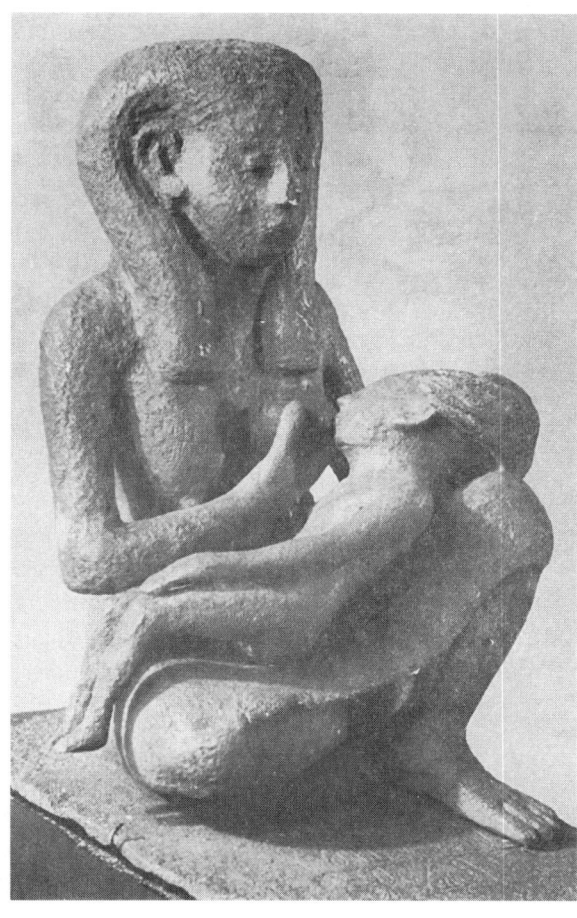

Isis mit Horus, Kupfer,
Ägypten,
ca. 2040–1700 v. Chr.
(in: Neumann 1974, Tafel 38)

verschiedene positive Aspekte des Weiblichen in sich vereinigt –, mit ihrem
Sohn Horus an der Brust sehr häufig dargestellt. Die Darstellung auf obenste-
hendem Bild stammt aus der Zeit von etwa 2040 bis 1700 v. Chr., Isis sieht man
hier als liebevolle Mutter mit ihrem Kind.

Das Bild drückt das bewußte Erleben von Zärtlichkeit zwischen Mutter
und Kind aus, der Mythos von Isis und Horus dagegen erzählt auch von einer
massiven Trennung von Mutter und Kind und von der damit verbundenen Verzweiflung. So dürfte auch der Aspekt der Zärtlichkeit erst aufgetaucht, bewußt
geworden sein, nachdem der Verlust der Bindung als solcher erlebt wurde.

In Zentren mutterverehrender Religionen – wie Ägypten und vor allem Kreta – konnte sich die Muttergöttin im Mythos auch in Gestalt der Kuh,[219] der Ziege oder der Biene zeigen. Die Göttin wurde in ihren verschiedenen Aspekten mit den Attributen eines Tieres[220] dargestellt bzw. das nährende Tier selbst als heilig verehrt.

Von diesen wurden Könige gestillt – in der Realität wurden sie nach der Geburt statt mit Kolostrum mit Honig und während der Entwöhnung mit Tiermilch ernährt. So wurde der Sage nach auch der kretische Zeus, von Rhea geboren, in einer Gebirgshöhle ausgesetzt und dort von Melissa, der Bienennymphe, und Amaltheia – kuh- oder ziegengestaltig – aufgezogen.[221] Später hätten – so hieß es im Griechenland der klassischen Zeit – Zeus und Herakles die Insel Kreta von «*Bären, Wölfen, Schlangen und ähnlichem*»[222] befreit, das heißt Nichtintegrierbares bekämpft und besiegt.

In Mesopotamien und in Ägypten, also in Ländern, in denen man Trennungen von Mutter und Kind schon sehr früh nachweisen kann, fand die dadurch entstandene Ambivalenz der Mutter gegenüber ihren Ausdruck in Bildern und Geschichten. Man fürchtete besonders um kleine Kinder und sah sie von einem weiblichen Dämon bedroht. Der letzte bedeutende assyrische König, Assurbanipal, nahm im 7. Jahrhundert v. Chr. Texte von diesem weiblichen Dämon Labartu in seine Bibliothek auf, ein Hinweis darauf, welch große Bedeutung er selbst diesen Vorstellungen beimaß. «*Labartu ist göttlicher Herkunft, wird aber als Ausländerin angesehen [...] Bei ihrem bösen Treiben hat es Labartu besonders auf das Kind, seine Mutter und seine Amme abgesehen. Gewaltsam reißt sie das Kind aus der Schwangeren heraus, als böse Amme und Pflegerin nimmt sie es fort, um es zu plagen. Wenn sie herankommt, greift sie nach dem Gesicht, macht das Antlitz blaß, vernichtet die Körperkräfte, ergreift die Glieder, zerschneidet die Sehnen, verändert die Gestalt des Leibes, brennt den Leib wie Feuer und quält das Kind mit Hitze, Kälte, Frieren und Schauer.*»[223] Dieser weibliche Dämon ist nun der von der Großen Mutter abgespaltene negative Aspekt, der von ihr unabhängig ein

219 Als Mutter des Horus galt auch die Göttin Hathor – Tochter der Allmutter Nut und des Sonnengottes Re –, die selbst als heilbringende Allmutter und als heilige schöne Kuh verehrt wurde. Sie wurde als die «Mutter aller Pharaonen» gesehen: «*Sie nährt sie mit ihrer göttlichen Milch im Leben und im Tode und sichert damit ihre Unsterblichkeit.*» (Göttner-Abendroth 1993, S. 67)

220 z. B. Hathor in Ägypten oder Rhea in Kreta

221 Duerr 1990, S. 374

222 Duerr 1990, S. 378

223 zit. bei: Peiper 1957, S. 15

Eigenleben führt und von außen Mutter und Kind bedroht. Geschichten, die sich um die Mutter drehen, hatten auch den Sinn, die Wirkung unterschiedlichen mütterlichen Verhaltens zu erkennen und zu bewerten. Im Verhalten der Personen in diesen Geschichten spiegelten die Menschen ihr Verhalten innerhalb einer komplexen Kultur gleichsam wider. So wie in der ersten Kindheit dieser Vorgang Voraussetzung ist für die Entwicklung eines Selbstkonzepts, für die Unterscheidung von Ich und Du, für Empathie und – damit verbunden – der Fähigkeit, Gut und Böse zu unterscheiden, so scheinen auch in der Kulturgeschichte Geschichten und Bilder zunehmend Bedeutung für die Bewertung mütterlichen Verhaltens bekommen zu haben. In einem Beispiel aus der griechischen Antike wird einer der frühesten menschlichen Eingriffe in die Mutter-Kind-Beziehung in Frage gestellt: die Weglegung eines unerwünschten Kindes, eine Handlung, die in vielen Kulturen üblich war, von der Gemeinschaft als notwendig akzeptiert und als Verhalten jenseits von Gut und Böse nicht verurteilt wurde. Aus der Schilderung folgender Episode geht deutlich hervor, wie negativ Homer das Verhalten der Göttermutter Hera bewertet, die ihren neugeborenen Sohn Hephaistos nicht annehmen wollte, weil sie erkannt hatte, daß er behindert sein würde. Wäre nicht die Meeresnymphe Thetis gewesen, hätte Hephaistos nicht überlebt. Homer läßt ihn selbst erzählen:

Siehe, da treff' ich die machtvolle würdige Göttin im Hause,
Welche mich rettete, als ich den Sturz erlitt in die Tiefe.
Weil meine Mutter, die Hündin, mich Lahmgeborenen heimlich
Wollte verstecken. Da mußte mein Mut wohl Qualen erdulden,
Hätten Eurynome nicht und Thetis im Schoß mich geborgen,
Jene, Okeanos' Tochter, des erdumkreisenden Stromes.[224]

Das passive Verhalten der Mutter, das Nichtaufgenommen- und das Verlassenwerden erlebt das hilflose Kind – diesem Text nach – wie einen unendlichen Sturz in die Tiefe. In den späteren Nacherzählungen des Mythos zeigt sich, daß der Text der *Ilias* nochmals durch einen Filter negativer Bewertung gegangen ist. Die Schilderung der Situation geschieht immer stärker aus der Perspektive des Kindes, und das Verhalten der Mutter wird nicht mehr «nur» als Kindesweglegung, sondern als aktive – böse – Tat interpretiert: «*Seine Mutter schleuderte ihn bald nach der Geburt ins Meer.*»[225] Die *Ilias* dagegen unter-

---

224 Homer, Ilias, 18. Gesang, Vers 395 f.
225 z. B. Gustav Schwab 1974, S. 15

scheidet noch deutlich zwischen dem Gefühl des Kindes – das Fallen in die Tiefe – und dem Verhalten der Mutter – das Verstecken des Kindes.

Maria

In allen Hochkulturen, in Sumer, Ägypten, im alten Griechenland, in
Rom, in nordischen und in vielen anderen Kulturen verehrte man weibliche
Gottheiten, in denen die Große Mutter in vielfältiger Weise noch zu erkennen
ist. Kulte der Großen Göttin lebten später in der Vorstellungswelt der Menschen und in geheimen Ritualen abseits offizieller patriarchaler Religionen
weiter: so der Demeter-Kult in Griechenland, der Isis-Kult in Ägypten und
Rom, der Kybele-Kult in Kleinasien und Rom, die Orphischen und Dionysi-
schen Mysterien in der hellenistischen Welt.[226]

Obwohl in der christlichen Religion – so wie auch im Judentum – der Mut-
terkult nicht vorgesehen war, entwickelte sich im Lauf der ersten Jahrhunderte
die Marienverehrung als eine Verehrung der Großen Mutter in Gestalt der
«Mutter Gottes». Sie war stark vom überall verbreiteten Kult der Muttergöttin
beeinflußt und wurde in Mitteleuropa häufig an ursprüngliche keltische und
germanische Heiligtümer gebunden.

Parallel dazu entwickelte sich innerhalb der christlichen Kirche in den
ersten Jahrhunderten eine immer stärkere Trennung von Körper und Geist,
eine Ablehnung aller Lust auf Erden um des ewigen Lebens willen. Das Seelen-
heil war mit dem Verzicht auf Befriedigung körperlicher Bedürfnisse verbunden. Gleichzeitig mit der Spaltung von Körper und Geist innerhalb der Persönlichkeit entstand eine Polarisierung von guter und böser Mutter, wie es sie
zuvor in dieser Eindeutigkeit nicht gegeben hatte. Die gute Mutter wurde in
ein unerreichbares Wesen überhöht, das nur angebetet werden konnte. Stark
geprägt haben diese Auffassung um 400 n. Chr. die «Kirchenväter» Augustinus
und Hieronymus, beide Repräsentanten der hochzivilisierten römischen Kultur. Wie sehr diese Entwicklung mit der damals tatsächlich praktizierten Beziehung der Mutter zu ihrem Kind zusammenhängt, kann die Geschichte von
Augustinus illustrieren. Er wurde nach seiner Geburt als Sohn eines kleinen
Beamten sowohl von seiner Mutter als auch von Ammen gestillt und hatte vermutlich immer wieder Trennungen, verbunden mit einem häufigen Wechsel

---

226 siehe Göttner-Abendroth 1993, S. 137

der Bezugsperson, zu ertragen. Über die erste Zeit seines Lebens schrieb er in seinen *Bekenntnissen: «Der Säugling ist nicht ohne Sünde [...] Was habe ich damals wohl gesündigt? Daß ich plärrend gierte nach den Brüsten? Ja, tät ich's heute – so gierend, nicht nach Brüsten, aber nach Nahrung, die für meine Jahre ist –, man verlachte mich, man nähme Anstoß, und wahrlich mit Recht. Damals tat ich also, was Tadel verdient, aber weil ich den Tadelnden nicht verstanden hätte, ließen Brauch und Vernunft nicht zu, mich zu tadeln. [...] Nun sind ja Kindesglieder harmlos in der Schwäche, aber nicht so der Kinder Herz. Ich selber sah einen eifersüchtigen Kleinen und machte meine Erfahrung an ihm: noch konnte er nicht sprechen, aber bleich, mit bitterbösem Blick schaute er auf seinen Milchbruder hin. Wer kennt das nicht? Sie brächten, sagen Mütter und Ammen, derlei schon noch weg, ich weiß nicht mit welchen Mitteln. Das ist doch wohl nicht Unschuld, bei reichem Fluß und Überfluß des Milchquells den andern Bedürftigen und einzig erst von dieser Nahrung lebenden nicht als Genossen zu dulden.»* In den Werken von Augustinus taucht das Thema der Suche nach der «wahren» Mutter, verbunden mit der Ablösung von der «falschen» Mutter, immer wieder auf. In dieser Auseinandersetzung steht stellvertretend für die «wahre» Mutter die christliche Kirche «Ecclesia» und für die «falsche» Mutter das Judentum, die «Synagoge».[227] Die Kirche repräsentiert hier den geistigen, idealistischen Aspekt der Mutter und die Synagoge den irdischen, körperlichen: die Frau aus Fleisch und Blut. Die Synagoge setzt Augustinus mit der leiblichen Mutter gleich, die für das Kind so lebensnotwendig ist, von der das Kind total abhängig ist, nach deren Liebe und Fürsorge es sich sehnt und von der es so wenig bekommen hat. Sie aber wird von Augustinus verdammt. *«Von wem ist der Sohn Gottes im Fleisch geboren worden? Von jener Synagoge. Jener wird Vater und Mutter verlassen [...] Und wer ist die Mutter, die er verläßt? Es ist das Volk der Juden, die Synagoge [...] Die Königin steht zu seiner Rechten, die aber zur Linken steht, ist keine Königin. Die da nämlich steht zu seiner Linken, der wird gesagt, ‹Gehet hin [...] von mir in das ewige Feuer.›»*[228] Bedeutet das nicht aber, daß auch alle berechtigten Ansprüche

227 An den Portalen gotischer Kathedralen, beispielsweise an den Domkirchen von Bamberg, Straßburg, Freiburg, Trier und Magdeburg, sind diese zwei Frauen dargestellt: Die «Synagoge» steht für das Alte Testament, das Judentum, für die Frau aus Fleisch und Blut und «Ecclesia» für das Neue Testament, die christliche Kirche, für das neue vergeistigte Frauenbild dieser Zeit. Die «Synagoge» wurde ursprünglich mit verbundenen Augen, blind und machtlos, aber anmutig und bezaubernd in ihrer Weiblichkeit dargestellt. Später veränderte sich diese Darstellungsweise, und die Synagoge wurde mit dem Höllendrachen, dem Bockskopf und mit Schlangen abgebildet.
228 Augustinus, zit. bei: Heer 1981, S. 119

des Kindes nicht mehr wahrgenommen werden dürften? In diesen Gedanken kommt die Verwirrung eines Menschen zum Ausdruck, der durch die körperliche Bindung an die Amme, durch Lustgefühle, Eifersucht und Neid an deren Brust, in seiner Bindung zur wirklichen Mutter verunsichert war.[229] Es ging Augustinus um die Frage, wer die eigentliche Mutter, was das Wesentliche an der Mutterschaft ist, und er kam zu dem Ergebnis, daß es nicht die körperliche Bindung an die Mutter sein kann, da innerhalb dieser Bindung das Kind auch durch eine «falsche» Mutter getäuscht werden kann.

Die Mutterproblematik und die Suche nach der idealen Frau wurde im Hochmittelalter zum wichtigsten Thema für Literatur, Musik und Malerei, aber und vor allem auch der Religion. Die Marienverehrung im Christentum[230] weitete sich seit dieser Zeit in Wechselwirkung mit der Entfaltung des Ideals der höfischen Minne und in enger Verbindung mit der Mystik aus. Die Darstellung der Maria mit ihrem Jesuskind wurde zum wichtigsten Thema in der Kunst. Gleichzeitig beanspruchten vom 12. Jahrhunderts an auch in Westeuropa ein Großteil der adeligen Frauen die Dienste von Ammen und stillten ihre Kinder nicht mehr selbst.[231] Nun wurde Maria – wie ihre Vorbilder aus früheren Kulturen – oft selbst als stillende Mutter («maria lactans») dargestellt. *«Die Mutter und ihr Kind, Maria und ihr Jesuskind sind während 400 Jahren, vom 13. bis 16. Jahrhundert, Thema Nummer eins in der Malerei des christlichen Abendlandes. Wenn wir bedenken, daß eine Darstellung zu Beginn der europäischen Tafelmalerei nicht anders als religiös erfaßt werden kann, so ist die Mutter und ihr Kind zum alles beherrschenden Problem der damaligen Zeit geworden!»*[232]

Bei einer derartig starken Idealisierung schien der negative Aspekt der Mutter gar keinen Platz mehr gehabt zu haben. Seit den allerersten Bildern der Menschheit, in der die Große Mutter noch alle Aspekte integrierte, wurde Negatives im Lauf der Kulturgeschichte immer stärker abgespalten. Ich möchte das auf folgenden Zusammenhang zurückführen: Je weniger auf die Bedürfnisse des Säuglings eingegangen wurde, je mehr der Säugling darunter leiden mußte, ein desto bedrohlicheres Bild wird er von der allmächtigen Mutter ent-

229 Es ist auch mehrfach überliefert, daß das Beziehungsdreieck Mutter-Kind-Amme kompliziert und spannungsreich war.

230 Maria wurde schon seit dem Konzil von Ephesus 431 n. Chr. als «Gottesgebärerin» gesehen. Die Kirche selbst, die Gemeinschaft der Gläubigen in ihren Bindungen und hierarchischen Strukturen, wurde und wird immer noch als «Mutter», als «Mutter Kirche» bezeichnet.

231 Shahar 1993, S. 75

232 Renggli 1992, S. 163

wickelt haben. Der negative Anteil der Mutter konnte nun nicht mehr mit ihr in Verbindung bleiben, er konnte nur mehr «verteufelt und verdammt» werden. Als Folge davon entstanden – stellvertretend für das, was die Menschen an sich selbst ablehnten und abzutöten versuchten – Feindbilder, die zu grausamen Verfolgungen und Vernichtungen von Personen führten, denen ihr Menschsein einfach abgesprochen wurde. Damit verbunden war die Abwertung der Frau an sich, die in der scholastischen Theologie des Hochmittelalters auch theoretisch begründet wurde. Die Minderwertigkeit der Frau erklärte man biologisch: Die Frau sei ein «animal imperfectum», ein «mas occasionatus» (ein verfehlter Mann) und physiologisch mangelhaft. Daraus wurde ihre Gehorsams- und Unterwerfungspflicht abgeleitet. Die Frau wurde immer wieder mit der Schlange in Verbindung gebracht, dem Feindbild der Christenheit schlechthin. Die Schlange stand dabei für alles Böse, das Körperliche und das Sinnliche, für die «niederen Instinkte» des Menschen.

Weitere massive Schwierigkeiten bei Geburt und Stillen – vorerst, wie schon erwähnt, nur in der Oberschicht der Bevölkerung – waren die Folge. Die ideale Frau – in der Frühgeschichte des Menschen als Göttin noch oft mit Schlangen dargestellt – durfte nun mit dem, was dieses Tier symbolisiert, gar nichts mehr zu tun haben.[233]

Der Wegfall des Wickelns und später auch der Wiege, der allgemeine Rückgang des Stillens, Reglementationen für das Stillen, weitere Trennungen von Mutter und Kind, die Industrialisierung: all das veränderte die Mutter-Kind-Beziehung weiter. Eine immer größer werdende Distanz zwischen Mutter und Kind verhinderte die Wahrnehmung kindlicher Bedürfnisse, deshalb wurde auch für die Bedürfnisse des Kindes nicht mehr nach Ersatz gesucht: Körperlichkeit, Wohlbefinden und Lust drängte man in den Untergrund, bis zum Höhepunkt am Ende des letzten Jahrhunderts, das dann in seinen grotesken Formen menschlichen Gefühlslebens die Aufdeckung dieses Tabus durch die Psychoanalyse geradezu provozierte.

233 Wie die Idealisierung der Mutter Maria in unserer Kultur weiterging, wissen wir. Es gibt bis heute bei den Katholiken vierzehn Marienfeiertage im Jahr, Maria gilt als jungfräuliche «Gottesgebärerin», als Königin über alle Heiligen und Engel, als Beschützerin, Trösterin und Mittlerin aller Gnaden. Ihre vollkommene Freiheit von allen negativen Aspekten, von jeglichen körperlichen Abhängigkeiten und aller Erbschuld wurde 1854 durch das Dogma der unbefleckten Empfängnis bekräftigt, und noch 1950 wurde vom Papst die «von Gott geoffenbarte Wahrheit» verkündet, daß «Maria nach Vollendung ihres irdischen Lebenslaufes mit Leib und Seele zur himmlischen Herrlichkeit aufgenommen worden ist» (Wimmer, Melzer 1988, S. 77). In diesem Bild der Mutter ist Lust überhaupt nicht mehr, weder negativ und schon gar nicht positiv, präsent.

Die ganze Geschichte hindurch ging es in der Ideologie der Großen Mutter – mit jeweils verschiedenen Vorzeichen – immer auch um die Mutter in einem ganz körperlichen Sinn, praktisch um die Befriedigung des kindlichen körperlichen Hungers, und um Abhängigkeiten, die durch körperliche Lust bedingt waren. Das zentrale Thema blieb dasselbe. Es ging um das, was die Schlange symbolisierte: Instinkte, Bedürfnisse und Lust, um die nährenden, wärmenden, lustspendenden, körperlichen Qualitäten der Frau, Qualitäten, die sie auch mächtig machen. Was bleibt aber von der Mutter-Kind-Beziehung, wenn man all das abzieht? Genau das, was in den allerersten Darstellungen der Mutter schon fehlte, das, was in späteren Darstellungen immer wieder auftauchte und wonach sich der Mensch die ganze Zeit hindurch gesehnt hatte: die persönliche individuelle Bindung. Die Gefühle, die diese Bindung möglich machen, scheinen das Wesentliche des Weiblichen zu sein, so vermittelt es das Bild der Maria, und so vermitteln es auch Märchen. Maria ist ein Ideal des Weiblichen, der Großen Mutter, das nur aus empathischen Gefühlen besteht: voller Verständnis für den Menschen ist sie die Verbindung des Himmlischen[234] mit dem Irdischen. Dieses Idealbild einer Mutter ist nur denkbar ohne all die Vorbedingungen, Belastungen und Hindernisse, die jede andere Mutter durch die eigene persönliche Geschichte und die ihrer Vorfahren mitbringt. Deshalb muß Maria frei von aller «Erbschuld»[235] sein. Die sich wandelnden Bilder der Großen Mutter dokumentieren den Weg zu völliger Unabhängigkeit von der leiblichen Mutter und hin zu einer Form der Beziehung, in der Beherrschen und Beherrschtwerden keine Rolle mehr spielen: die Kulturgeschichte weist auch hier in ihren Bildern und Geschichten deutliche Parallelen zur individuellen Entwicklungsgeschichte des Kindes auf.

Das Bild der immer empathischen Großen Mutter hat große Berechtigung im spirituellen Sinn, für eine reale Mutter jedoch – zumindest solange sie in engem körperlichen Kontakt zu ihrem Kind steht – ist es nicht lebbar: Denn die Frau, die nur mehr aus Gefühl und Verständnis für andere besteht, entspricht in der Realität der total hilflosen Frau, neben der Großen Mutter das zweite wichtige Bild der Frau in unserer Kulturgeschichte.

234 Dogma von 1950: der Aufnahme Marias in den Himmel
235 Dogma von 1854: Unbefleckte Empfängnis Marias, das heißt Maria ist frei von jeder Erbsünde.

10. Das Bild der hilflosen Mutter:
Das Mädchen ohne Hände

Am Anfang des folgenden Märchens[236] steht die Armut eines Vaters und, dadurch bedingt, ein Handel, durch den seine heranwachsende Tochter zum Objekt wird – ein häufiges Motiv in Märchen. Schon sehr früh, mit der Entwicklung hierarchischer Gesellschaften, wurde die Frau zum Objekt für den Mann. Beschreibungen alter Heiratsbräuche auf der ganzen Erde belegen die Tatsache, daß die Frau während langer Zeit mehr Handelsware und Tauschobjekt als selbstverantwortliche, selbstbestimmte Persönlichkeit war.[237] Bereits für die erste Hochkultur in Sumer vor 5000 Jahren kann man die rechtliche Benachteiligung der Frau und ihre Behandlung als Eigentum des Mannes über archäologische Funde und Schriftstücke auf Tontafeln – mit Einzelheiten über Gesetze und Strafpraxis – nachweisen. Auch in der allgemeinen Rechtssituation der Antike[238] und des Mittelalters bis zum 13. Jahrhundert galt die Frau – genauso wie das Kind – rechtlich gesehen nicht als Subjekt, sondern stand unter der Vormundschaft ihres Mannes. Sie und das Kind wurden von ihm wie seine Besitztümer verwaltet. Die Mutter stand so rechtlich gesehen nicht über ihrem Kind, sondern neben ihm. Die alleinige Verfügungsgewalt über beide hatte der Vater: Er konnte bestimmen, was mit dem Kind geschehen sollte. Er entschied, ob und wie lange eine Mutter ihr Kind stillen durfte, er war es auch,

---

236 Der Stoff dieses Märchens ist sehr alt und fast auf der ganzen Welt bekannt. In Europa wurde er bis ins 17. Jahrhundert sehr häufig dichterisch behandelt. Die älteste bekannte Fassung des Märchens stammt aus dem südlichen England des 12. Jahrhunderts (Bolte, Polívka 1930, S. 298). Die vorliegende Version gehört zur Märchensammlung der Brüder Grimm 1997, Märchen Nr. 31). Es gibt außerdem eine wunderschöne Interpretation dieses Märchens von Eugen Drewermann.

237 Eine Analyse des Brauchtums bei 1267 Völkern (Comaroff 1980) ergab, daß auch heute noch in 66 Prozent aller Gesellschaften für die Braut Güter oder Dienstleistungen entrichtet werden und bei vielen der übrigen Völker Verwandtschaftsgruppen ihre heiratsfähigen Töchter tauschen (Vogel, Sommer, in: Schiefenhövel u. a. 1994, S. 38).

238 Die Hand wurde in verschiedenen Kulturen zum Symbol für Verantwortung und die typisch menschliche (zugreifende) Macht. So bezeichnete im Alten Rom zum Beispiel das Wort «manus» (Hand) die Herrschaftsgewalt des Vaters über alle Angehörigen seiner Familie.

der eine Amme aussuchte, die Stillzeit vertraglich festlegte und bezahlte. Die Mutter mußte zwar in den meisten Fällen für das Kind dasein, hatte jedoch keinerlei Macht und Handhabe, wenn sie in ihren Ansichten mit dem Mann nicht übereinstimmte.

Das Wachsen der Städte, des Verkehrs und des Handels ab dem 13. Jahrhundert brachte für Frauen neue Möglichkeiten. Eine große Zahl von Frauen begann gleichberechtigt mit den Männern in den verschiedensten Berufen, vor allem aber in den spezifischen Frauendomänen – der Herstellung von Nahrung und Kleidung – zu arbeiten. Frauenheilkunde und Geburtshilfe lag allein in weiblicher Hand. Weil die Anerkennung der Rechte der Frau wie heute an ihre Bedeutung für die Wirtschaft gekoppelt war, so änderten sich durch diese Entwicklung in den Städten auch ihre rechtlichen Bedingungen: das Heiratszwangsrecht des Vaters wurde abgeschafft, das Stadtrecht befreite die handel- und gewerbetreibende Frau weitgehend von der Vormundschaft des Mannes, und ihre erbrechtliche Stellung wurde allgemein anerkannt.

Einige Jahrhunderte später waren die neuen Freiheiten der Frau allerdings schon wieder dahin. Zur Zeit der Reformation bzw. der Gegenreformation, nach Pestepidemien und Kriegen verlor die Frau ihre Kompetenzen in der Wirtschaft und wurde damit wieder zu einer rechtsunfähigen Person, die nicht einmal in Abwesenheit des Mannes seine Kompetenzen wahrnehmen konnte: ein Zustand, der in den meisten Ländern bis zum Anfang dieses Jahrhunderts dauern sollte.

Ein Müller war nach und nach in Armut geraten und hatte nichts mehr als seine Mühle und einen großen Apfelbaum dahinter. Einmal war er in den Wald gegangen, Holz zu holen, da trat ein alter Mann zu ihm, den er noch niemals gesehen hatte und sprach «was quälst du dich mit Holzhacken, ich will dich reich machen, wenn du mir versprichst, was hinter deiner Mühle steht.» «Was kann das anderes sein als mein Apfelbaum?» dachte der Müller, sagte «ja» und verschrieb es dem fremden Manne. Der aber lachte höhnisch und sagte: «Nach drei Jahren will ich kommen und abholen, was mir gehört», und ging fort. Als der Müller nach Hause kam, trat ihm seine Frau entgegen und sprach «sage mir, Müller, woher kommt der plötzliche Reichtum in unser Haus? Auf einmal sind alle Kisten und Kasten voll, kein Mensch hats hereingebracht, und ich weiß nicht, wie es zugegangen ist.» Er antwortete «das kommt von einem fremden Manne, der mir im Walde begegnet ist und mir große Schätze verheißen hat; ich habe ihm dagegen verschrieben, was hinter der Mühle steht: den großen Apfelbaum können wir wohl dafür geben.» «Ach Mann», sagte die Frau erschrocken, «das ist der Teufel gewesen: den Apfelbaum hat er nicht gemeint, sondern unsere Tochter, die stand hinter der Mühle und kehrte den Hof.»

Der Müller trifft eine Abmachung, deren Alternativen er nicht bedenkt und deren Konsequenzen er eigentlich nicht tragen kann. Hinter der Entscheidung steht der Wunsch nach Reichtum und danach, sich keine Sorgen um den nächsten Tag mehr machen zu müssen: ein verständlicher Wunsch für einen Mann, der arm ist und keine Aussicht auf eine bessere Zukunft hat. Auch die Macht, die mit Reichtum immer verbunden ist, wird gelockt haben, war doch gerade in dieser Hinsicht so vieles bei ihm zu kurz gekommen. Und das alles im Tausch gegen einen Apfelbaum! Er merkt nicht, daß er einen falschen, unzureichenden Schluß zieht, denn er berechnet seine Spesen nur mit dem Kopf, nicht aber mit Gefühl und Intuition. Der Intellekt des Menschen allein reicht nicht aus, um Folgen für derartig weitreichende Eingriffe abschätzen zu können.[239]

Die Müllerstochter war ein schönes und frommes Mädchen und lebte die drei Jahre in Gottesfurcht und ohne Sünde. Als nun die Zeit herum war und der Tag kam, wo sie der Böse holen wollte, da wusch sie sich rein und machte mit Kreide einen Kranz um sich. Der Teufel erschien ganz frühe, aber er konnte ihr nicht nahekommen. Zornig sprach er zum Müller «tu ihr alles Wasser weg, damit sie sich nicht mehr waschen kann, denn sonst habe ich keine Gewalt über sie.» Der Müller fürchtete sich und tat es. Am andern Morgen kam der Teufel wieder, aber sie hatte auf ihre Hände geweint, und sie waren ganz rein. Da konnte er ihr wiederum nicht nahen und sprach wütend zu dem Müller «hau ihr die Hände ab, sonst kann ich ihr nichts anhaben.» Der Müller entsetzte sich und antwortete: «wie könnt ich meinem eigenen Kind die Hände abhauen!» Da drohte ihm der Böse und sprach «wo du es nicht tust, so bist du mein und ich hole dich selber.» Dem Vater ward angst, und er versprach, ihm zu gehorchen. Da ging er zu dem Mädchen und sagte «mein Kind, wenn ich dir nicht beide Hände abhaue, so führt mich der Teufel fort, und in der Angst hab ich es ihm versprochen. Hilf mir doch in meiner Not und verzeihe mir, was ich Böses an dir tue.»

---

239 Der Vater, der bei einem Handel etwas verspricht, was er eigentlich nicht meint, ist das entscheidende Motiv vieler Geschichten. Eine davon findet sich auch im Alten Testament, es geht dabei um Kriege, Landnahme und Landbesitz. Im Buch der Richter (ab 560 v. Chr. niedergeschrieben) verspricht der Heerführer Jiphtach im Krieg gegen die Ammoniter dasjenige Jahwe im Fall eines Sieges als Brandopfer darzubringen, was ihm aus der Tür seines Hauses als erstes entgegenkommt. Es ist seine Tochter, und er sieht sich gezwungen, sein Versprechen zu halten (Richter, 11, 29–11,40).

Der furchtbare Höhepunkt dieses Märchens ist der Augenblick, in dem der Tochter von ihrem eigenen Vater die Hände abgeschlagen werden. Märchen sind grausam: Das ist eines der schwerwiegendsten Argumente gegen Märchen. Sie sind aber nicht grausamer als die Kulturgeschichte der Menschheit und letztlich der Mensch selbst. Das Märchen zeigt mit diesem Motiv eine Form der Unterdrückung auf, die für viele Frauen Realität war.

Versucht man, sich in die Frau hineinzufühlen, so wird ihre Situation gleichsam «von innen» spürbar. Ohne Hände ist jeder Mensch hilflos und auf andere Menschen angewiesen. Im Lauf der Kulturgeschichte wurde immer wieder die Hilflosigkeit der Frau mit ihrer Schwächung durch Geburt und Stillen erklärt. Eine schwache, kranke und gebrechliche Frau braucht einen starken Beschützer: damit wurde die rechtliche Verantwortung und Herrschaft des Mannes gerechtfertigt. Im Märchen ist es jedoch gerade der «starke Beschützer», der der Frau ihre Kompetenzen immer wieder auf gewaltsame Weise entreißt. Und gerade die Fähigkeiten, aufgrund derer die Frau als für die Gesellschaft minderwertig abgetan wurde, sind es, die in dieser scheinbar aussichtslosen Situation eine Lösung bringen können.

Das Mädchen ist schön, es ist «ganz», in Verbindung, im Einklang mit allen seinen Teilen. Es hat Hände, kann klar denken, vor allem aber ist es in lebendigem Kontakt zu seinen Gefühlen. Als es in Gefahr ist, weiß es, wie wichtig der Kreis aus Kreide, ein Symbol für seine individuelle Ganzheit und damit auch ein Symbol für Schutz, und das Waschen mit Wasser, ein Symbol für Verbindung, Gefühle, Lebendigkeit, für das Überleben seiner Integrität sind. In der Umgangssprache verwenden wir die Redewendung «sich die Hände schmutzig machen» für eine Handlung, durch die andere Schaden haben, wofür man aber eigentlich keine konkrete Verantwortung übernehmen kann, da die Folgen nicht genau voraussagbar und oft auch nicht weiterverfolgbar sind. Der Effekt der Tat kann – wie die Abmachung des Müllers in diesem Märchen – nicht abgeschätzt werden. Der Vater hat sich seine Hände schmutzig gemacht, ohne es zu ahnen. Indem das Mädchen seine Hände «sauber» hält, kann es sich schützen. Das Schwierige ist daran, daß die Hände immer wieder gereinigt werden müssen und damit jeden Tag wieder von neuem Gefahr droht. Um eine intakte Persönlichkeit bleiben zu können, geht es also nicht um große Heldentaten, sondern um Aufmerksamkeit und die Fähigkeit, schon auf kleine Veränderungen zu reagieren. Nun wird dem Mädchen aber das dafür notwendige Wasser vorenthalten. In dieser entsetzlichen Lage erhält es Hilfe von seinen Gefühlen, seinem Unbewußten, das die Tränen fließen läßt. Die Tränen – zuerst nur Ausdruck der Verzweiflung – bringen schließlich unerwartet die

Rettung. Eine derartige Lösung könnte man niemals planen, sie ereignet sich einfach. Was uns von diesem Bild bleiben kann, ist die Gewißheit, daß es sich lohnt, Gefühle – auch wenn sie bedrohlich sind – zuzulassen und wahrzunehmen.

Das Mädchen ist gerettet, aber es gibt dafür einen hohen Preis: Da der Vater sein Versprechen dem Teufel gegenüber nicht einlösen kann, zwingt ihn dieser nun, der Tochter die Hände abzuschlagen. Gerade das, was dem Vater für sich am wichtigsten ist, nimmt er nun dem Mädchen weg, um sich selbst der Macht zu entziehen, die ihn zu verschlingen droht.

Sie antwortete «lieber Vater, macht mit mir, was Ihr wollt, ich bin Euer Kind» Darauf legte sie beide Hände hin und ließ sie sich abhauen. Der Teufel kam zum drittenmal, aber sie hatte so lange und so viel auf die Stümpfe geweint, daß sie doch ganz rein waren. Da mußte er weichen und hatte alles Recht auf sie verloren.

Der Müller sprach zu ihr «ich habe so großes Gut durch dich gewonnen, ich will dich zeitlebens aufs Köstlichste halten.» Sie antwortete aber «hier kann ich nicht bleiben: ich will fortgehen; mitleidige Menschen werden mir schon so viel geben, als ich brauche.» Darauf ließ sie sich die verstümmelten Arme auf den Rükken binden, und mit Sonnenaufgang machte sie sich auf den Weg und ging den ganzen Tag, bis es Nacht ward.

Märchen steuern immer wieder auf Zeitpunkte hin, an denen eine wichtige Entscheidung getroffen werden muß oder kann. Nicht in jeder Situation seines Lebens kann sich das Mädchen von seinem Vater trennen, in dieser Geschichte gibt es diese Alternative nur einmal. Nach der Verstümmelung durch den Vater stehen ihm zwei Möglichkeiten zur Verfügung: Es könnte das «verlockende» Angebot des Vaters annehmen und aus seiner Lage «das Beste» machen, tut aber das einzig Richtige: es löst sich von ihm und geht fort. Das, was der Vater ihm angetan hat, gibt nun die Kraft, ihn zu verlassen. Davor wäre dieser Schritt nicht möglich gewesen, weil sich das Mädchen da noch ganz als das Kind seines Vaters verstand. Zu einem späteren Zeitpunkt gäbe es diese Alternative nicht mehr, denn die Entscheidung, sich von einem sich schuldig fühlenden Vater verwöhnen und umsorgen zu lassen, würde eine spätere Loslösung vermutlich ganz verhindern.

Da kam sie zu einem königlichen Garten, und beim Mondschimmer sah sie, daß Bäume voll schöner Früchte darin standen; aber sie konnte nicht hinein, denn es war ein Wasser darum. Und weil sie den ganzen Tag gegangen war und keinen Bissen genossen hatte und der Hunger sie quälte, so dachte sie «Ach, wäre ich darin, damit ich etwas von den Früchten äße, sonst muß ich verschmachten.» Da kniete sie nieder, rief Gott den Herrn an und betete. Auf einmal kam ein Engel daher, der machte eine Schleuse in dem Wasser zu, so daß der Graben trocken ward und sie hindurchgehen konnte. Nun ging sie in den Garten, und der Engel ging mit ihr. Sie sah einen Baum mit Obst, das waren schöne Früchte, aber sie waren alle gezählt. Da trat sie hinzu und aß eine mit dem Munde vom Baume ab, ihren Hunger zu stillen, aber nicht mehr. Der Gärtner sah es mit an, weil aber der Engel dabeistand, fürchtete er sich und meinte, das Mädchen wäre ein Geist, schwieg still und getraute nicht zu rufen oder den Geist anzureden. Als sie die Birne gegessen hatte, war sie gesättigt und ging und versteckte sich in das Gebüsch. Der König, dem der Garten gehörte, kam am andern Morgen herab, da zählte er und sah, daß eine der Birnen fehlte, und fragte den Gärtner, wo sie hingekommen wäre, sie läge nicht unter dem Baume und wäre doch weg. Da antwortete der Gärtner «vorige Nacht kam ein Geist herein, der hatte keine Hände und aß eine mit dem Munde ab.» Der König sprach «wie ist der Geist über das Wasser herübergekommen? Und wo ist er hingegangen, nachdem er die Birne gegessen hatte?» Der Gärtner antwortete «es kam jemand in schneeweißem Kleide vom Himmel, der hat die Schleuse zugemacht und das Wasser gehemmt, damit der Geist durch den Graben gehen konnte. Und weil es ein Engel muß gewesen sein, so habe ich mich gefürchtet, nicht gefragt und nicht gerufen. Als der Geist die Birne gegessen hatte, ist er wieder zurückgegangen.» Der König sprach «verhält es sich, wie du sagst, so will ich diese Nacht bei dir wachen.»

Als es dunkel ward, kam der König in den Garten und brachte einen Priester mit, der sollte den Geist anreden. Alle drei setzten sich unter den Baum und gaben acht. Um Mitternacht kam das Mädchen aus dem Gebüsch gekrochen, trat zu dem Baum und aß wieder mit dem Munde eine Birne ab; neben ihr aber stand der Engel im weißen Kleide. Da ging der Priester hervor und sprach «bist du von Gott gekommen oder von der Welt? Bist du ein Geist oder ein Mensch?» Sie antwortete «ich bin kein Geist, sondern ein armer Mensch, von allen verlassen, nur von Gott nicht.» Der König sprach «wenn du von aller Welt verlassen bist, so will ich dich nicht verlassen.» Er nahm sie mit sich in sein königliches Schloß, und weil sie so schön und fromm war, liebte er sie von Herzen, ließ ihr silberne Hände machen und nahm sie zu seiner Gemahlin.

Die Entscheidung des Mädchens lohnt sich: Es wird von einem König entdeckt und geheiratet. Das bedeutet für das ursprünglich arme Mädchen einen großen gesellschaftlichen Aufstieg, ändert an seinem Status als hilflose Frau aber eigentlich nichts. Die Behinderung, durch den Verlust der Hände entstanden, kann durch Liebe zwar gemindert und vielleicht auch für eine Zeit ausgeglichen werden, aber die Verstrickung des Vaters mit einer destruktiven Macht, durch die das Mädchen die Hände verloren hat, ist damit nicht gelöst. Verwöhnung und Sorge, die ihm der Vater angeboten und die es ausgeschlagen hat, nimmt es nun doch von einem anderen Mann – dem König – an. Auch wenn die Fürsorge des Königs nicht aus einem Schuldgefühl, sondern aus Mitleid und Liebe entsprang, bleibt das Mädchen als Königin hilfebedürftig und behindert. Die silbernen Hände, die ihr der König machen läßt, ändern daran wenig.

Nach einem Jahr mußte der König über Feld ziehen, da befahl er die Königin seiner Mutter und sprach «wenn sie ins Kindbett kommt, so haltet und verpflegt sie wohl und schreibt mirs gleich in einem Briefe.» Nun gebar sie einen schönen Sohn. Da schrieb es die alte Mutter eilig und meldete ihm die frohe Nachricht. Der Bote aber ruhte unterwegs an einem Bache, und da er von dem langen Weg ermüdet war, schlief er ein. Da kam der Teufel, welcher der frommen Königin immer zu schaden trachtete, und vertauschte den Brief mit einem andern, darin stand, daß die Königin einen Wechselbalg zur Welt gebracht hätte. Als der König den Brief las, erschrak er und betrübte sich sehr, doch schrieb er zur Antwort, sie sollten die Königin wohlhalten und pflegen bis zu seiner Ankunft. Der Bote ging mit dem Brief zurück, ruhte an der nämlichen Stelle und schlief wieder ein. Da kam der Teufel abermals und legte ihm einen andern Brief in die Tasche, darin stand, sie sollten die Königin mit ihrem Kinde töten. Die alte Mutter erschrak heftig, als sie den Brief erhielt, konnte es nicht glauben und schrieb dem Könige noch einmal, aber sie bekam keine andere Antwort, weil der Teufel jedesmal einen falschen Brief unterschob: und in dem letzten Briefe stand noch, sie sollten zum Wahrzeichen Zunge und Augen der Königin aufheben. Aber die alte Mutter weinte, daß so unschuldiges Blut sollte vergossen werden, ließ in der Nacht eine Hirschkuh holen, schnitt ihr Zunge und Augen aus und hob sie auf. Dann sprach sie zu der Königin «ich kann dich nicht töten lassen, wie der König befiehlt, aber länger darfst du hier nicht bleiben: geh mit deinem Kind in die weite Welt hinein und komm nie wieder zurück.» Sie band ihr das Kind auf den Rücken, und die arme Frau ging mit weiniglichen Augen fort.

Die gleiche Macht, die die Frau zum Objekt gemacht hat, will nun den Tod von Mutter und Kind. Es ist nicht zufällig, daß der Teufel gerade jetzt wieder eingreift. Nichts bedroht ein System der Macht mehr als ein lebendiges Kind und eine Mutter, die zu diesem Kind eine lebendige Beziehung aufbauen will. Ohne Hände ist die Frau als junge Mutter jedoch so hilflos und angewiesen wie nie zuvor. Und der König, der die beiden schützen könnte, ist nicht zu Hause! Auch dieses Motiv kommt in vielen Märchen vor: die Abwesenheit des Mannes, der sich im Krieg oder auf der Jagd befindet, und die Möglichkeit böser Mächte, dadurch an die Wöchnerin und ihr Kind heranzukommen und ihnen zu schaden. In vielen ähnlichen Märchen, davon auch in einigen anderen Fassungen dieses Märchens, ist es die böse Schwieger- oder Stiefmutter, die sich entweder in falscher Gestalt oder unter dem Vorwand, Mutter und Kind zu pflegen, Macht über diese aneignet und beide voneinander trennt. Wer Märchen kennt, weiß, wie oft es dort die Frauen sind, die ihre Macht in irgendeiner Weise mißbrauchen und damit «böse» werden. Es gibt diese bösen Frauen in Gestalt der Hexe, der Hebamme, der Zauberin, der Schwieger- oder Stiefmutter. Sie alle agieren im verborgenen, in einem Bereich, der dem Mann unzugänglich ist, und nutzen dort ihre Möglichkeiten, um zu Macht zu gelangen.

In diesem Märchen spielt jedoch die böse Mutter keine Rolle, sondern nur eine Schwiegermutter, die eine selbstbewußte Frau mit wachen, lebendigen, flexiblen mütterlichen Eigenschaften ist. Die Person der Schwiegermutter ist hier differenzierter dargestellt als in anderen Märchen: Das Böse wird als eine eigene Kraft gezeichnet, die zwar auf sie Einfluß hat, aber nicht mit ihr identisch ist. Nur die ausgeschickten Botschaften werden vom Bösen kontrolliert und kommen deshalb ganz anders an, als sie gemeint sind. Das hat wohl jeder Mensch schon einmal erlebt: Das, was er aussendet, wird ganz anders aufgenommen, als es gedacht war. Das Bild der ausgetauschten Botschaften ist eine gute Illustration dessen, was oft geschieht, wenn ein Mensch einen anderen als «böse» erlebt, ein Bild für eine Kommunikationsstörung, die den Partner anders erscheinen läßt, als er ist.

Die alte Mutter des Königs erweist sich in dieser Situation als eine besondere Frau. Sie weiß zwar nicht, was mit den Botschaften passiert ist, die zwischen ihr und ihrem Sohn hin- und hergegangen sind, traut ihnen aber trotzdem nicht sofort. Der Zugang zu ihren Gefühlen und ihrer Intuition – etwas, was dem Müller am Beginn des Märchens gefehlt hat – verhindert nun eine weitere Katastrophe. Die alte Mutter läßt sich weder durch Loyalitäten noch durch Befehle dazu verleiten, gegen ihre eigenen Gefühle zu handeln, und entscheidet in dieser schwierigen Lage schließlich selbständig zugunsten der jungen Mutter und ihres Kindes. Sie steht eindeutig auf der Seite des Lebens. Dabei macht sie das einzig Richtige: Sie bindet der jungen Königin das Kind an den Körper und ermöglicht es ihr damit, ihr Kind selbst zu tragen. Im Gegensatz zu den bösen Schwiegermüttern anderer Märchen trennt sie das Kind nicht von seiner Mutter, sondern bringt es ihr noch näher als zuvor und schickt sie beide ganz allein los. Obwohl sie einerseits traurig darüber ist, so handeln zu müssen, traut sie es andererseits der jungen Frau zu, sich und das Kind zu retten. Das Wichtigste an dem mütterlichen fürsorglichen Verhalten dieser alten Frau ist das Vertrauen: das Vertrauen einer Frau, die ihre Schwiegertochter und das Enkelkind liebt und weiß, daß sie für die beiden nichts mehr tun kann. Es ist ein vollkommener Machtverzicht und eine ausdrückliche Übertragung der Verantwortung auf die junge Mutter allein. Damit verbunden ist auch das Vertrauen auf gute starke Mächte, die Mutter und Kind beistehen werden.

Sie kam in einen großen wilden Wald, da setzte sie sich auf ihre Knie nieder und betete zu Gott, und der Engel des Herrn erschien ihr und führte sie zu einem kleinen Haus, daran war ein Schildchen mit den Worten «hier wohnt jeder frei.» Aus dem Häuschen kam eine schneeweiße Jungfrau, die sprach «willkommen, Frau Königin», und führte sie hinein. Da band sie ihr den kleinen Knaben von dem Rücken und hielt ihn an ihre Brust, damit er trank, und legte ihn dann auf ein schönes gemachtes Bettchen. Da sprach die arme Frau «woher weißt du, daß ich eine Königin war?» Die weiße Jungfrau antwortete «ich bin ein Engel, von Gott gesandt, dich und dein Kind zu verpflegen.» Da blieb sie in dem Hause sieben Jahre, und war wohl verpflegt, und durch Gottes Gnade wegen ihrer Frömmigkeit wuchsen ihr die abgehauenen Hände wieder.

Der König kam endlich aus dem Felde wieder nach Haus, und sein erstes war, daß er seine Frau mit dem Kinde sehen wollte. Da fing die alte Mutter an zu weinen und sprach «du böser Mann, was hast du mir geschrieben, daß ich zwei unschuldige Seelen ums Leben bringen sollte!» und zeigte ihm die beiden Briefe, die der Böse verfälscht hatte, und sprach weiter «ich habe getan, wie du befohlen hast», und wies ihm die Wahrzeichen, Zunge und Augen. Da fing der König an, noch viel bitterlicher zu weinen über seine Frau und sein Söhnlein, daß es die alte Mutter erbarmte und sie zu ihm sprach «gib dich zufrieden, sie lebt noch. Ich habe eine Hirschkuh heimlich schlachten lassen und von dieser die Wahrzeichen genommen, deiner Frau aber habe ich ihr Kind auf den Rücken gebunden und sie geheißen, in die weite Welt zu gehen, und sie hat versprechen müssen, nie wieder hierherzukommen, weil du so zornig über sie wärst.» Da sprach der König «ich will gehen, so weit der Himmel blau ist, und nicht essen und trinken, bis ich meine liebe Frau und mein Kind wiedergefunden habe, wenn sie nicht in der Zeit umgekommen oder Hungers gestorben sind.» Darauf zog der König umher, an die sieben Jahre lang, und suchte sie in allen Steinklippen und Felsenhöhlen, aber er fand sie nicht und dachte, sie wären verschmachtet. Er aß nicht und trank nicht während dieser ganzen Zeit, aber Gott erhielt ihn. Endlich kam er in einen großen Wald und fand darin das kleine Häuschen, daran das Schildchen war mit den Worten «hier wohnt jeder frei.» Da kam die weiße Jungfrau heraus, nahm ihn bei der Hand, führte ihn hinein und sprach «seid willkommen, Herr König», und fragte ihn, wo er herkäme. Er antwortete «ich bin bald sieben Jahre herumgezogen und suche meine Frau mit ihrem Kinde, ich kann sie aber nicht finden.» Der Engel bot ihm Essen und Trinken an, er nahm es aber nicht und wollte nur ein wenig ruhen. Da legte er sich schlafen und deckte ein Tuch über sein Gesicht. Darauf ging der Engel in die Kammer, wo die Königin mit ihrem Sohn saß, den sie gewöhnlich Schmerzensreich nannte, und sprach zu ihr «geh hinaus mitsamt deinem Kinde, dein Gemahl ist gekommen.» Da ging sie hin, wo er lag, und das Tuch fiel ihm vom Angesicht. Da sprach sie «Schmerzensreich, heb deinem Vater das Tuch auf und decke ihm sein Gesicht wieder zu.» Das Kind hob es auf und deckte es wieder über sein Gesicht. Das hörte der König im Schlummer und ließ das Tuch noch einmal gerne fallen. Da ward das Knäblein ungeduldig und sagte «liebe Mutter, wie kann ich meinem Vater das Gesicht zudecken, ich habe ja keinen Vater auf der Welt? Ich habe das Beten gelernt, unser Vater, der du bist im Himmel; da hast du gesagt, mein Vater wäre im Himmel und wäre der liebe Gott: wie soll ich einen so wilden Mann kennen? der ist mein Vater nicht.» Wie der König das hörte, richtete er sich auf und fragte, wer sie wäre. Da sagte sie «ich bin deine Frau und das ist dein Sohn Schmerzensreich.» Und er sah ihre lebendigen Hände und sprach «meine Frau hatte silberne Hände.» Sie antwortete «die natürlichen Hände hat mir der gnädige Gott wieder wachsen lassen»; und der Engel ging in die Kammer, holte die silbernen Hände und zeigte sie ihm. Da sah er erst gewiß, daß es seine liebe Frau und sein liebes Kind war, und küßte sie und war froh und sagte «Ein schwerer Stein ist von meinem Herzen gefallen.» Da speiste sie der Engel Gottes noch einmal zusammen, und dann gingen sie nach Haus zu seiner alten Mutter. Da war große Freude überall, und der König und die Königin hielten noch einmal Hochzeit, und sie lebten vergnügt bis an ihr seliges Ende.

Die junge Frau geht nun mit ihrem Kind in den Wald, der voller wilder Tiere und Gefahren den tiefen dunklen Bereich des Unbewußten symbolisiert. Es ist ein Bereich, der noch unerforscht, unergründet ist und mit dem sich die junge Königin jetzt auseinandersetzen muß, wenn sie mit ihrem Kind überleben will. Wäre sie nicht so bedroht, würde sie diesen Schritt niemals wagen, ja sie würde ihn wahrscheinlich nicht einmal in Erwägung ziehen. Für eine junge Mutter heißt das: Wenn sie lebendig bleiben will, muß sie die Verantwortung für sich und ihr Kind selbst übernehmen, sie muß von ihrer Mutter oder Schwiegermutter weggehen und sich aus alten Bindungen und Verantwortlichkeiten lösen. Das bedeutet einen Rückzug auf sich selbst, eine Auseinandersetzung mit sich selbst, ein Sich-Rückbesinnen auf die eigenen Fähigkeiten und Möglichkeiten. Und das nach der Geburt, wo sie sich noch mehr als sonst auf die Hilfe anderer Menschen angewiesen fühlt! Gerade aber deshalb, weil sie und das Kind zart und verletzlich sind, wird die Destruktivität des ständigen Umsorgtseins durch andere spürbar. Sie muß sich alleine mit dem Kind auf den Weg machen, auch wenn sie sehr behindert ist. Das Bild der Königin, die – ohne Hände und fast ohne Hilfe von außen – von allem Vertrauten weggehen muß, ist eine gute Beschreibung dafür, wie sich eine Frau fühlt, die sich bewußt auf eine lebendige Beziehung zu ihrem Kind einläßt, ohne sie selbst in dieser Weise erlebt zu haben. Oder wie sich eine Frau fühlt, in der bisher unentdeckte Fähigkeiten zu keimen beginnen. Dies ist verbunden mit der Einsicht, daß es nicht das Vertrauen auf die eigenen Eltern, das Wohlwollen und die Hilfe anderer, sondern das Vertrauen auf den eigenen inneren Reichtum und auf höhere Mächte ist, die ihr helfen können, neue Wege zu finden. Und dazu gehört das Bewußtsein dafür, daß es Punkte gibt, über die die eigene Mutter nicht hinaus kann, Grenzen, die trotz allem guten Willen von ihr nicht überschritten werden könnten. Jede weitere Hoffnung auf die Erfüllung wichtiger Bedürfnisse durch die eigene leibliche Mutter führt nur mehr zu neuen Abhängigkeiten und Verstrickungen. Das Märchen gelangt jetzt zu einer Ebene der religiösen Vorstellungen: All das, was in der Beziehung zur leiblichen Mutter verletzt und offengeblieben ist, wird nun einer höheren mütterlichen Macht anvertraut. Der Engel, der der Frau und ihrem Kind im Wald ein ruhiges Leben ermöglicht, symbolisiert die Kraft und die Lebensfreude, die ihr gleichsam wie von selbst zufließen, sobald sie sich auf diesen einsamen Weg einläßt. Der Engel – der «Geist», der in der Zurückgezogenheit das Leben der Frau bestimmt, ein deutlich anderer Geist als der, der den Vater bewegt – begrüßt die Frau mit den Worten: «Willkommen, Frau Königin!» Sie wird nun vor allem als Königin gesehen: ein Zeichen dafür, daß sich die Frau nun ihres Wertes und ihrer Würde endlich selbst bewußt wird.

Die Entscheidung für sich selbst, das eigene und das Leben des Kindes ist der Beginn eines langen Weges, der nicht nur ein Ganz- und Heilwerden, sondern letztlich auch eine befriedigende Mann-Frau-Beziehung zum Ziel hat – wenn der Mann seine Frau auch mit ihren lebendigen Händen erkennt und annimmt.

Das Zueinanderfinden kann scheinbar ewig dauern – sieben lange Jahre. Aber in dieser langen Zeit des Wartens und des zurückgezogenen Lebens in der

Einsamkeit geschieht das Wesentliche: Es wachsen die Hände wieder. Clarissa
P. Estés erzählt eine eigene Version dieses Märchens.[240] Sie schildert darin, wie
sich die Hände der Frau allmählich und langsam bilden: erst entstehen Hände
eines Säuglings, die dann zu Händen eines kleines Mädchens und erst ganz am
Schluß zu Händen einer erwachsenen Frau werden. Dieser Vorgang des Rei-
fens braucht Zeit, Ruhe und eine Atmosphäre des Alleinseins.

Dieses Märchen veranschaulicht sehr schön, wie sehr Bilder von der Frau
auf diese und ihr Leben zurückwirken können: Durch die ganze Geschichte
der Menschheit hindurch ist die Frau nur dann als Subjekt akzeptiert worden,
wenn ihr Beitrag für das «Bruttosozialprodukt» ihres Landes beträchtlich war.
Es stellt sich die Frage, warum gerade die Mutterschaft Frauen über Jahrtausende hinweg auf dem Objektstatus festgehalten hat. Liegt das nicht gerade
daran, daß die Frau besonders in ihrem Muttersein nicht selbständig, mündig
und frei entscheiden konnte? Viele Tabus, Sitten und Vorschriften schon für die
Zeit unmittelbar nach der Geburt unterdrückten Gefühle und Kreativität und
sorgten dafür, daß Mutter und Kind das Vertrauen an ihre Kraft und ihre
Fähigkeiten verloren.

Allein die alte Mutter des Königs behandelt die Frau ohne Hände wie eine
gesunde, starke Mutter, die für sich selbst und ihr Kind sorgen kann. Ab diesem
Zeitpunkt relativiert sich dann die Behinderung. Die Fähigkeiten und Möglichkeiten des Menschen sind so groß, daß er dieses Handicap ausgleichen
kann, wenn seine Würde geachtet und ihm Gelegenheit dazu gegeben wird.

Das alles kann allerdings nur jenseits des Machteinflusses anderer Menschen, jenseits alles Leistungsdenkens und aller Konkurrenzangst geschehen – im Wald gleichsam, dort, wo die Welt nicht einfach durchschaubar und
berechenbar, sondern lebendig, vielfältig und reich an noch unentdeckten
Möglichkeiten ist.

240 Estés 1993, S. 420

11. Die «gute» und die «böse» Mutter

«Ist Ihnen bekannt, daß viele Mütter ihr Kind jedenfalls im Augenblick seiner Geburt nicht lieben? Sie kommen sich entsetzlich vor [...] Sie geben vor, das Kind zu lieben, aber sie können es nicht. Wieviel einfacher wäre alles, wenn man ihnen gesagt hätte, daß Liebe etwas ist, das sich entwickeln kann, das sich aber nicht auf Knopfdruck einstellt.»[241]

Die Angst, als «böse» oder unzulängliche Mutter dem Kind zu «schaden», ist heute unter Müttern sehr verbreitet. Sie führt oft dazu, daß weder dem Kind noch der Mutter ein Ausdruck der negativ empfundenen Gefühle gestattet wird, die mit belastenden Situationen verbunden sind.

Vor der Entdeckung des Unbewußten (und vor der Entschlüsselung unbewußter Botschaften) war es Müttern möglich, Gefühle wie Zorn und Wut auf das Kind zum Beispiel in Wiegenliedern[242] auszudrücken:

Schlaf, mein Kind! Ich wiege dich.
Wärst du größer, so schlüg ich dich;
Weil du aber bis so wunzig und klein,
da muß ich tun den Willen dein.

Schlaf, Kindle, schlaf!
Im Garten sind die Schaf.
Die schwarzen und die weißen,
die wolln mei Kinderl beißn.
Schlaf, Kinderl schlaf!

Schlaf, Kindle, schlaf!
Der Tod sitzt auf der Stange.
Er hat ein weißen Kittel an,
er will die bösen Kinder han.
Schlaf, Kindle, schlaf!

Hajo bumpajo,
schlags Hühnle tot,
s' legt mir keine Eier
und frißt mir mein
Brot.

Diese alten Wiegenlieder sind mir neben ähnlichen anderen untergekommen, als ich noch keine Kinder hatte. Damals war ich entsetzt über die grau-

241 Winnicott 1994, S. 26
242 Drei der folgenden Wiegenlieder sind aus der Sammlung *Allerleirauh*, Enzensberger 1961

samen Assoziationen der Mütter, die da zum Ausdruck gebracht sind. Gewalt und Tod – was hat das mit so hilflosen kleinen Wesen, wie es Babys sind, zu tun?

Diese Texte geben eine Seite der Gefühlswelt einer Mutter wieder, die nicht sein darf. Hier liegt jedoch das Grunddilemma der stillenden Frau: Die ungewohnte Nähe zu ihrem Kind und das (für das Stillen) notwendige Überschreiten körperlicher und persönlicher Grenzen verursacht oft heftige Gefühle, die jedoch tabuisiert sind und einer glücklichen Mutter nicht zugestanden werden. Es sind dies aber – und das ist wichtig festzuhalten – ganz natürliche Reaktionen, die man verhaltensbiologisch erklären kann. Das Unterschreiten einer bestimmten «Individualdistanz»[243] ist eine von vielen Bedingungen, die Aggressionen auslösen können.

Wie kann es dann aber einer Mutter überhaupt möglich sein, für ihr hilfloses Kind angemessen zu sorgen, wenn dabei ständig ihre Individualgrenzen verletzt werden? Es gibt – so hat die Humanethologie herausgearbeitet – auch eine Reihe aggressionsmindernder oder -hemmender Bedingungen. Dazu gehören Bindung, Vertrauen, emotionale Transparenz (eindeutige Botschaften) und das lustvolle Erleben körperlicher Zärtlichkeit. Wenn weder die Entstehung von Bindung, Lust und Zärtlichkeit noch Vertrauen zu den berechtigten Bedürfnissen des Säuglings und emotionaler Transparenz (da man bei Babys ja lange Zeit Gefühle überhaupt nicht wahrgenommen hat) ermöglicht wird, ist es eine verständliche Folge, daß die Mutter – aber auch zuweilen das Kind – körperliche und emotionale Nähe eher vermeidet als sucht. Stillen, das nicht lustvoll erlebt wird, macht notwendig aggressiv. Aggression schützt die eigene Integrität und spielt eine lebenserhaltende Rolle. Sie hat auch in der Mutter-Kind-Beziehung eine wichtige Funktion und ist immer auch Zeichen dafür, daß etwas nicht stimmt und verändert werden muß. Die Nähe, in der Mütter zu ihren Kindern – vor allem zu ihren Erstgeborenen – heute leben, ist sowohl in quantitativer Hinsicht als auch qualitativ nicht mit der Nähe zu vergleichen, in der Mütter aus traditionalen Kulturen ihren Kindern begegnen. Das Kind ist bei uns oft der einzige Ansprechpartner einer Mutter während des Tages, in dem sie auf das, was sie sich in ihrem Beruf als sinnvolle Arbeit aufgebaut hat, verzichten muß, da Kinder dort keinen Platz mehr haben. Ganz anders ist die Situation der Frau in traditionalen Kulturen. Sie lebt mit dem Kind ihr gewohntes Leben weiter. Die Mutter kann das Kind in dieses Leben

---

243 Hediger, siehe auch: Medicus 1994, S. 35

ganz integrieren, und beide haben dabei viele verschiedene soziale Kontakte im Lauf eines Tages.[244] Dazu kommt, daß Mütter traditionaler Kulturen Mütterlichkeit weitgehend so erleben konnten, wie sie es nun ihrem Kind weitergeben. Nähe zur Mutter – wie die Nähe zum Kind – schließt hier Entspannung und eine Form des notwendigen Rückzugs vor zu vielen Stimulationen der Umwelt ein.

Es gibt viele Möglichkeiten, sich aus dem aktiven Leben in der Gemeinschaft zurückzuziehen und wieder zu sich selbst zu kommen, um zu integrieren, was neu aufgenommen worden ist: Schlaf, Stillen, Körperkontakt mit der Mutter, Körperkontakt zu anderen vertrauten Personen, Spiel, körperlicher, vokaler, verbaler und kreativer Ausdruck. In vielen Fällen blieb dem Kind unseres Kulturkreises in der Vergangenheit weitgehend nur mehr der Schlaf. Das «Ganz-bei-sich-Sein» ist Voraussetzung, um einem anderen Menschen wirklich begegnen zu können, das heißt, auch um ein Kind wirklich stillen zu können. Wie kann aber eine Frau, für die der Schlaf im Lauf ihres Lebens zur wichtigsten Form des «All-ein-Seins» geworden ist, zu sich kommen, wenn nicht durch den Schlaf? Wie kann sie dem Kind und seiner Lebendigkeit begegnen, wenn es gerade dessen angeborener Schlaf-Wach-Rhythmus ist, der sie daran hindert, ihre wichtigste Rückzugsmöglichkeit wahrzunehmen? Der fehlende Schlaf führt zu Schwierigkeiten in der Mutter-Kind-Beziehung, die nicht zu unterschätzen sind, und wird oft als die zentrale Belastung von Müttern genannt. Mütter spüren, wie labil und unsicher sie werden, wenn ihnen der gewohnte Schlaf fehlt, und erleben auch deshalb die Nähe zu ihrem Kind als belastend.

Die Erkenntnis, «böse» auf das Baby zu sein, trifft besonders Frauen, die sich mit den Bedürfnissen des Babys schon vor der Geburt beschäftigt haben und die ein deutliches Bild der «idealen Mutter» vor sich sehen. Dieses Bild, das im Lauf der letzten Jahrhunderte und Jahrzehnte durch neue Erkenntnisse immer konkreter geworden ist, kann jedoch mit den Voraussetzungen, Möglichkeiten und Fähigkeiten der modernen Frau nie erreicht werden. Da das Abweichen davon mit Bewertung verbunden ist, begegnet jeder Frau, die sich ihrer Verantwortung für das Kind bewußt ist, die «böse Mutter» in sich selbst so häufig. Besonders stark ist sie aber zu spüren in Situationen, die – wie oft zu Beginn und am Ende der Stillzeit – mit wenig Lust und Genuß verbunden sind.

244 Ununterbrochenen Körperkontakt zur Mutter hat das Kind nur während der Nacht, tagsüber nur etwa 25 Prozent der Zeit. Weitere 25 Prozent verbringt das Kind in Körperkontakt zu anderen, ihm vertrauten Personen, und 50 Prozent ist das Kind nur in Blickkontakt, nicht aber in engem Körperkontakt zur Mutter.

Mit der Zivilisation wurde die Distanz von Mutter und Kind, bzw. die Distanz zwischen dem Intellekt und den Gefühlen, immer größer, gleichzeitig aber auch das bewußte Wissen um die Bedürfnisse des Kindes immer komplexer. Der Blick auf die Vergangenheit und auf die Große Mutter hat es deutlich gemacht: Auch die «gute» Mutter ist eine «Erfindung» der Zivilisation. Das heißt, es gibt sie in der Wirklichkeit eigentlich nicht.

In Märchen kommt dieses Wissen deutlich zum Ausdruck, denn überall, wo die «gute Mutter» eine Rolle spielt, dort wird sie von der «bösen Mutter» oder, wie im *Mädchen ohne Hände*, von einem bösen Geist ergänzt. So kann man an den nebeneinandergestellten Ausschnitten verschiedener Märchen mit dem Motiv der Trennung des Neugeborenen von seiner Mutter (4. Kapitel) erkennen, daß die dafür verantwortliche weibliche Person sowohl der Aspekt der «bösen» Mutter als auch der «guten» Mutter (*Marienkind*, siehe S. 80–81) sein kann. Den Teil der negativen, destruktiven, nicht bewußten Gefühle, die es in jeder Mutter gibt, stellt im Märchen jedoch normalerweise die Hexe, die böse Stiefmutter, die böse Schwiegermutter, die Rivalin dar. So konnten die ambivalenten Gefühle ihren Ausdruck finden. Die Begegnung mit dem Aspekt der «bösen Mutter» verläuft aber auch im Märchen auf eine Weise, in der dieser nicht sofort sichtbar, fühlbar und faßbar ist, denn er hat die Tendenz, sich zu verbergen, und dazu oft magische Kräfte, denen mit dem Bewußtsein allein nicht beizukommen ist. Erst wenn sich Gefühle mit dem Intellekt verbinden, können die Ziele des «Bösen» erkannt werden, wodurch es seine unangemessen große Macht verliert.

Solange jedoch der Aspekt der eigenen inneren «bösen Mutter» von einer Frau verdrängt und nicht wahrgenommen wird, ist er in ständig wiederkehrenden Schuldgefühlen innerhalb der Mutter-Kind-Beziehung präsent, ein Zustand, der sich gefühlsmäßig mit dem der Schlangen-Amme vergleichen läßt. Die unerträgliche Situation, wie sie im Bild mit der Schlange Ausdruck findet, zeigt eine Frau, die in ihren Schuldgefühlen gefangen ist durch Lieben- und Verstehen-Wollen, aber nicht mehr Verstehen-Können. Sie weckt im Kind Angst, den Wunsch nach mehr Nähe, der die Mutter noch mehr flüchten läßt und gleichzeitig wieder Schuldgefühle macht. In der Folge gibt die Mutter dem Kind – weil sie nicht anders kann – ständig zu wenig und andererseits – aus einem Schuldgefühl heraus – immer wieder viel zuviel. Der fehlende Kontakt zum Kind wechselt durch einen zu engen Kontakt mit ihm ab. Das heißt auch, daß im Erleben des Kindes die «böse» Mutter immer wieder mit der «guten» Mutter abwechselt.

Diese Tatsache darf für die Entwicklung des Kindes nicht von vornherein negativ bewertet werden. Was wäre ein Märchen ohne all die bösen Gestalten, die darin die Handlung vorantreiben und dadurch Wachstum und Lösung erst ermöglichen? Sie machen das Märchen erst zu einer richtigen Geschichte, ohne die es langweilig und wertlos wäre. Hexen, Räuber und Ungeheuer sind Symbole für unerwünschte tabuisierte Gefühle und Impulse des Menschen, die in dieser Gestalt erst wahrgenommmen, angeschaut und eingeordnet werden können. Das Auftauchen des Bedrohlichen in einer deutlichen Gestalt ist der erste Schritt eines Erkenntnisprozesses, der heute nicht mehr mit Verbrennung und grausamer Bestrafung enden muß. Ihre Gefährlichkeit löst sich oft auch schon von selber auf, indem man verdrängten Gefühlen ihre Berechtigung gibt und lernt, damit umzugehen. Der Schatten verschwindet im Licht – aber auch in der Dunkelheit – von selbst.

Um nicht mißverstanden zu werden: Es geht darum, daß an sich negativ bewertete Gefühle bewußt werden können, daß sie Berechtigung haben, wahrgenommen zu werden, nicht darum, Kindern Angst zu machen, Wut unreflektiert abzulassen und Kinder den Launen ihrer Mutter auszusetzen. Launen agieren Gefühle nur aus, ohne daß sie bewußt werden. Dabei ist auch keine wirkliche Erleichterung zu spüren, denn es entwickelt sich in weiterer Folge ein Teufelskreis, der immer wieder durch Schuldgefühle angeheizt wird. Eine noch stärkere Verdrängung kann die Folge sein.

Aggressionen ihre Berechtigung zu geben braucht wesentlich mehr Mut, als sie einfach nur auszuagieren. Es bedeutet, die böse Mutter in sich selbst wirklich bewußt wahrzunehmen, sich mit ihr zu konfrontieren. Indem sie faßbar wird, kann dann die Auseinandersetzung mit ihr stattfinden und im Anschluß daran eine Lösung gefunden werden. Ein Ausbruch von Aggression kann dann wie ein Gewitter wirken, das die getrennten Teile der Persönlichkeit eines Menschen wieder vereint. *«In einer Wut ist man besessen ‹von der Fülle des Lebens›; man fühlt sich ganz und eines, Zweifel und Unsicherheit sind ausgelöscht, man ist wie von Wärme durchflutet.»*[245]

So können auch die oben vorgestellten Wiegenlieder verstanden werden. Der Ausdruck der Wut durch Sprache kann für die Mutter eine große Erleichterung sein, während die Melodie des Liedes das Kind beruhigt. Oft machen wir es leider gerade umgekehrt: Das Bewußtsein läßt nur Liebevolles zu, und das Kind spürt gerade den aggressiven emotionalen Untergrund, der vom Bewußtsein verdrängt wird. Unter diesem Aspekt können Wiegenlieder für Mutter und Kind eine große Hilfe sein. Der Text ist für die Mutter, die Melodie für das Kind oder auch für beide.

245 Franz 1985, S. 58

Die bewußte Wahrnehmung und Anerkennung der eigenen dunklen Seiten, die u. a. mit der Überforderung durch anspruchsvolle Ideale verbunden sind, ist jedoch nur der erste, aber wesentliche und unerläßliche Schritt, wenn Idealbilder so in die Persönlichkeit integriert werden sollen, daß sich die Mutter in stimmiger Weise ihrem Kind gegenüber verhalten kann. Daß die «böse» Mutter in den Märchen vielfach auf grausame Weise zu Tode gebracht wird, ist sicher keine gute Lösung im Sinne der Integration, denn der negativ bewertete und verurteilte Aspekt ist in jeder Mutter enthalten, es gibt keine ausschließlich «gute» Mutter.

Genaugenommen ist das Auftauchen der «bösen Mutter» von Anfang an ein Problem der Integration. Aspekte der Mütterlichkeit, die nicht in die Persönlichkeit eingebunden, nicht integriert werden können, bleiben im Unbewußten und werden in ihrer Bedrohlichkeit als böse wahrgenommen. Dabei geht es oft um intellektuelle Fähigkeiten der Frau, um Recht und um Verantwortlichkeit, um Aspekte der weiblichen Persönlichkeit, die über so lange Zeit gewaltsam unterdrückt wurden.

Die böse Frau ist die andere Seite der Frau ohne Hände: Ich möchte diesem Thema eine Zeichnung beifügen, die einer unserer Söhne einmal angefertigt hat. Nach einem Zusammenstoß mit mir zeichnete Christoph damals «die böse Mama». Sie hat interessanterweise keine Hände, und ich glaube, daß das nicht zufällig ist. An diesem Bild stimmen die Proportionen nicht, der Kopf und

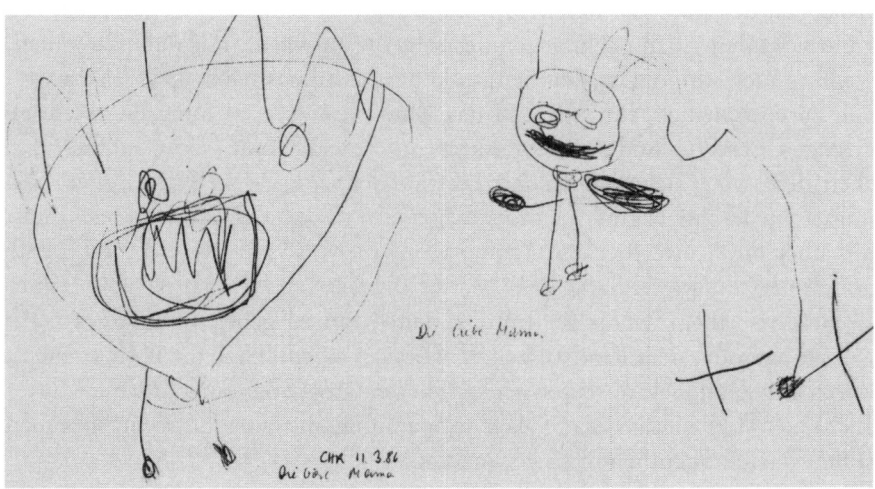

Christoph, 3 Jahre 8 Monate, 11. 3. 1986
«Die böse Mama»   *«Die liebe Mama»*

vor allem der Mund sind überdimensional groß. Die böse Mutter, die schimpft und das Kind mit ihrem großen Kopf ängstigt, hat gleichzeitig keine Arme. Sie ist «kopflastig», ohne ihre geistigen Fähigkeiten wirklich nutzen zu können. Und es war eigentlich Hilflosigkeit und Ohnmacht, die den Konflikt mit dem kleinen lebendigen Wesen, das seine Hände deutlich gebrauchte, heraufbeschwor.

Die «böse Mutter» kann nie die einzige und endgültige Diagnose für eine Mutter sein, sondern immer nur ein Teil ihrer Persönlichkeit. Wie nah die beiden gegensätzlichen Aspekte ein und derselben Frau zusammenliegen können, zeigt die Zeichnung von Christoph. Schon einige Minuten nachdem er die böse Mutter skizziert hatte, konnte er das Bild der «lieben» Mama zeichnen: Hier stimmen die Proportionen wieder, die Hände sind wieder da, und der Mund lächelt freundlich.

Im Muttersein geht es auch darum, in sich den Aspekt der Großen Mutter wieder mit dem der erschöpften, hilflosen Frau zu verbinden, das heißt, die Hände wieder wachsen zu lassen, das heißt auch, Verantwortung für sich und das Kind selbst zu übernehmen. Das bedeutet für die Frau, sich das Kind nicht einfach wegnehmen zu lassen, das Kind dann zu stillen, wenn es für sie und das Kind, nicht wenn es für die Routine der Umgebung paßt, das Kind dort schlafen zu lassen, wo beide sich am wohlsten fühlen. Es schließt aber mit ein, das Kind von der Brust zu nehmen, wenn Stillen nicht mehr angenehm ist, das Kind vor allem auch nachts, wenn es sehr oft aufwacht, nur dann zu stillen, wenn es auch stimmig ist, den Zeitpunkt des Abstillens selbst und verantwortlich zu entscheiden, für sich und das Kind Kontakte zu knüpfen, wichtige Grenzen zu setzen und den Teufelskreis des Zuwenig und Zuviel zu unterbrechen, dort, wo er sich unterbrechen läßt: auf der Seite, wo die Mutter dem Kind immer wieder zuviel gibt. Ich möchte hier erinnern an den Satz von Jean Liedloff über die Mutter bei den Yequana-Indianern: *«Seine Wünsche erfüllt sie vollständig und bereitwillig, aber sie fügt nichts hinzu.»*[246] Das ist nicht immer einfach, vor allem, wenn der Impuls, dem Kind zu geben, wonach es nicht gefragt hat, oder dem Kind zu helfen, wobei es eigentlich keine Hilfe braucht, durch ein Schuldgefühl sehr stark ist. Hier entsteht Spannung, die die Mutter aber leichter bewältigen kann als jene Spannung, die entsteht, wenn sie geben sollte, was sie eigentlich nicht geben kann.

246 Liedloff 1977, S. 105

Wir sind gewöhnt, die «böse Mutter» vor allem in Beziehung zu dem realen kleinen Kind zu sehen. Die Stiefmutter oder Hexe ist im Märchen dargestellt als eine Frau, die das Kind hungern läßt oder es überfüttert, um es danach «aufzuessen» – also eine «nährende Mutter» in ihrem negativen Extrem –, die es einsperrt oder verstößt – hier kommt das Problem der Nähe zum Ausdruck – und die ihre Kinder nicht glücklich sehen kann.

Es hat aber auch jede Mutter selbst den Anspruch, genährt, gehalten und geliebt zu werden. Gerade die Zeit während und nach der Geburt und die Stillzeit weckt in der Mutter die Sehnsucht, selbst bemuttert zu werden. Es sind vor allem alte Sehnsüchte und unbefriedigte elementare Bedürfnisse, die da wach werden. Vieles, was eine Frau vermißt, aber im Erwachsenenleben inzwischen vergessen hat, wird in dieser Zeit wieder spürbar. Die Beziehung zur eigenen Mutter bekommt eine neue Wichtigkeit, eine Tatsache, die nicht immer bewußt erlebt wird. Mit der eigenen Mutter verbundene Gefühle können auch mit anderen Menschen in Verbindung gebracht werden: der Hebamme, der Kinderschwester, der Schwiegermutter, einer anderen «mächtigen» weiblichen Person, auch mit dem Partner und in mancher Beziehung sogar mit dem Kind.

Eine Mutter, die in enger Beziehung zu ihrem kleinen Kind lebt und dessen Bedürfnisse schnell und immer wieder befriedigen soll, kann das nur, wenn sie genauso aufmerksam und liebevoll für sich selbst sorgt. Dabei stellt die «böse Mutter», als die sie andere Frauen oder auch sich selbst erlebt, einen Aspekt ihrer eigenen Persönlichkeit dar, der nicht nur das Kind schlecht behandelt, sondern auch als verinnerlichte Repräsentation des Mütterlichen all das Zarte, Schwache und Hilflose in sich selbst «stiefmütterlich» hungern läßt und zurückstößt. Es stellt sich oft heraus, daß die Mutter in diesem Fall mit ihrem Körper und ihren Gefühlen so umgeht, daß ihr Verhalten sich selber gegenüber eher dem einer «Stiefmutter» entspricht als dem Verhalten einer wärmenden, nährenden, die Grenzen der Persönlichkeit achtenden Mutter, die möchte, daß ihr Kind glücklich ist.

Es wird wichtig sein, die Tatsache, selbst noch in vieler Hinsicht ein hungrig gebliebenes, ungestilltes Kind zu sein, zu akzeptieren und zu sehen, daß wir als Erwachsene nicht als «ganzes» Individuum dem «unfertigen» Kind gegenüberstehen, sondern daß es eher umgekehrt ist.

Stillen und die damit verbundenen dauernden Unterbrechungen des Alltags bieten der Mutter immer wieder eine gute Chance, ruhig zu werden und neben dem Kind auch sich selbst, die Signale des eigenen Körpers wahrzunehmen, zu spüren, was sie selbst braucht, und zu überlegen, was sie für sich tun kann. Vom Kind kann sie eine Menge dabei lernen: Kinder fühlen und äußern ihre Bedürfnisse unmittelbar und haben meistens die besseren, natürlicheren Strategien, sie zu befriedigen. Indem die Mutter das Kind auf seinem Weg der Individuation begleitet, liegt für sie die große Chance, den eigenen noch einmal nachzuerleben und vieles zu verarbeiten, was an unerledigten Dingen dabei liegengelassen wurde. Die Chance, daß diese Aufarbeitung gelingen kann, glaube ich, ist nie so groß wie in der Zeit, die eine Frau mit ihrem Kind verbringt. Dieser Weg verlangt Mut und ist dem Sich-hinein-Wagen in den dunklen Wald vergleichbar, denn er ist mit Spannung, Angst, oft auch mit Schmerzen und immer wieder von Begegnungen mit der «bösen Mutter» geprägt.

Viele Märchen enden mit dem Erkennen und dem Vernichten der bösen Mutter, oft auf eine sehr grausame Art und Weise. Diese Grausamkeit zeigt auch die in unserer Gesellschaft gewohnte Art und Weise, mit Schwächen, Fehlern und Schuld umzugehen. Für den Umgang und die Abwehr persönlicher Schuld in der Mutter-Kind-Beziehung gibt es ausgeklügelte Verhaltensvorschriften und Tabus, die eine scheinbare Sicherheit aber nur so lange gewährleisten, solange die Frau sich ihnen gegenüber loyal verhält. Ist das nicht mehr der Fall – und das kann auch durch ein nicht selbst verschuldetes Unglück bedingt sein –, wird Müttern von ihrer Umgebung Schuld in einer Schwere angelastet, die in keinem Verhältnis zu ihrer tatsächlichen Möglichkeit steht, Verantwortung zu übernehmen.

Es gibt aber auch Märchen, die konstruktiv mit Fehlern umgehen, Märchen, in denen es nicht darum geht, am Schluß den Schuldigen zu vernichten, sondern die zeigen, daß es für die Mutter einen glücklichen Ausweg nur über eine Selbständigkeit gibt, die die bewußte Übernahme von Verantwortung für sich und das Kind miteinschließt. Schuldgefühle können dabei eine Rolle spielen, allerdings nur in einer Intensität, in der sie das Gefühl der Würde der Frau nicht verletzen. Schuld, die nicht die eigene ist, darf nicht übernommen werden. Auf diese Weise erzählt auch das folgende Märchen eine Geschichte der Integration und der Ablösung von der verinnerlichten Mutter.

12. Die Auflösung alter Geschichten: *Das blaue Flämmchen*[247]

Einst lebte ein einzelner alter Herr in einem uralten Hause; bei dem blieb selten ein Gesinde lange, und alle die Dienstboten, die er gehabt, erzählten, es sei nicht recht geheuer in dem Hause; man höre Gespenster rumoren, sehe Flämmchen an dunklen Orten und werde auch auf sonstige Weise geschreckt. Nun geschah es, daß bei diesem Herrn abermals eine neue Magd einzog, die Anna hieß, und nach der ersten Nacht fragte der Herr die Dienerin, wie sie geschlafen habe, denn er befürchtete, schon wieder Klage über Geisterspuk im Hause zu vernehmen. Die muntere Dirne antwortete ihm, sie habe ganz gut geschlafen. Eine gleiche Antwort auf die gleiche Frage erfolgte auch am zweiten Morgen. Am dritten Morgen verschlief sich die Magd, war dann verlegen und sagte: «Mir war die ganze Nacht, als tanze um mein Bett herum ein bläuliches Lichtlein und das flüsterte fort und fort: Geh, Ann', geh, Ann'!, so daß ich nicht eher einschlafen konnte als gegen Morgen beim ersten Hahnenschrei.»

Als nun einige Nächte hintereinander diese Beunruhigung fortdauerte, zeigte das Mädchen Neigung, den neu angetretenen Dienst wieder zu verlassen. Das war dem Herrn leid, und er sagte zu der Anna: «Weißt du was, Anna, sprich doch einmal mit dem Herrn Pfarrer darüber, vielleicht kann der dir einen guten Rat geben!»

Ein alter Herr lebt ganz allein in einem uralten Haus. Man kann dieses Bild einfach auf sich wirken lassen: Ein altes Haus, in dem es außer diesem alten Mann kein Leben mehr gibt, aber viele Spuren von vergangenem Leben, von etwas, das tot und doch noch nicht ruhig, vergangen und doch noch nicht verabschiedet ist. Der alte Mann hat keine Probleme damit, offensichtlich kann er mit den Geistern leben, er nimmt sie nur insofern wahr, als ihm sein Gesinde immer wieder davonläuft. Das Haus kann als Symbol für eine Persönlichkeit gedeutet werden, die vor allem von ihrem intellektuellen Aspekt beherrscht wird. Der Herr kann aber, so heißt es im Märchen, allein nicht leben. Jede Persönlichkeit, ob Mann, Frau oder Kind, braucht neben dem Mann zugerech-

247 aus der Sammlung von Bechstein 1954

neten geistigen Fähigkeiten auch die weiblichen der Gefühle, männliche Aspekte müssen von weiblichen zu einer Einheit ergänzt werden. Der Aspekt der Intuition und der Gefühle, besonders deutlich in der Person der jungen, lebendigen, unvoreingenommenen Magd dargestellt, ist fähig, die Spuren vergangenen Lebens in dem uralten Haus zu empfinden und wahrzunehmen. So wie im Märchen die neue Magd eine neue Hoffnung für den alten Herrn darstellt, so gibt es auch in uns allen die Sehnsucht, daß uns jemand begegnet, der sensibel, unvoreingenommen und stark genug ist, um hinter unserer Alltagsfassade das zu entdecken und zu erlösen, was verdrängt ist und nie Berechtigung zum Leben bekommen hat. Kinder, gesunde, lebendige Kinder, wecken, spüren und beantworten Gefühle der Mutter, gerade dann, wenn sie nicht bewußt sind oder wenn sie bewußt versteckt und getarnt werden möchten. Kinder wecken auch unerwünschte Gefühle und bringen Seiten zum Vorschein, mit denen die Mutter nicht rechnet. Oft gehen sie genau bis zu dem Punkt, an dem sie Aggressionen auslösen. Ich habe mich oft gefragt, warum sie das tun. Für sie ist es ebenso nicht leicht, mit dieser geballten Energie konfrontiert zu werden, und zudem kann man mit Sicherheit davon ausgehen, daß sie am Wohlbefinden ihrer Mutter interessiert sind. Die Angst vor einem unbestimmten Etwas, vor einer nicht einschätzbaren, vielleicht vernichtenden Kraft ist wahrscheinlich schlimmer als der Ausbruch selbst. Wenn Kinder nicht so wach und lebendig wären, würden sie sich und die Erwachsenen nicht mit deren verdrängten Energien konfrontieren, dann würden sie sich in ein Leben hineinziehen lassen, das dem ihren gar nicht entspräche. Bildlich gesprochen: wir würden alle in uralten unheimlichen Häusern wohnen. Durch Konflikte mit den Kindern gibt es immer wieder die Chance, etwas zu verändern und das Leben lebendiger und lebenswerter zu machen. Bei diesen Konflikten geht es oft um Bereiche, die in der «Landkarte» der Mutter nur undeutlich verzeichnet sind und deshalb Angst machen. Wie es gelingen kann, nicht davonzulaufen, sich diesen Problemen zu stellen und zu bewältigen, erzählt dieses Märchen.

Dazu ist der Verstand allein nicht imstande. Der alte Herr hat zwar keine Angst, aber er ist einsam und kann nicht viel tun, um die Situation für die Magd zu verbessern. Um in seinem Haus weiter wohnen zu können, muß er die Hinweise des Mädchens ernst nehmen und sich für eine Lösung engagieren. Er kann dabei selbst nur die Richtung weisen: Er gibt der jungen Magd den Rat, sich an den Pfarrer zu wenden, an eine Person, die weiß, wie man mit Geistern und unerklärlichen Beunruhigungen umgeht.

Gefühle sind wesentlich, aber nicht ausreichend. Durch die Magd wird zwar das ganze Problem spürbar und letzten Endes auch gelöst, aber vorerst ist sie ziemlich hilflos der Situation ausgeliefert. Gefühle allein können sich nicht orientieren, sie haben keine Richtung und können nicht entscheiden, da sie keine Hierarchie kennen.

Da hilft ihr der Geistliche, der dem religiösen Aspekt der menschlichen Persönlichkeit entspricht. Durch ihn verändert, sich die alte Perspektive und die Wahrnehmungsfähigkeit grundlegend.

Der Geistliche sagte nun zur Anna, als sie ihn fragte: «Wenn das blaue Licht ein Geist ist und dich ruft, so ziehe dich schnell an und folge ihm. Sei aber dabei sorglich auf deiner Hut, daß du nichts von ihm annimmst, nichts ergreifst, was er dir bietet, nichts tust, was er dir sagt, und daß er dir stets vorangehe. Folgst du genau diesem Rate, so kann es dein Glück sein.»

Abends war die Dirne kaum im Bett, so tanzte das blaue Flämmchen wieder herum und flüsterte: «Geh, Ann', geh, Ann'!» «Wenn es denn sein muß», sagte Anna, indem sie aus dem Bett und rasch in die Kleider fuhr, «so gehen wir.»

«Geh, Ann'!» flüsterte das Flämmchen. «Geh du voran!» sprach Anna, und da flackerte das Flämmchen vor ihr her über einen Gang die Treppe hinunter bis vor die Kellertür. Dort flüsterte das Flämmchen wieder: «Schließ auf, Ann'!» –

«Schließ du auf!» sagte Anna; «ich habe keinen Schlüssel.»

Da schien das Flämmchen die Gestalt eines kleinen weißen Weibleins zu gewinnen, das hauchte gegen das Schlüsselloch, und da ging die Kellertür auf. Jetzt schwebte die bläulich schimmernde Gestalt die Kellertreppe hinunter vor Anna her nach des Kellers hinterster Ecke.

Eine Mutter kann sich hier eine schwierige Situation mit dem Kind vorstellen. Eine, in der sie sich ihm nicht mehr gewachsen fühlt, weil es sehr fordert, die Mutter herausfordert, bis sie fühlt: Jetzt kann sie dem nicht mehr standhalten – jetzt kommt es dann, dieses ES, vor dem sie sich fürchtet, das sie zurückhält, solange es geht, damit es sie nicht überschwemmt.

Was bedeutet in diesem Fall der Rat: *«[...] daß du nichts von ihm annimmst, nichts ergreifst, was er dir bietet, nichts tust, was er dir sagt, und daß er dir stets vorangehe»*? Schreit sie das Kind an, schlägt sie es oder wendet sie Gewalt in einer anderen Form an, würde sie etwas annehmen, etwas ergreifen, was ihr diese Energie anbietet. Wenn sie diese Kraft einfach nur auslebt, kann sich nichts ändern. Die Lösung liegt darin, mitzugehen, diese Kraft ernst zu nehmen, ihr zu folgen, durch das Gefühl mit ihr in Kontakt zu bleiben, aber: sie immer vorangehen zu lassen. Hinter dem Impuls, Gewalt anzu-

wenden, stehen andere Gefühle, die geschützt werden sollen, die nicht wahrgenommen werden können, weil zuviel Angst und Schmerz damit verbunden
sind.

So in Kontakt zu bleiben wird in der jeweiligen Konfliktsituation selbst
nicht immer möglich sein. Es lohnt sich aber, sich auch im nachhinein damit
auseinanderzusetzen, wenn ein Konflikt auf unbefriedigende Weise beendet
worden ist. Wenn die Mutter etwas ändern will, muß sie sich damit auseinandersetzen, indem sie sich Zeit nimmt und versucht, sich in die Situation noch
einmal einzufühlen. Dabei geht es in die Tiefe: in eine unheimliche dunkle Tiefe, «*nach des Kellers hinterster Ecke*». Der Weg ist wenig, gerade genug be-
leuchtet durch eben diese Energie. Es geht um eine Tiefe der Persönlichkeit,
um ein Hinabgehen in Schichten, die nicht bewußt sind, um ein Wahrnehmen
dessen, was an Bildern, an Erinnerungen, an Bedürfnissen und Schmerzen auf-
steigt, wenn man sich von der Energie leiten läßt, die durch ein Erlebnis mit
dem Kind entfesselt wurde. Es geht um Wahrnehmen und Seinlassen, auch
wenn es Angst macht.

An der Kellertür gewinnt das Flämmchen an Gestalt: die eines kleinen weißen Weibleins. Das ist ein Hinweis darauf, worum es dabei geht, nämlich um
Teile der Persönlichkeit und Lebensbereiche, die eng mit der Mutter verbunden und noch nicht abgelöst sind. Wie sie befreit werden können, sagt das Märchen in eindringlichen Bildern:

*Dort lehnte eine Hacke an der Mauer, und das Weibchen, dessen bläulicher
Lichtschimmer den Keller leidlich hell machte, flüsterte: «Hacke hier ein Loch,
Ann'!» – «Hacke du ein Loch!» sprach Anna, «ich brauche keins.» Da ergriff
das Weiblein wirklich die Hacke und arbeitete tüchtig drauflos. Nach kurzer Weile
kam ein Kesselchen zum Vorschein, darin lagen allerhand schöne Sachen, alte
Goldmünzen und Schmuck von guten Perlen und Edelsteinen. «Heb, Ann'! Heb
heraus, Ann'!» flüsterte der Geist, aber Anna sprach ganz ruhig: «Hebe du heraus, ich könnte mir Schaden tun.» Da hob das Weiblein das Kesselchen aus dem
Boden und setzt es vor Anna hin, daß es klang und klirrte von dem vielen Gold
und Silber, das darin lag. «Trag's hinauf, Ann', in deine Kammer!» flüsterte das
Frauchen, doch Anna sagte: «Trag's selber 'nauf. Mir ist's zu schwer.» Da hob
das Weib das Kesselchen und flüsterte wieder: «Geh, Ann', geh, Ann'!» – und
Anna erwiderte: «Geht nicht an! Der Leuchter geht voran!» So ging denn auch
das Weiblein aufwärts wieder vor, aber langsam, denn es trug schwer an dem
Kesselchen und ächzte und stöhnte alle die Treppen hinauf bis in Annas Bett-
kammer.*

Auch dieses Weiblein ist eigentlich eine Frau «ohne Hände», eine Frau, die nicht gelernt hat, mit ihren Händen zuzugreifen, Verantwortung und Schuld zu übernehmen. Indem es aufschließt, hackt, den Schatz heraushebt und trägt, gebraucht es seine Hände. Das gelingt nur mit Hilfe Annas, die den Auftrag hat, nichts zu tun, was ihr befohlen wird, ihre Hände nicht für die Zwecke des Weibleins «mißbrauchen» zu lassen.

Geht es um Verstrickungen mit der eigenen Mutter, um Verbindlichkeiten, von denen man sich lösen müßte, und um Forderungen, die die eigene Mutter stellt: Befreiung gibt es nur, wenn man sich nicht von ihr für Dinge, die diese für sich selbst will, einspannen läßt. Auch dann nicht, wenn es um Gold und Schmuck, also um verlockende Belohnung geht, und – was fast noch schwieriger ist – auch nicht, wenn die Mutter sichtlich leidet, wenn sie an ihrer Last schwer tragen muß, sie stöhnt und ächzt und damit Schuldgefühle auslöst. Nur indem man ihr all das, was sie selbst tun kann, wirklich zumutet, kann das Weiblein die Kraft seiner Hände wieder entdecken, nur so kann sie wieder «ganz» werden und ihre Würde zurückerlangen.

Wann immer man jemandem wirklich helfen will: Das Bild von Anna, die darauf achtet, mit dem Flämmchen in Kontakt zu bleiben, indem sie ihm folgt, ist ein Modell, wie es gelingen kann, mit sich selbst, seinen Gefühlen und dem anderen in Kontakt zu bleiben, indem man darauf achtet, immer *dahinter* zu bleiben. Zurückhaltung, Beobachtung, Wahrnehmung ist wichtiger, als aktiv zuzugreifen, zu versuchen, für einen anderen etwas zu übernehmen, was der selbst noch nicht übernommen hat, und dessen Problem zu dem eigenen zu machen. Es geht darum, die Spannung, die dabei entsteht, zu ertragen und darauf zu vertrauen, daß der andere seine Schwierigkeiten selbst lösen kann. Erst dann kann aus Abhängigkeit Beziehung werden. Wenn eine Mutter ihr Kind auch durch schwierige Zeiten hindurch auf diese Weise begleitet, wird sie spüren, wie sie sich aus Abhängigkeiten der eigenen Mutter lösen und damit wertvolle Schätze und Kräfte in sich freilegen kann, die zuvor *«im Keller des Unbewußten»* gebunden waren.

Da setzte es das Kesselchen hin, und Anna legte sich wieder in ihr Bett, und um das Bett tanzte wieder das bläuliche Licht. Da schlug Anna ein Kreuz und sprach: «Hast du mir geholfen, so helfe dir Gott in das ewige Himmelreich, Amen!»

Da stand noch einmal das weiße Weiblein in klarer Gestalt vor Anna, und sein Gesicht leuchtete im Schimmer reinster Freude; dann verschwand es plötzlich. Anna schlief ruhig ein, und als sie am Morgen erwachte, glaubte sie, es habe ihr das alles nur geträumt. Aber siehe da – das Kesselchen war noch vorhanden, und ein ansehnlicher Schatz war ihr beschert. Nie spukte wieder ein Geist im Hause des alten Herrn.

Wie wird aber die arme Frau des Rahmenmärchens mit der großen Last, die nicht die ihre ist, fertig?

III. Vater – Mutter – Kind

13. Die Frau begegnet dem fremden Mann: *Die Schlangen-Amme* 3. Teil

Schon zehn Monate trug die Frau die Schlange, da kam ein Fremder in das Dorf. Der hörte die Märe, von der alle Welt sprach, und ging zu der Frau, sah den Gast, ihre sich abzehrende Gestalt und ihren Jammer. Der sagte ihr: «Frau, ich will Euch wohl von dieser Schlange helfen, wenn Ihr mir vertrauen wollt. Folgt mir nach dem Walde und fürchtet Euch nicht, wenn Ihr der Schlangen noch mehr seht. Daß Euch keine ein Leid zufügt, dafür stehe ich.»

Dieser Mann war ein Schlangenbeschwörer, und die Frau folgte ihm vertrauensvoll in den nahen Wald. Dort zog er an einer baumfreien Stelle mit seinem Stabe einen Kreis und pfiff gellend auf einem kleinen Pfeifchen. Da rischelte und raschelte es bald darauf durch Gras und Waldlaub und Büsche, und es kamen von allen Seiten Schlangen herbei, große und kleine, daß der Frau angst und bange wurde und sie aus dem Kreise entspringen wollte. Aber der Zauberer winkte ihr zu, ruhig zu stehen, und blies wieder. Da begannen alle Schlangen ihre Köpfe und Oberleiber kerzengerade in die Höhe zu richten und zu tanzen, und mit einem Male wurde auch die Schlange an der Brust der Frau unruhig, machte mit ihrem Leibe sanfte Bewegungen, ihr Kopf ließ die Brust fahren, und rasch schlüpfte sie aus dem Tuche, glitt zum Boden nieder und ringelte sich auf die anderen Schlangen zu, um mit ihnen zu tanzen, während der Zauberer lustige Stücke spielte.

Da fühlte die Frau sich mit einem Male erlöst und war ganz glücklich. Sie konnte nun wieder ungehindert arbeiten, war nicht mehr der Gegenstand des Abscheues ihrer Mitmenschen, die wunders glaubten, womit die arme Frau sich versündigt habe, und sie erzog mit Liebe und Sorgfalt ihr munteres Kindlein.

Ich möchte hier noch einmal erinnern an die Schlange als archaisches Symbol für unmittelbare Lebenslust. Ursprünglich waren Lust und Genuß in jegliche persönliche Beziehung zwischen Menschen miteingeschlossen gewesen. Mit der Entstehung der Hochkultur veränderte sich die Mutter-Kind-Beziehung, wie wir gesehen haben, entscheidend: Kinder wurden nicht mehr am Körper der Mutter getragen, sie wurden gewickelt, beruhigt und zum Schlafen gebracht, das heißt, ihre unmittelbare Lebenslust wurde manipuliert. Ob diese

Manipulation der unmittelbaren Lust des Kindes auch zu einer Kultivierung
der Lust geführt hat, kann man aufgrund dessen, was an Leid und Tod letztlich
daraus entstanden ist, nur negativ beantworten.

Der Unterschied zwischen einem persönlich unverantwortbaren Eingreifen mit weitreichenden Folgen für Mutter und Kind und der Kultivierung findet hier im letzten Teil des Märchens einen deutlichen Ausdruck. Kultivieren
bedeutet, im Einklang mit der Natur, ohne sie zu bekämpfen und zu vergewal-
tigen, den eigenen Vorteil zu suchen und zu nützen. Dabei wird nichts grundsätzlich Neues, sondern es werden nur die optimalen Bedingungen für etwas
geschaffen, das in der Natur unter den gleichen Voraussetzungen stattfindet.

Der fremde Mann hat seine Beziehung zur Schlange kultiviert: Er lebt
davon, ihre Instinkte und ihr Verhalten genau zu kennen. Er spricht die Schlange mit den Tönen seiner Flöte unmittelbar an und lockt sie damit von der Frau
weg. Auf diese Weise geht die Befreiung der Frau von ihrer großen Last un-
glaublich einfach vor sich. Für die Mutter-Kind-Beziehung gilt, daß sich die
Lösung einer schwierigen Situation, der Verstrickung durch unerfüllte Bedürfnisse, Verletzungen und Grenzüberschreitungen, immer *leicht* anfühlen muß,
wenn sie Bestand haben soll. Nun ist das größte Problem dabei, daß es innerhalb einer Gesellschaft, durch deren Vorgaben und Zwänge eine Mutter in diese für sie so peinliche und belastende Situation gekommen ist, die Lösung nicht
gefunden werden kann. Der entscheidende Anstoß dazu muß darum von
außen, von einem Fremden, kommen.

Durch die Eingriffe in die natürlichen Abläufe während der frühesten
Kindheit, die im ersten Teil des Buches angesprochen wurden, sind dem Menschen vor allem auch seine eigenen Instinkte immer mehr fremd geworden.
Ursprünglich einfach als kompetent und stimmig erlebt und gelebt, wurden
sie schon bei ganz kleinen Babys durch Trennungen von der Mutter unterdrückt. Andererseits hat gerade dadurch und durch die teilweise furchtbaren
Folgen dieser Praxis das Wissen über grundsätzliche Zusammenhänge und
viele Aspekte der Mutter-Kind-Beziehung zugenommen. Verantwortliches
Handeln auf der Basis des Intellekts kann deshalb instinktives Handeln zum
Teil ersetzen. Die Humanethologie brachte überzeugend zum Ausdruck, wie
wichtig es aus diesem Grund für einen «kultivierten», für sich selbst verantwortlichen Erwachsenen ist, die Funktion seiner angeborenen Instinkte zu
kennen.

Besondere Bedeutung hat diese Einsicht für die Frau, deren Erfolg bei
Geburt und Stillen auch die ganze Kulturgeschichte hindurch bis zu unserem
Jahrhundert vor allem davon abhängig war, wie durchlässig die Grenze zu

ihrem Unbewußten war, womit auch verbunden ist, ob und wie ihre Instinkte wirksam werden konnten. Meist schon bald nach der Geburt zeigt sich aber, daß durch das Zulassen unbewußter Kraftquellen auch Energien spürbar werden, die nicht erwünscht sind und abgewehrt werden.

Bisher hat man in der Säuglingspflege so getan, als wäre das Kind für seine Mutter kein Fremdes, dem man auch mit Abwehr oder Vorsicht gegenüberstehen kann. Bewußte Wahrnehmung des anderen setzt jedoch Bewußtheit der eigenen Identität – Aggressionsbereitschaft eingeschlossen – voraus. Nach dem Prozeß des Einander-vertraut-Machens erkennen Mutter und Kind dann einander gerade am Anderssein jederzeit und überall wieder. Die anfängliche Fremdheit ist so gesehen die Voraussetzung für eine wirkliche Liebesbeziehung: allzu Vertrautes macht Aggression – aber auch individuelle Bindung – überflüssig.

Und so braucht die Mutter nicht einen Vertrauten oder Bekannten, sondern einen Fremden, um aus der schlimmen Lage herauszufinden, in die sie mit ihrem Kind geschlittert ist. Ich möchte hier noch einmal erinnern, daß die Mutter keinen unmittelbaren Zugang zu ihren Instinkten hat und dem Anderssein des Kindes deshalb von Beginn an nicht angemessen begegnen konnte. Es ist also auf jeden Fall eine große Herausforderung für diese Frau, sich auf den Fremden einzulassen. Der Fremde im Märchen ist nun Schlangenbeschwörer, einer, der davon lebt, mit Schlangen – das heißt auch, mit dem verdrängten Unbewußten der Menschen – zu spielen. Auch weil er sich in einem Bereich auskennt, der für andere unbekannt und nicht einzuschätzen ist, verkörpert er jemanden, vor dem man – wie vor allem Fremden – Angst hat, dem man ablehnende Gefühle entgegenbringt und deshalb nicht von vornherein vertraut.

Gerade aber das Vertrauen auf diesen Fremden, der die Frau in den Wald führt – symbolisch für das Unbewußte –, ist der entscheidende Punkt und die größte Herausforderung für die so schwer belastete Mutter in diesem Märchen. Bei einer zu engen ambivalenten Mutter-Kind-Beziehung kann nur die Auseinandersetzung mit dem Fremden, anderen, Beängstigenden helfen.

Fremd scheint für die Frau auch das Männliche an sich zu sein. Es ist auffallend, daß bisher in diesem Märchen der Mann überhaupt keine Rolle gespielt hat, weder als Partner der Mutter noch als Vater des Kindes. Es ist auch denkbar, daß in einer Gesellschaft, in der Aggression aus der Mutter-Kind-Beziehung gänzlich ausgeschlossen ist, all das Fremde und Bedrohliche auf den Mann projiziert wird. Ob es einen Partner für die Mutter und einen Vater für das Kind in diesem Märchen gibt oder nicht: es ist klar, daß er ganz außerhalb der Mutter-Kind-Beziehung steht und bisher auf die Ereignisse keinerlei Ein-

fluß nehmen konnte. Erst jetzt kommt der Mann als Fremder oder Entfremde-
ter von außen, sieht die Notlage der Frau und bietet seine Hilfe an.

Es stellt sich hier wieder die Frage, inwieweit das Märchen von historischen Gegebenheiten berichtet. Möglicherweise erzählt es die Geschichte einer
ledigen Mutter, die ihr Kind allein aufziehen muß. Obwohl das menschliche
Elternpaar natürlicherweise gemeinsam für seine Nachkommen sorgt, gibt es
alleinerziehende Mütter schon in traditionalen Kulturen. Kinder haben hier
jedoch ohne Vater nur geringe Überlebenschancen, es sei denn, die Mutter
kann auf männliche Hilfe zurückgreifen, z. B. von einem Bruder, von ihrem
Vater (wenn sich dieser noch in guter körperlicher Verfassung befindet) oder –
wenn sie Glück hat – vom Kindsvater selbst.[248]

Alleinerziehende Mütter hat es auch in unserer mitteleuropäischen Kultur, vor allem im ländlichen Bereich, immer gegeben: Ihr verhältnismäßiger
Anteil zu den verheirateten Frauen hat sich im Vergleich zu heute nicht
wesentlich geändert. Sie waren auf die Hilfe der Gemeinschaft angewiesen,
und es kam oft vor, daß nicht verheiratete Mütter – obwohl geächtet – nach wie
vor in ihre Herkunftsfamilie integriert waren. Die Wahrscheinlichkeit dazu
hing weniger an der körperlichen Verfassung des Vaters oder Bruders, sondern
mehr an deren materiellen Möglichkeiten. Waren diese gering, waren sie zu-
meist die Ursache für die schwierige Lage der jungen Mutter, denn Ehen wurden zu einem großen Teil aufgrund wirtschaftlicher Überlegungen geschlossen. Im bäuerlichen Bereich geschah das nach einer «von herrschaftlichen und
materiellen Zwängen geprägten Regel, die besagte, daß nur diejenigen einander ehelichen konnten, bei denen der eine Erbe eines Anwesens war und der
andere das dazu passende Heiratsgut mitbrachte».[249] Die Obrigkeit wollte
damit die Nachkommenschaft armer Leute möglichst verhindern, um die Armut in ihrem Herrschaftsgebiet nicht noch weiter zu vergrößern. So konnten
Dienstboten und Kleinbauern aus Mangel an den nötigen Voraussetzungen oft
erst – wenn überhaupt – sehr spät heiraten, und in vielen Fällen wurden Kinder
gezeugt, obwohl es keine Aussicht auf ein legales Zusammenleben der Partner
gab.

---

248 Es kommt vor, daß dieser heimlich Mutter und Kind in der Nacht besucht und auf diese
Weise die Bindung zu Mutter und Kind aufrechterhält (persönliche Mitteilung von Iboroga, einer
Einheimischen aus Tauwema auf Trobriand/Papua Neuguinea, an Gerhard Medicus).
249 Breit 1991, S. 299

Bürgerliche Mädchen dagegen hatten, wenn kein männlicher Erbe da war, den Mann zu heiraten, der das Handwerk ihres Vaters weiterführen konnte: Sie kamen als Gesellen oft aus einer anderen Gegend. Auf dieser Basis kamen auch viele Zweit- und Drittehen zustande, in vielen Fällen schon einige Monate nach dem Tod des Partners, da kinderreiche Familien ohne Vater nicht existieren konnten. Diese Situation gab es also öfters: Kinder wurden noch gestillt, als ihre Mütter nach dem Tod des Vaters erneut eine Ehe eingehen mußten. Auch das wäre – neben den Erfahrungen einer ledigen Mutter – eine Situation, die in das Märchen *Die Schlangen-Amme* eingeflossen sein könnte.

Eheliche Beziehungen kamen zwar in den allermeisten Fällen auf die beschriebene Weise zustande und waren durch die geschilderten Verhältnisse beeinträchtigt, ob und inwieweit Liebe und Zuneigung im einzelnen Fall dabei im Spiel war, kann von unserer heutigen Warte aus nicht beurteilt werden. Die hohe Geburtenrate gibt jedoch verläßlich darüber Auskunft, daß der sexuelle Aspekt innerhalb der Paarbindung in allen Schichten der Bevölkerung gelebt wurde. Beachtet man all das Leid und die oft tragischen Folgen von Geburt und Kindbett, die für die Frau damit verbunden waren, ist es verständlich, daß der Mann mit seinen sexuellen Ansprüchen mancher Frau auch fremd und bedrohlich werden konnte.

Ob nun die Mutter dieses Märchens einen Partner gehabt hat oder nicht: das den Menschen gemeinsame, in dieser Geschichte überlieferte Motiv ist, daß der Mann in die Mutter-Kind-Beziehung nicht integriert oder dieser Beziehung fremd geworden ist. Wie ist es jedoch dazu gekommen?

14. Wie unsere Kultur die Rolle des Vaters veränderte

Die frühe Trennung von Mann und Frau

Mir gefällt das Bild, das Bruce Chatwin[250] von den ersten Menschen zeichnet: Frau und Mann als eine Einheit, in der beide Teile in gleichwertiger Weise die Verantwortung für das Großwerden ihrer Kinder, der Beschaffung der Nahrung und der Verteidigung haben. Chatwin sieht diese Menschen in der Savannenlandschaft Afrikas in ständiger Bewegung, um ihre Lebensgrundlagen aufzusuchen. Kinder mußten so lange getragen werden, bis sie fähig waren, weite Strecken auf ihren eigenen Füßen zurückzulegen. Der Beitrag des Vaters für das Überleben des Säuglings war hier ebenso wichtig wie der der Mutter, die Beziehung des Vaters zu seinem Kind der Mutter-Kind-Beziehung gleichwertig, aber nicht gleich. Vermutlich genügte die körperliche Anstrengung des Tragens und das jahrelange Stillen zusammen mit einer Ernährung, die nicht von Überfluß geprägt war, daß eine Frau nicht erneut schwanger wurde, bevor ein Tragling entwöhnt war. Dazu trug auch das intuitive «Wissen» der Frau um die Vorgänge in ihrem Körper bei, das damals vermutlich viel größer war, als es heute ist. Dadurch ist es vorstellbar, daß die Angst vor einer erneuten Schwangerschaft innerhalb der sexuellen Beziehung zwischen Mann und Frau keine Rolle spielte. Das ist bedeutsam, denn der außergewöhnlich große Beitrag des Vaters läßt sich nur durch eine starke individuelle Beziehung zur Mutter seines Kindes erklären. Bei kaum einem anderen Säugetier ist der Einsatz des Vaters beim Großziehen und Versorgen der Kinder so groß wie beim Menschen, und nirgends hat Sexualität eine so umfassende Bedeutung: im Gegensatz zur Sexualität der Säugetiere zeichnet sich die des Menschen durch seine sexuelle Dauerbereitschaft und außerdem durch Zärtlichkeit und Liebe aus.[251]

Für die Eltern-Kind-Beziehung bedeutete das: Lange Zeit bevor das Konzept «Pflicht» sich durchgesetzt hat, bestand also ein System, das elterliche Zuwendung und Fürsorge mit Lust und körperlichem Wohlbehagen be-

250 Chatwin 1987, S. 263
251 vgl.: Eibl-Eibesfeldt 1995, S. 324

lohnt.[252] Weder bewußte Einsicht noch besondere Anstrengung waren nötig, um dem Kind das zu sichern, was es für sein Überleben brauchte. Sexualität im Dienst der ehelichen Partnerschaft war neben dem Stillen der zweite wichtige Teil dieses Systems. Nur ist bei alldem, was wir aus der Kulturgeschichte über die Beziehung der Eltern zueinander wissen, davon jedoch nur sehr wenig oder gar nichts zu finden, denn parallel zur Veränderung der Eltern-Kind-Beziehung hat sich auch auf dem Gebiet der Sexualität Entscheidendes geändert. Es ist anzunehmen, daß das eine mit dem anderen zu tun hat.

In Jäger- und Sammler-Gesellschaften hat der Vater zu seinem Kind eine fürsorgliche, zärtliche Beziehung,[253] auch in vielen traditionalen Kulturen kann beobachtet werden, wie sich Männer gefühlvoll ihren Kindern zuwenden.[254] Schon Knaben zeigen eine starke emotionale Zuneigung zu kleinen Kindern. Zärtliches Verhalten dem Kind gegenüber scheint also Männern angeboren zu sein, wenn auch die Reizschwelle für väterliches Verhalten – das in den Grundzügen dem mütterlichen gleicht – höher ist.[255] Auf lustvolle Interaktion und Körperkontakt kann in der Vater-Kind-Beziehung nicht verzichtet werden: Auch hier steht Lust im Dienst der unverwechselbaren persönlichen Bindung beider Partner zueinander.

Was in Europa vor vielen tausend Jahren geschehen ist, kann man nur vermuten. Die Entdeckung und Domestizierung des Feuers ermöglichte dem Menschen ein Leben auf der Grundlage der Jagd und machte es ihm dadurch möglich, seinen ursprünglichen Lebensraum zu verlassen und in kälteren Gegenden zu überleben. Das Leben des prähistorischen Menschen an sich wird nicht so romantisch gewesen sein, wie es ihm heute oft zugedacht wird. Knochenfunde weisen Spuren schwerer Arthritis auf, woraus sich schließen läßt, daß ein großer Teil des Tages mit häuslichen Arbeiten in sitzender oder kauernder Stellung verbracht wurde. Die Jagd – mit Bewegung über weite Strecken hinweg verbunden – war dem Mann vorbehalten. Zum Lebensmittel-

---

252 *«Das Überleben der Menschheit hing, lange bevor sich das Konzept ‹Pflicht› entwickelte, von den Befriedigungen ab, die durch die beiden willentlichen Akte der Fortpflanzung – Koitus und Stillen – erreicht werden können.» (Newton & Newton 1967, in: Newton 1973, S. 81).*

253 Shostak 1981, S. 11 f., in: Kroeber-Wolf 1987/88, S. 27.

254 So auch bei den Trobriandern: *«Die Väter arbeiteten oft in der Nähe des Hauses an ihren Fisch-Gerätschaften, Booten oder an sonstigen Handarbeiten. Die Kleinkinder beobachteten sie dabei, setzten sich zu ihnen und wurden oft vom Vater zwischendurch zärtlich gestreichelt oder liebevoll angesprochen. Am Abend wanderten die Väter gern mit ihren Kleinkindern auf der Hüfte durch das Dorf zu ihren Nachbarn.»* (Grossmann 1993, S. 40)

255 Eibl-Eibesfeldt 1995, S. 319

punkt der Frau wurde die Feuerstelle und die Behausung: ein – im Vergleich zu dem bewegten Leben, wie es einmal gewesen sein mag – schon stark eingeschränkter Lebensraum. Was die Frau ursprünglich nur für ihr Kind war, begann sie langsam für die ganze Familie zu übernehmen: die Sorge um die Bedürfnisse des Körpers. Überall auf der Erde in allen menschlichen Kulturen wurde der geschlechtsspezifische Unterschied zwischen Mann und Frau überformt und verstärkt. Die ursprünglich nur stillende Mutter wurde zur die ganze Familie umsorgenden Frau. So ging allmählich die gemeinsame Verantwortung der Eltern für das Kind auf die Mutter über, da es nur mehr innerhalb des Wohnortes getragen werden mußte und die Frau für die Ernährung auch nach der Entwöhnung nun allein zuständig war.

Durch die Spezialisierung in «männliche» und «weibliche» Bereiche des täglichen Lebens scheint es bald eine bewußte Aufteilung in «weibliche» und «männliche» Instinkte gegeben zu haben. Dabei sind alle menschlichen Instinkte sowohl in der Frau als auch im Mann angelegt, wenn auch in unterschiedlicher Gewichtung. Von denen, die hier für uns von Bedeutung sind, ist die altruistische Sorge für den Nachwuchs allmählich ganz in den Verantwortungsbereich der Frau und die Verteidigung der Integrität mit der Aggression in den des Mannes übergegangen.[256] Diese Aufteilung bedingte, daß die Lebensbereiche von Mann und Frau sich immer mehr voneinander entfernten, Mann und Frau – gemessen an Zeit und Körperkontakt – immer weniger beisammen waren und auf der anderen Seite aber ein Aufeinanderbezogensein für das Überleben der Familie immer notwendiger wurde.

Wie stark und bedrohlich Frauen die Trennung von ihrem Mann in Schwanger- und Mutterschaft empfunden haben, zeigt sich in einem immer wiederkehrenden Motiv vieler Märchen. Die Häufigkeit dieses Motivs deutet darauf hin, daß es archetypisch – also uralt – ist. Es ist in verschiedene Zusammenhänge eingebettet, im Grunde aber bleibt es gleich: Vor oder unmittelbar nach der Geburt des erwünschten Kindes muß der Vater zur Jagd oder – eine spätere Variation dieses Themas – in den Krieg. Nur weil er nicht da ist, können all die schrecklichen Dinge mit dem Kind und seiner Mutter passieren, die danach die Handlung des jeweiligen Märchens bestimmen. Die Frau kann nur

---

256 Schon allererste Kunstwerke in eiszeitlichen Höhlen lassen auf eine derartige Spezialisierung schließen. Der dort immer wieder dargestellte Zusammenhang zwischen dem Jagdwild mit einerseits der weiblichen Sexualität und andererseits dem Mann als Jäger legt die Vermutung nahe, daß die Frau vor allem als Leben schenkendes und Leben erhaltendes Wesen gesehen und der jagende, tötende, Leben überwältigende Mann ihr komplementär gegenübergestellt wurde (siehe: Uhlig 1992, S. 52 f.).

dann ganz «bei sich» bleiben, wenn ihre Integrität nach außen – durch den Mann – geschützt ist. Aber auch für die innere Stabilität der Mutter könnte der Vater von Bedeutung sein. Ob nicht auch die Angst vor Geburt und Stillen, verbunden mit Verspannungen und einem Nichtzulassen instinktiver Kräfte, überhaupt erst aufgetaucht ist, weil der Mann als ein unersetzbarer Teil der Kind-Mutter-Vater-Einheit gefehlt hat?

Die soziale Gemeinschaft, durch deren Zwänge der Vater von Geburt und Kindbett zunehmend ausgeschlossen wurde, übernahm im Lauf der Kulturgeschichte selbst die Betreuung für Mutter und Kind während dieser Zeit. Obwohl Mutter und Kind in den Märchen sicher vor Außenfeinden innerhalb dieser Gemeinschaft vom Vater zurückgelassen wurden, äußert sich in ihnen gerade das Gefühl der Bedrohung durch die unmittelbare Umwelt, der sie anvertraut wurden. Mutter und Kind mußten sich deren Interessen und Zielen unterordnen. Das ist eine grundlegend andere Situation, als wenn der emotional beteiligte Vater dabei wäre, für den das eigene Kind mit seinen spezifischen Bedürfnissen im Mittelpunkt steht.

Das Bewußtsein der Verbindung zwischen Koitus und Empfängnis ist schon für die Menschen der Altsteinzeit denkbar, vielleicht ausgelöst von einer Überforderung durch eine überraschende Schwangerschaft in einer Zeit, da ein Kleinkind noch auf Muttermilch und Tragen angewiesen war. Mit all den darauf folgenden Einsichten war aber – auch hier eine Parallele zur Mutter-Kind-Beziehung – weniger eine Kultivierung dieses wichtigen Bereiches in der Beziehung zwischen Mann und Frau verbunden, sondern ein durch Tabus und Verbote bedingter Mißbrauch der Sexualität, der oft ein Mißbrauch der Frau war.

Seßhaftigkeit, Feldbestellung und Viehzucht ermöglichten die Vorsorge für die Zukunft und später die Anhäufung von Besitztum. Die Frau wurde durch die Herstellung der Mahlzeiten, der Kleidung und des Hausgeräts, die sich immer aufwendiger und kunstvoller gestaltete, weiter und fester an das Haus gebunden. Da wir wissen, daß der Kinderreichtum eines Paares mit der Verkürzung der Stillzeit gesteuert werden konnte, wenn die Möglichkeit einer alternativen Ernährung gegeben war, kann ein enger wechselseitiger Zusammenhang zwischen Anhäufung von Besitz und einer frühen Trennung von Mutter und Kind gesehen werden. Reichtum, verbunden mit der Förderung der Empfängnisbereitschaft der privilegierten Frau und vielen Nachkommen, wurde zur Grundlage für die Entwicklung feudaler Strukturen. Diese wiederum ordneten dem Mann einen Subjekt- und der Frau – und gleichzeitig auch unzähligen Menschen beiderlei Geschlechts – weitgehend den Objektstatus

zu. Der «Egoismus der Gene»[257] scheint sich gegenüber vielen anderen phylogenetisch jüngeren, typisch menschlichen sozialen Verhaltensweisen – die aber
von der Existenz persönlicher Beziehungen abhängig sind – auf unbewußter
Ebene durchgesetzt zu haben.

Dabei hat der Vater den Kontakt zum Kind immer mehr verloren. Seine
rechtliche Verantwortung und offizielle Erziehungsgewalt für das Kind – mehr
Bezogensein als Bindung – wurden zum Ersatz für die persönliche Beziehung
zu seinem Kind. Beim Gang durch die Kulturgeschichte des Vaters fällt auf,
daß, je mehr der Vater einerseits in der Mutter-Kind-Beziehung fehlte, er andererseits um so stärker in seiner Rolle der väterlichen Verfügungsgewalt rechtlich und ideologisch aufgewertet wurde. Durch rechtsgeschichtliche, aber auch
religions- und sozialgeschichtliche Quellen kann die prinzipielle Höherbewer-
tung des Vaters in der Gesellschaft gegenüber der Mutter schon in frühen
Hochkulturen – Sumer, Ägypten, Israel, Indien und China – nachgewiesen
werden. In der griechischen Antike äußerte sie sich außerdem in der Idealisierung seiner Rolle beim Zeugungsakt. Antiken Theorien zufolge verdanke das
Kind den wichtigsten Teil seiner Persönlichkeit nur dem Vater, denn die Seele
komme mit dem väterlichen Sperma in seinen Körper. Den Körper – also allein
das stoffliche «Rohmaterial», das ohne Geist und Seele keinerlei Wert besitze –
verdanke es seiner Mutter. Die Überbewertung des Vaters hatte, noch einmal,
keinerlei Entsprechung in der wirklichen Beziehung des Vaters zum Kind. Es
ist bezeichnend, daß gerade in der griechischen und in der römischen Antike
mit der starken Trennung der Lebensbereiche von Frau und Mann und Kind
diese Theorien besonders große Bedeutung in der männlichen Philosophie –
mit Auswirkung auf die Rechtspflege – hatten. Auch in der scholastischen
Theologie des Hochmittelalters wurde die Stellung des Mannes biologisch
untermauert und die Frau als «animal imperfectum» – begründet wieder durch
ihre «defizitäre Funktion» beim Zeugungsvorgang – definiert. Bis in die frühe
Neuzeit hatten antike Zeugungstheorien großen Einfluß auf die Abwertung
der Frau gegenüber dem Mann. Angesichts dessen, daß die biologische Rolle
der Mutter für das Kind offensichtlich ist, ist es verständlich, daß der Mann der
griechischen Antike überwältigt war von der enormen Bedeutung des kurzen
Zeugungsaktes auf das gesamte Leben des Kindes und dessen Nachkommen.
Was er als Seele und Geist bezeichnete, könnte man heute als seine Erbinfor-

257 siehe Voland 1993, 4. Kapitel, S. 66: Ammen, Zinnludeln und Analysen, *Trennungen und
ihre Folgen*

mation bezeichnen, die milliardenmal in jedem seiner Nachkommen in jeder Zelle der winzig kleinen Moleküle des Zellkerns gespeichert ist: Nur durch diese entwickeln sich Ähnlichkeiten mit dem Vater selbst oder seinen Vorfahren in Aussehen, Talenten und Neigungen, ohne daß er sein Kind jemals gesehen haben muß. Der «Same» jedoch – im Gegensatz zum Samen einer Pflanze – ist nicht die bereits befruchtete Keimzelle, die nur mehr einen Nährboden braucht, um sich entwickeln zu können: Hier irrte die griechische Philosophie.

Doch die Schlußfolgerungen daraus haben die prinzipielle Abwertung und Unterdrückung der Frau für viele Jahrhunderte weiter gerechtfertigt. So leitete man davon die selbstverständliche Pflicht der Frau ab, Kinder in der vom Mann – oder Staat – gewünschten Menge auszutragen, zu gebären und aufzuziehen. Alles andere – Gesundheit und individuelles Leben der Frau selbst, die Beziehung zum Kind und die Liebesbeziehung des Paares – wurde diesem Zweck untergeordnet.[258]

Einfluß auf die Liebesbeziehung zwischen Mann und Frau

In einer Liebesbeziehung gibt es kein Bild des Partners von vornherein, sondern dieses entsteht erst langsam in der Phase des Sich-vertraut-Machens durch die kontinuierliche Interaktion miteinander. Ein stimmiges Bild setzt Erkennen, Unterscheiden, Respektieren und Beantworten feiner und vielfältiger Signale und Ausdrucksformen des Körpers voraus – und ist durch neue Interaktionen grundsätzlich wieder veränderbar, da das Bild des Partners nicht mit ihm selbst identisch ist. Eine männliche Sexualität, die dem anderen vor

---

258 Platon beschrieb die Rolle der Frau für seinen idealen Staat dementsprechend: «*Die Frau soll dem Staate vom zwanzigsten bis zum vierzigsten Jahre Kinder gebären.*» Erst nach dieser Zeit ist es Mann und Frau gestattet, ihre sexuelle Lust nach Belieben auszuleben, allerdings mit der Einschränkung, daß Frauen «*die Frucht nicht austragen, wenn sie empfangen haben. Liegt aber ein Zwang vor, so müssen sie mit dem Kinde so verfahren, als sei keine Nahrung für dasselbe vorhanden.*» (Platon 1973, S. 162 und S. 163)
Auch für die römische Frau stand die Fähigkeit zu gebären im Mittelpunkt der von ihr geforderten Pflichten. In diesem Sinn äußerte sich im 2. Jahrhundert n. Chr. Soranus von Ephesus: «*Wie nämlich das Ackerland, wenn es nach der Saat Früchte gezeitigt hat, dadurch an Kraft verliert, ja für längere Zeit unfruchtbar wird, so wird auch die ihr Kind selbst nährende Mutter vor der Zeit alt, denn sie nimmt nur für einen Körper Nahrung, und der durch Ernährung des Kindes erlittene Verlust führt Abmagerung herbei. Sonach ist es schon besser, die Mutter denke an die Stärkung ihrer Kräfte und erhole sich für weitere Geburten, als daß die Milchdrüse fortwährend funktioniere.*» (Soranus 1894, S. 64)

allem ein bestimmtes Bild zuordnet und ihn damit zum Objekt macht, schloß im Lauf der Kulturgeschichte nicht nur die erotische Liebe zwischen Mann und Frau, sondern weitgehend jede Liebesbeziehung und damit auch Zärtlichkeit des Mannes gegenüber dem Kind aus. Zusätzlich gab es Vorschriften und Tabus, die das Stillen eines Kindes mit der Sexualität zwischen Mann und Frau unvereinbar erscheinen ließen. Schon im mittelalterlichen Westeuropa wurde vor allem deshalb so wenig gestillt, weil Geschlechtsverkehr während Schwangerschaft und Stillzeit als schädlich und Stillen während einer Schwangerschaft als besonders gefährlich angesehen war.

Genauso, wie das grundsätzliche Recht des Kindes auf sein Leben – es löste im Christentum das Recht der Eltern (des Vaters), über Leben oder Tod eines nicht gewünschten Neugeborenen zu entscheiden, ab – für Kinder keine wirkliche Verbesserung brachte, so konnte auch die Reglementierung der Sexualität die Situation in den Familien nicht wirklich verändern. Die Unvereinbarkeitsregel hatte für Mutter und Kind sogar – im Gegensatz zu der möglichen guten Absicht, die dahinterstand – schlimme Folgen. Sie führte vor allem dazu, daß zuerst Kinder der höheren Gesellschaftsschicht, später aller Schichten, noch früher als jemals zuvor entwöhnt wurden und Frauen noch schneller wieder empfängnisbereit waren. Unzählige Frauen starben durch die ständige körperliche Überlastung, viele davon bei der Geburt und im Kindbett.

Die Kirche entschloß sich zwar zu keinem – in vielen anderen Kulturen üblichen – Sexualtabu während der Stillzeit (aus realistischen Gründen: um die monogame Ehe zu schützen), verbot jedoch jede bewußte Verhütung einer Schwangerschaft.[259] Eigentlich äußert sich das christliche Evangelium zur Sexualität zwischen Mann und Frau nicht negativ, wohl aber schon Paulus, der ja Römer und in einer Hochkultur aufgewachsen war, in der viele Kinder üblicherweise schon sehr früh von ihrer Mutter getrennt wurden und nicht vermittelt bekamen, ihre Mutter als Liebespartner kennenzulernen und dadurch «das Sinnenglück» zu lieben.[260]

Eine Sexualität, die ausschließlich auf Fortpflanzung hin ausgerichtet ist, muß spätestens dann zu Schwierigkeiten führen, wenn die vorhandenen Ressourcen knapp werden. Das galt im Mittelalter schon für die Oberschicht. Von den zehn, siebzehn oder neunzehn Kindern, die von adeligen Frauen und von

---

259 Empfängnisverhütung und Koitus interruptus zum Schutz der Mutter und des Kindes, das durch die frühe Entwöhnung bei einer weiteren Schwangerschaft gefährdet sein könnte, gestattete nur der jüdische Talmud (Shahar 1993, S. 87 f.).
260 Erikson 1961

Frauen aus dem wohlhabenden Bürgertum geboren wurden, waren nicht alle wirklich erwünscht. Die Aufteilung der Erbschaft und die Kosten für die Mitgift der Töchter belasteten die persönlichen Beziehungen zwischen Eltern und Kindern (und die Beziehung zwischen den Geschwistern). Vermutlich war die Begrenztheit der Ressourcen gegenüber einer hohen Geburtenrate der Grund dafür, daß Kirche und Gesellschaft begannen, sexuelles Verhalten zu bewerten und einzuschränken. Die Einschränkung der sexuellen Lust war somit die Reaktion auf die verheerenden Folgen einer rein reproduktionsorientierten Einstellung zur Sexualität, in der die Lust *beider* Partner von vornherein keinen Platz haben konnte. Es handelte sich um einen Versuch der Kirche, Verantwortung für eine schon völlig verfahrene Situation zu übernehmen.[261]

Wie in der Mutter-Kind-Beziehung führten erste Eingriffe der aufstrebenden Kultur zu einer Störung des liebevollen Kontakts zwischen Mann und Frau, zu einer körperlichen und seelischen Überlastung vieler Frauen und damit zu einem Frauenbild, das eine partnerschaftliche Ehe später ganz unmöglich machte. Die Ursache dafür konnte nicht erkannt werden. Eine Sichtweise von außen – in der Kulturgeschichte immer eine männliche – und die damit verbundenen, in bezug auf die Frau wenig empathischen Gefühle, konnte nur die fordernde Lust des Mannes als Ursache für das Leid der Frau erkennen. Das «Über-Ich» verbot nun dem Mann, in der Sexualität zu seiner Frau lustvoll zu empfinden, und gab der sexuellen Begegnung gleichzeitig in ausschließlicher Weise gerade die – reproduktive – Bedeutung, die schon zuvor überstrapaziert worden war. Die Abspaltung von Instinkten und Gefühlen hat im Fall der Sexualität durch Jahrtausende hindurch kaum etwas an Bewußtsein gebracht, der Kampf der Gesetze, Tabus und des kontrollierenden Verstandes gegen die in den Untergrund gedrängte Sexualität scheint alle Energien aufgebraucht zu haben.

War Nachkommenschaft aus politischen Gründen erwünscht, wurde sie – in ähnlicher Weise wie das Stillen – in moralisierender Weise eingefordert. Es galt als Schande, wenn ein verheiratetes Paar kinderlos blieb. Kinderlosigkeit war in der privilegierten Gesellschaftsschicht ein häufig vorkommendes Problem, das vermitteln auch viele Märchen: Verschiedene beginnen mit dem jahrelangen verzweifelten Kinderwunsch eines königlichen Paares. Man sollte

261 Viele maßgebende Persönlichkeiten der Kirche waren selbst nichterbberechtigte Söhne einflußreicher Familien, die offiziell (schon seit der Einführung des Zölibats im 4. Jahrhundert) auf ihre Sexualität verzichten mußten: ein weiteres Beispiel dafür, daß selbst erlittenes Unrecht anderen immer wieder weitergegeben wird.

fruchtbar bzw. zeugungsfähig sein, durfte aber gleichzeitig keine körperliche Lust empfinden: das ist wieder eine *double-bind*-Situation, die es Betroffenen unmöglich macht, sich kongruent zu verhalten und gleichzeitig der Gesellschaft gegenüber loyal zu bleiben.

Ein gutes Beispiel für das Ideal der mittelalterlichen Zeit ist das Leben der Frau, die neben Maria im Spätmittelalter die meistverehrte Heilige war: Elisabeth von Thüringen. Sie wurde schon bald nach ihrem Tod 1231 heiliggesprochen und seither besonders in Marburg verehrt, das durch die, auch im 16. Kapitel erwähnte, Elisabethkirche zu einem bedeutenden Wallfahrtsort geworden ist. Ihre Geschichte ist in vielfältiger Form erzählt worden, unter vielen anderen schrieb am Anfang des 14. Jahrhunderts ein unbekannter Dichter in mittelhochdeutscher Sprache über Elisabeth einen Legendenroman.[262] Den in – als sinnenfreudig bekannten – mittelalterlichen höheren Kreisen üblichen Strategien, mit der schwierigen *double-bind*-Situation zurechtzukommen, stellt der Dichter die enthaltsame Ehe Elisabeths mit dem Landgrafen Ludwig gegenüber. Neben der Legende der Heiligen berichtet er von männlicher Doppelmoral und sexuellen Schwierigkeiten und schildert die Lage eines fürstlichen Kindes dieser Zeit. Elisabeth, die aus Ungarn stammte, war schon als Säugling dem jungen Sohn des Thüringer Landgrafen versprochen. Als sie von ihren Eltern weg an den Hof ihres zukünftigen Gatten geholt wurde, zählte sie erst vier Jahre.

Im Legendenroman ist die Trennung von ihrer Mutter Gertrud folgendermaßen beschrieben:

Gertrud zögerte nun nicht und bereitete alles vor, um ihre zarte Tochter für die weite Fahrt auszustatten. Sie ordnete in mütterlicher Sorge an, für Elisabeth den schönsten Zuber aus reinem Silber anzufertigen, um sie darin zu baden. Ferner gab sie eine silberne Wiege von kunstvoller Ausführung in Auftrag, damit man das Kind hineinlegen könne, wenn seine Amme es beruhigen und ihm die Brust reichen wollte. [...]

Als die Königin sah, daß sie zum Aufbruch bereit waren, sprach sie liebenswürdig zu ihnen: «Hört mich an, treue Freunde, ich habe Euch etwas aufzutragen. Entbietet dem edlen Fürsten Hermann meinen aufrichtigen Gruß und sagt ihm, er möge unbesorgt sein, denn ich werde den Besitz unserer Tochter allezeit mehren, so gut ich es vermag. Wenn mir nur zu leben vergönnt ist, werde ich

---

262 hrsg. von Lemmer 1982

ihr noch oft königliche Geschenke machen, damit ihr Besitz sich vergrößere. Den beiden Kindern aber will ich stets beistehen, wie es mir unsere Verwandtschaft nun gebietet.» [...] So froh man bislang gewesen war, jetzt, da die kleine Elisabeth fortreisen sollte, gab es keinen, der nicht von Schmerz erfüllt worden wäre. Die Königin schaute tiefbetrübt drein und segnete das Kind und seine Begleiter ein um das andere Mal.[263]

Die Details in diesem Roman sind zwar in der Phantasie entstandene Geschichten, bergen jedoch auch historische Wahrheiten in sich. Neben der Einstellung zur Körperlichkeit und zu Kindern, Besitz und Macht erzählt diese Geschichte auch von tatsächlich geschehenen Trennungen. Der oben beschriebene Abschied der Mutter Gertrud von ihrem Kind ist nur eine davon und vielleicht nicht die schwerwiegendste. Da die Beziehung zur Mutter weniger von körperlicher Zärtlichkeit als von geistiger Verbundenheit geprägt war und die Amme mit nach Thüringen ziehen konnte, wird diese Trennung möglicherweise nicht so dramatisch gewesen sein, wie es auf den ersten Blick scheinen mag. Die eigentliche Trennung Elisabeths von ihrer Mutter war ja schon viel früher geschehen, vermutlich unmittelbar nach der Geburt, nach der eine Amme das Kind übernommen hatte.

Üblich waren in Adelskreisen auch Ehen, die von vornherein nicht auf eine Liebesbeziehung, sondern auf ein machtpolitisches «Bündnis» gegründet waren. So gesehen war es ungewöhnlich – das wird in vielen Geschichten von Elisabeth auch immer wieder betont –, daß Ludwig IV. seiner Frau mit Zuneigung, Achtung und Verständnis begegnet ist. Die im Legendenroman beschriebene sexuelle Enthaltsamkeit entspricht jedoch nur zum Teil der Wahrheit. Elisabeth hatte, nachdem sie 1221 vierzehnjährig mit dem einundzwanzigjährigen Ludwig verheiratet worden war, schon 1222 ihr erstes Kind – einen Sohn. Insgesamt hatte das Paar drei Kinder. Das sind aber – gemessen an den damals üblichen Ansprüchen – für ein Herrscherpaar sehr wenig. So gebar vergleichsweise Agnes, die letzte Babenbergerin (1295 gest.), ihren beiden fürstlichen Ehemännern 29 Kinder.[264] In dieser Zahl drückt sich eine heute völlig unverständliche ungeheure Ausbeutung der menschlichen Sexualität und des weiblichen Körpers aus. Obwohl die Bedingungen für Elisabeth wesentlich günstiger waren, berichtet die Legende über die Mutter-Kind-Beziehung – außer daß Elisabeth alle ihre Kinder eigenhändig zur Taufe trug – jedoch

---

263 in: Lemmer 1982, S. 14 f.
264 berichtet in: Weiß 1996, S. 44

nichts. Die Pflichten als Landgräfin und die religiöse Leidenschaft, verbunden mit der Sorge für Arme und Kranke, lassen jedoch vermuten, daß eine zärtliche Beziehung zu einem ihrer Kinder ausgeschlossen werden kann, das heißt, daß es auch hier Trennungen (ohne vollzogene Abschiede) gibt.

Eine weitere Trennung wird in dieser Legende wieder sehr ausführlich beschrieben; es handelt sich um die Trennung Elisabeths von ihrem geliebten Mann. Trennungen von Frau und Mann sind damals in hohen Kreisen häufig gewesen und haben deshalb auch in Märchen ihren Niederschlag gefunden. Wie in einem von diesen muß sich Elisabeth vor der Geburt ihres dritten Kindes 1227 von ihrem Mann verabschieden, weil er in den Krieg – in diesem Fall handelt es sich um einen Kreuzzug – ziehen muß. Dieser Abschied wird für sie zu einem endgültigen, da der Landgraf schon – noch vor der Geburt des Kindes – auf der Reise in das Heilige Land krank wird und stirbt. Die Kinder, nun vaterlos geworden, verlieren durch dieses Ereignis auch die Mutter: Elisabeth weigert sich, noch einmal zu heiraten oder zu ihrem Vater nach Ungarn zurückzukehren, verläßt nach einem Gelübde 1228 auch ihre Kinder und teilt ihr Leben und ihren Besitz mit den Armen.

Wer vermag wohl recht zu würdigen, daß diese reine Frau mit der Gnade des Herrn ein Herz für kleine Kinder fremder Leute hatte und an ihre eigenen, die weit von ihr entfernt lebten, gar nicht dachte? Hört und laßt Euch sagen, wie es sich damit verhielt. Die edle Fürstin hatte sich als junge Mutter einst entschlossen, ihr eigenes Kind mit anderthalb Jahren wegzugeben, weil sie dadurch in seelischen Zwiespalt gekommen war. Sie schickte es deshalb so jung weg und ließ es fern von sich aufziehen, weil sie befürchtete, daß ihr frommes Wirken durch die Liebe zum Kind beeinträchtigt werden könnte.[265]

Die Widersprüche, die sich aus dem Leben zwischen privaten Bindungen und Ansprüchen an die Moral und die Gesellschaft ergeben mußten, löst die Legende insofern auf, als Elisabeth nach dem Tod ihres Mannes weder die Rolle der Landgräfin noch die der Mutter weiterspielt. Alle empfundenen, bewußt vollzogenen und nicht bewußten Trennungen werden als bedeutungslos erklärt, da es für Elisabeth nur eine entscheidende Bindung, nämlich die zu «ihrem Seelenbräutigam», gibt. Hier drängen sich Gedanken an bewußte Manipulation der Mächtigen – Kaiser und Kirche – auf, um scheinbare Lösun-

---

265 in: Lemmer 1982, S. 42, S. 73 f., S. 138 f. und S. 179 f.

gen den unmenschlichen Zwängen ihrer Machtpolitik entgegenzusetzen und sich die bedingungslose Loyalität ihrer Untertanen und Gläubigen zu sichern. Das wäre aber einseitig gedacht. Diese Geschichten sind vor allem aus dem Bedürfnis der Menschen heraus entstanden, all dem, womit sie ständig konfrontiert waren, einen Sinn zu geben, und Möglichkeiten zu finden, den unlösbaren Zwiespalt, den ein *double-bind* ergab, zu lösen. Die enorme Verbreitung der Geschichten und des damit verbundenen religiösen Kults deutet darauf hin, wie groß die Verwirrung der Menschen damals gewesen sein muß und daß es im großen und ganzen nur die eine Lösung gab: erst für das Jenseits auf die Erfüllung aller Bedürfnisse zu hoffen und die von weltlichen Dingen unantastbare persönliche Beziehung zu Gott in den Mittelpunkt zu stellen. Gleichzeitig aber ist aus unserer Perspektive zu erkennen, daß es immer wieder die Betroffenen selbst waren, die das ihnen zugemutete Leid weitergaben, gleichsam um sich selbst zu beweisen, daß alles, so wie es ist, gut ist. Die Lebenswirklichkeit der Menschen war durch die Interessen der Mächtigen, aber auch durch die Akzeptanz der Abhängigen geprägt von ständigen Trennungen von Vertrautem und von Begegnungen mit Fremdem. Die Betäubung körperlicher Gefühle und natürlicher Instinkte mußte so zu einer wichtigen Strategie werden und war oft gefolgt von der Unfähigkeit, verbindliche enge, persönliche Beziehungen einzugehen. Gab es allerdings sowohl für die Mutter-Kind-Beziehung als auch für die Beziehung zwischen Mann und Frau noch die Chance, sich unter günstigen Umständen noch einigermaßen entwickeln zu können, so war es vor allem die Vater-Kind-Beziehung, die dabei ganz auf der Strecke blieb. Im Legendenroman wird der Abschied Elisabeths von ihrer Mutter und besonders der des Landgrafen Ludwig von seiner Frau, seiner Mutter, seinen Verwandten und Freunden sehr ausführlich geschildert – von ihnen verabschiedet er sich mit Zärtlichkeiten und unter «männlichen Tränen» – und so auch die Existenz persönlicher Bindungen bestätigt. Die Geschichte erzählt aber weder den Abschied Elisabeths von ihrem Vater, der erst nach dem Tod ihres Mannes mit dem Angebot, bei ihm zu leben, wieder auftaucht, noch den Abschied Ludwigs von seinen Kindern. Ob diese Abschiede vermieden wurden, weil der Vater an einer Beziehung zu seinem Kind nicht interessiert war oder um verdrängte Gefühle nicht spürbar werden zu lassen, hatte für das Kind – und die Beziehung – dieselbe Wirkung.

Der Vater in der Gesellschaft

Ein anderer – wenn auch nicht neuer – Ansatz, die volkswirtschaftlichen Probleme in den Griff zu bekommen, war mit dem Gedanken an eine gerechtere Verteilung der Ressourcen verbunden. Aus dem 16. Jahrhundert gibt es mehrere Entwürfe utopischer Gesellschaften,[266] deren kommunistische Grundstruktur späteres Gedankengut vorwegnahm, damals aber reine Utopie blieb. Trotz allen Idealismus, der diesen Vorstellungen zugrunde liegt, und des Mutes, ihn einer andersdenkenden Obrigkeit gegenüber zu vertreten,[267] geht es auch in den dort vorgestellten idealen Staaten ebenfalls wieder vorrangig um Leistung und Macht. Menschliche Beziehungen, so wie sie für diese utopischen Gemeinschaften geschildert werden, sind stark von einem Oben und einem Unten, von Beherrschen und Beherrschtwerden, von Kontrolle und Ordnung geprägt, da der Glaube an einen Sieg der Vernunft und an den Geist als Beherrscher der Materie für die ideale Gesellschaft nur «gute» Gefühle und Instinkte zuläßt. Das als «tabula rasa» gesehene Kind muß durch Erziehung zu einem idealen Staatsbürger geformt werden: In diesem Punkt sind sich die Entwerfer idealer Staaten verschiedenster Epochen einig, und deshalb wird in ihren Werken der Aufzucht der Kinder auch so große Bedeutung beigemessen. Da in einer von der Vernunft regierten Gesellschaft der Wert der Muttermilch – solange es keinen adäquaten Ersatz dafür gibt – nicht in Frage gestellt werden kann, ist auch das Stillen ein Thema, wie z. B. bei Thomas Morus (1478–1535):

Diese (die stillenden Mütter) *sitzen nämlich mit den Säuglingen getrennt, in einem eigens dazu bestimmten Speiseraum, in dem es nie an einem warmen Ofen und reinem Wasser fehlt sowie auch nicht an einigen Wiegen, damit sie die Kleinen hineinlegen und, wenn sie wollen, in der Wärme aus den Windeln nehmen und strampeln und spielen lassen können. Jede Mutter stillt ihr Kind selbst, sofern nicht Tod und Krankheit es verhindert. In diesem Falle suchen die Frauen der Syphogranten schleunigst eine Amme. Das ist nicht schwierig; denn die Frauen, die zu diesem Dienst in der Lage sind, bieten sich zu keinem anderen lieber an,*

266 Thomas Morus: *Utopia,* Tommaso Campanella: *Sonnenstaat,* Francis Bacon: *Atlantis*
267 Der Rechtsgelehrte, Philosoph und englische Lordkanzler Thomas Morus wurde in London hingerichtet, weil er sich geweigert hatte, die Suprematsakte von Heinrich VIII. – mit der selbstherrlichen Übertragung aller Rechte an ihn selbst – anzuerkennen; Tommaso Campanella verbrachte insgesamt 27 Jahre im Gefängnis und ist mehrmals furchtbar gefoltert worden.

weil alle solche Barmherzigkeit höchlichst loben und das Milchkind die Amme als Mutter ansieht.[268]

Das Wissen darum, was notwendig ist, damit ein Kind die Pflegemutter anerkennt, kann auch anderwärts zum Vorteil der Gesellschaft verwendet werden und nimmt vorweg, was heute – vier Jahrhunderte später – problematische Wirklichkeit ist: «*Geflügel ziehen sie in unendlicher Menge auf, und zwar mit Hilfe einer erstaunlichen Einrichtung: Die Hennen brüten nämlich die Eier nicht selbst aus, sondern man setzt eine große Anzahl von Eiern einer gleichmäßigen Wärme aus, erweckt so das Leben und zieht die Kücken auf.*» Der Nachsatz erinnert an Konrad Lorenz und seine Graugänse: «*Sobald diese aus der Schale geschlüpft sind, laufen sie hinter den Menschen her wie hinter der Glukke und sehen sie als diese an.*»[269]

Bis heute gibt es (noch) kein einheitliches Modell, die Mutter in der Gesellschaft ganz zu ersetzen, jedoch war fast in jeder hochzivilisierten Kultur die Beziehung des Vaters zu seinem Kind gestört. So läßt sich die eigentliche Beziehungslosigkeit[270] der utopischen Gesellschaftsentwürfe vor allem an der Rolle des Vaters ablesen, die sich dort fast ausschließlich auf die Zeugung beschränkt und in allen anderen Belangen von den dafür zuständigen Behörden ausgefüllt wird.

Zur Zeit der Aufklärung (ab 1660) tauchten die ersten Gedanken über die prinzipielle Gleichwertigkeit aller Menschen auf, es dauerte jedoch noch lange, bis sich diese einigermaßen durchsetzen konnten. Nach der Erschütterung der staatlichen und gesellschaftlichen Ordnung durch die Religionskriege des 16. Jahrhunderts setzte sich die absolute Monarchie im 17. und 18. Jahrhundert durch. Der Absolutismus bediente sich des Bildes von Gott und Vater, um die Willkür und uneingeschränkte Macht des Herrschers seinen Untertanen plausibel zu machen. Der Unterschied zwischen Herrscher und Beherrschtem wurde immer größer und unüberbrückbarer, der Herrscher verlor den Kontakt zu seinen Untertanen, und Rückmeldungen – die ein System lebendig und flexibel machen – erreichten ihn nicht mehr. So galt in dieser Zeit auch Bevöl-

---

268 Thomas Morus, *Utopia*, in: Grassi 1960, S. 60

269 in: Grassi 1960, S. 50

270 Thomas Morus baut seinen idealen Staat zwar auf der Grundlage der monogamen Ehe auf, persönliche Liebesbeziehungen zwischen Mann und Frau sind dabei allerdings nicht vorgesehen. Der Wahl eines Partners geht kein allmähliches Einander-vertraut-Machen und Kennenlernen voraus, sondern eine Prüfung der äußeren Erscheinung.

kerungswachstum[271] als Garant für Reichtum und Macht des Herrschers und – ein Hinweis darauf, wie sehr der Kontakt zu den im Elend lebenden Menschen schon verlorengegangen war – als Zeichen der Wohlfahrt eines Volkes. Die damals gelebte Beziehung des Vaters zu seinen Kindern dürfte der Beziehung des Volkes zu einem idealisierten fernen Herrscher entsprochen haben.

Die Antwort auf die leidvolle Erfahrung vieler Menschen mit Hierarchie und Ungleichheit war die Französische Revolution mit dem Leitgedanken von der grundsätzlichen Gleichheit aller Menschen. Ausgelöst wurde die Revolution 1789 jedoch durch ein Bürgertum, das in der vorangegangenen Zeit des Absolutismus – auch im Rahmen einer merkantilistischen Wirtschaftspolitik – große wirtschaftliche und kulturelle Bedeutung, aber keinerlei politische Macht erlangen konnte. Die Sehnsucht des Volkes nach Gleichheit, Freiheit und Brüderlichkeit und, damit verbunden, die Ablehnung des absolutistisch herrschenden Königs, den man für die verheerende Lage der unterprivilegierten Mehrheit verantwortlich machen konnte, verhalf der Macht der Leistung zu einem Sieg über ererbte Rangstrukturen. Das Böse, gegen das sich die Menschen nun wandten, war mit dem Vater identifiziert. Mehrfach wird die Revolution in der analytischen Literatur auch einem Vatermord gleichgesetzt. An den Folgen der Revolution («Die Revolution frißt ihre Kinder») kommt allerdings die Problematik der Bekämpfung der absoluten «väterlichen» Macht durch «brüderliche» Gewalt zum Ausdruck. So dauerte es in Mitteleuropa noch über hundert Jahre, bis sich die Demokratie durchsetzen konnte, während dieser Zeit wurde immer wieder der Vater als Feindbild angesprochen. So hoffte auch Karl Marx noch auf eine «vaterlose Welt». Für das Kind bedeutete das, daß die Energie des Vaters während dieser Zeit an Revolutionen, Kriege und das Ringen um eine neue Form menschlichen Zusammenlebens gebunden war und – entgegen dem neuen bürgerlichen Leitbild für den Mann als Haus- und Familienvater – er sich in Wirklichkeit in der Beziehung zu seinem Kind persönlich wenig engagierte (engagieren konnte).

Einen direkten Zusammenhang zwischen Bevölkerungswachstum und Ressourcen stellte 1789 der englische Sozialforscher Thomas Robert Mal-

---

271 Nach Angaben der UNO (Brockhaus) handelte es sich bis 1650 um eine Wachstumsrate von nur nahezu 0 Prozent, um 1750 stieg sie stark auf 0,4 Prozent und um 1850 noch stärker auf 0,5 %. Zum Vergleich: der Höhepunkt war im Jahr 1970 mit einer Wachstumsrate von 2,0 Prozent.

thus[272] her und verwies darauf, daß die Bevölkerung ständig dazu neigte, über ihren Nahrungsspielraum hinauszuwachsen. Seine Vorschläge, dieses Wachstum zu bremsen, waren nicht neu: Enthaltsamkeit und «geschlechtliche Hemmnisse».[273] Erstmals aber waren es nicht nur die Armen und mittellosen jungen Leute, sondern das Bürgertum, das angesprochen wurde und sich auch angesprochen fühlte. Der Kampf gegen die «Unsittlichkeit» wurde nun nicht mehr nur von oben nach unten geführt, sondern ging nun innerhalb der großen Mehrheit des in dieser Zeit stark angewachsenen Bürgertums weiter. So mußten sich im 19. Jahrhundert Ambivalenzen und Widersprüche im Umgang mit der körperlichen Lust verstärken. Sexualität wurde zunehmend tabuisiert, nicht nur durch das Fehlen von Zärtlichkeit in der frühesten Kindheit, sondern auch durch ausgesprochen körperfeindliche Erziehung, vor allem der Mädchen. Die sich gegenseitig ausschließenden extremen Bilder für die Frau: einerseits das der Jungfrau bzw. der keuschen Ehefrau und andererseits das – mit diesem völlig unvereinbare – der erotischen Frau bzw. der Hure förderten die bürgerliche Doppelmoral und die Prostitution, die sich im Lauf des 19. Jahrhunderts immer mehr ausbreitete: insgesamt eine Situation, die weder der Mann-Frau-Beziehung noch der Vater-Kind-Beziehung förderlich war. Unter dem Einfluß des «Malthusianismus» kam es zusätzlich zu einer Propagierung der Geburtenkontrolle und zu einem grundsätzlichen Umdenken in der westlichen Welt und in dem ständig sich – durch besondere Leistungen von Menschen unterer Gesellschaftsschichten – erweiternden Bürgertum. Daß dieses «Umdenken» von der Distanz und dem Mißtrauen dem eigenen Körper gegenüber und der allgemeinen lustfeindlichen Leistungsethik bestimmt war, ist anzunehmen.

Die offene Feindlichkeit gegen Körperlichkeit, Sexualität und Zärtlichkeit gegenüber dem Kind brachte die Diskussion um diese Bereiche des menschlichen Zusammenlebens erst in Gang. Durch Wissenschaftler wie Sigmund Freud wurden Tabus gebrochen und erste Schritte gemacht, um den Körper mit seinen Gefühlen – das Unbewußte – wieder in die Persönlichkeit des Menschen zu integrieren. Einen hohen Stellenwert bekam die Mutter-Kind-Beziehung für ihre Rolle in der Entwicklung des Kindes zugemessen – eine Erkenntnis, die viele Mütter moralisch überforderte und eine Flut an Schuldgefühlen auslöste.

272 In seinem Werk *Versuch über das Bevölkerungsgesetz und seine Auswirkungen auf die künftige Verbesserung der Gesellschaft*
273 Brockhaus

Die Tendenz, den Vater durch die Gesellschaft zu ersetzen, ist bisher nicht unterbrochen worden. Durch Regelungen des am Ende des letzten Jahrhunderts in Kraft getretenen Bürgerlichen Gesetzbuches – in Österreich des Allgemeinen Bürgerlichen Gesetzbuches – wurden seine Kompetenzen immer mehr eingeschränkt, bzw. auch durch Institutionen, Schulen und finanzielle Zuwendungen des Staates ausgeglichen.

Heute ist die Rolle des Vaters schließlich doch – gerade durch seine steigende Abwesenheit – zunehmend in den Mittelpunkt des Interesses gerückt. Was in der Geschichte des Stillens schon zum Ausdruck gekommen ist, ist auch hier zu sehen: mit zunehmenden Trennungen von Instinkt und Gefühl verlieren angeborene und instinktive Verhaltensmuster an Kraft, dafür nimmt aber intellektuelle Bewußtheit zu. Der Mangel an Integration macht Information und Detailwissen möglich und notwendig: etwas, worauf die Menschheit zunehmend angewiesen ist. In den letzten zwanzig Jahren ist auch die Triade und ihre Dynamik Gegenstand der Forschung.[274]

Die Beziehung zum Vater – durch Geburt und Stillen[275] von Anfang an grundlegend anders als die zur Mutter – ist mit ihren Angeboten zur Kommunikation für das Kind wichtiger als lange angenommen.

Seine Mutter lernt das Kind erst ganz allmählich von seiner eigenen Individualität unterscheiden, da sich die Beziehung zu ihr aus einer engen körperlichen Bindung heraus entwickelt und das Kind sich mit ihr vorerst in gewisser Weise als eine Einheit erlebt. Die Beziehung zum Vater ist für das Kind von Anfang an etwas ganz anderes. Er ist von vornherein ein Gegenüber und wird als von außen kommend, als etwas Eigenes – und wenn er regelmäßig da ist,

274 Viele Untersuchungen beschäftigen sich heute mit dem Einfluß und den möglichen Folgen des väterlichen Engagements für Frau und Kind vom Zeitpunkt der Empfängnis an (siehe: Fthenakis 1985). Der Großteil der bisherigen Untersuchungen zur Entwicklung des Kindes versuchte diese aus der Sicht der Dyade zu erfassen. Die Beziehung zum Vater wurde in der direkten Säuglings- und Kleinkindbeobachtung als unwesentlich und störend ausgeschlossen, um Interaktionsmuster zwischen Mutter und Kind klarer erfassen und nachzeichnen zu können. Die heutigen hochentwickelten technischen Möglichkeiten der Dokumentation lassen erstmals auch die Aufzeichnung eines komplizierteren Interaktionsgeschehens zu.

275 Auch die «Fähigkeit», ein Kind zu stillen, wird von der Einstellung des Mannes mitbeeinflußt (Pedersen, Cain, Zaslow & Andersen, 1982, in: Brazelton 1991, S. 55). Die Entstehung und Verläßlichkeit mütterlicher Kompetenzen ist in unserer Gesellschaft, in der ein Kontakt zu einer in Geburt und Stillen erfahrenen älteren Müttergeneration vielfach unmöglich ist, zu großen Teilen abhängig von einer liebevollen Unterstützung des Vaters, etwas, das möglicherweise oftmals eine Überforderung für Männer darstellt.

auch als konstantes Objekt seines Lebensraumes – erlebt. Die Vater-Kind-Beziehung ist eine Beziehung, die von Anfang an von Trennungen und Abschieden geprägt ist und die trotzdem zu einer engen persönlichen Bindung führen kann, wenn es regelmäßig lustvoll erlebte Begegnungen zwischen Vater und Kind gibt. In allen Kulturen ist der Schmerz des Kindes ab dem Alter von etwa sieben Monaten zu beobachten, wenn der Vater weggeht, und seine Freude, wenn er wiederkommt. Auch in der bewußten Unterscheidung beider Eltern von allen anderen Menschen seiner Umgebung läßt das Kind kaum eine bevorzugte Bewertung seiner Beziehung zur Mutter erkennen. Das Wort «Papa» erscheint mindestens gleichzeitig mit «Mama». Wenn der Vater eine Beziehung zu seinem Kind aufgebaut hat,[276] bleibt die Beziehung auch bei Trennungen für das Kind bestehen, weil es als Individuum – als ganzer Mensch – zurückbleibt.

Das Kind – von Geburt an zur Kommunikation fähig und für die Kommunikation mit anderen Menschen ausgerüstet – ist darauf angewiesen, daß seine Sprache – eine Sprache des Körpers – verstanden wird und ihm auf dieser Ebene geantwortet wird. Tastsinn, Geruchsinn, Geschmacksinn und das Hören sind beim Baby voll ausgebildet und in der Interaktion von Mutter oder Vater und Kind stark beteiligt. Auf welche Weise das Kind verschiedene Reize angeboten bekommt, ist entscheidend für das Gelingen der Kommunikation zwischen ihm und der betreuenden Person. Reize, die von der Mutter ausgehen, sprechen das Kind auf einer sehr tiefen Ebene an und führen meist zu einer Befriedigung seiner Bedürfnisse, das heißt auch zu einem Spannungsausgleich. Gewöhnlich ist es die Mutter, die in Bewegung und Stimme den für eine frühe Kommunikation notwendigen Gleichklang intuitiv besser herstellen kann als der Vater. Je genauer sich die Mutter den Bedürfnissen des Babys anpaßt, desto weniger wird dieses seine Mutter bewußt «bemerken». Das Kind registriert bewußt erst das, was vom Gewohnten, Erwarteten abweicht. Deshalb ist der Vater – in gewisser Hinsicht, da er durch harmonischen Gleichklang meist weniger Geborgenheit vermitteln kann als die Mutter – aus der Mutter-Kind-Beziehung wirklich ausgeschlossen. Er ist es jedoch nicht aus der «Liebesaffäre» des Kindes mit dem menschlichen Gesicht, der menschlichen Stimme und der menschlichen Berührung,[277] in der gerade das Unerwartete für das kindliche Interesse ausschlaggebend ist. Wahrscheinlich sind es gerade die

---

276 Wobei die Qualität dieser Bindung grundsätzlich ganz anders als die zu seiner Mutter sein kann (Grossmann 1994, S. 30).
277 Daniel Stern 1994

spürbaren Unterschiede in Geruch, im Sichanfühlen und in der Stimmlage, die beim Kind die Entstehung neuer innerer Bilder begünstigen. Durch die Liebesbeziehung zum Vater – der immer wieder abwesend ist, aber regelmäßig wiederkehrt – entsteht in der Erwartung des Kindes ein Bild von ihm, das diesem dessen eigene – wenn auch unbekannte – Geschichte einräumt. Für die spätere Fähigkeit des Kindes, die Abwesenheit von seiner ersten, wichtigsten Bezugsperson zu ertragen, ohne dabei an ihrer Existenz zweifeln zu müssen, spielt das Bild des «verinnerlichten Vaters» und das Vertrauen, daß er wirklich immer wiederkommt, eine entscheidende Rolle.[278]

Zusammenfassend möchte ich sagen, daß das Kind die Kind-Mutter-Vater-Beziehung von allem Anfang an als eine Beziehungsganzheit erlebt und das um vieles spannender und vielfältiger, als wir imstande sind, mit unserem Bewußtsein nachzuvollziehen. In unserer Gesellschaft ist es oft nicht nur die Geringschätzung der Gefühle – «zuwenig Mutter» –, die ein Kind in seiner Entwicklung zur Beziehungsfähigkeit behindert. Die «Abwesenheit des Vaters» – das Fehlen des Intellekts mit seinen Fähigkeiten der Wahrnehmung, des Erkennens, der Unterscheidung, der Entscheidung und der Verantwortung – beeinträchtigt seine natürliche Entwicklung ebenfalls. So fehlt auch ein ständiger wechselseitiger Austausch zwischen diesen beiden Polen und dem Kind. Eine «vaterlose Gesellschaft» ist nicht nur eine Gesellschaft, in der der Vater für die ersten Lebensjahre des Kindes keine spürbare Bedeutung hat, sondern auch eine Gesellschaft, in der die Mutter sich selbst und ihr Kind nicht mehr unmittelbar wahrnehmen kann, oder anders ausgedrückt: eine Gesellschaft, in deren wichtigsten menschlichen Beziehungen die erotische Komponente fehlt.

---

278 Dafür spricht auch die Tatsache, daß neun Monate alte Kinder, deren Väter sich viel mit ihnen beschäftigt haben, kurzzeitiges Alleinsein besser vertragen als Kinder, die keine entsprechende Bindung zu ihrem Vater aufbauen konnten (R. D. Parke 1980, in Eibl-Eibesfeldt 1995, S. 328).

15. Der Mann als Partner und Vater im Märchen

Märchen und Mythen haben den Unterschied zwischen Mann und Frau ganz anders und wesentlich differenzierter dargestellt als die vom Intellekt des Mannes dominierte Philosophie. In Märchen steht das Männliche einerseits für Triebe und Instinkte, andererseits für den Intellekt und das wache Bewußtsein. Diese beiden Bereiche, Instinkte und bewußtes Erkennen, die vielleicht auf den ersten Blick als Gegensätze erscheinen, sind gar nicht so verschieden voneinander.[279] Das Weibliche entspricht der Gefühlswelt, dem Verbindenden.

Viele Märchen kreisen um eine zentrale, immer wiederkehrende Aussage: Das Männliche allein kann ohne das Weibliche nicht existieren, Instinkte und Intellekt sind ohne Gefühle nicht lebensfähig. Interpretiert man unter dem Gesichtspunkt, daß jede Figur des Märchens als ein Aspekt ein und derselben Persönlichkeit gesehen wird, läßt sich diese Aussage auch umkehren: Es sind nämlich Instinkte und Intellekt auch in der Frau angelegt, und genauso braucht der Mann seine Gefühle, um Individuum zu sein.

In der Interpretation eines alten livischen Märchens werde ich zeigen, wie es sich auswirken kann, wenn in die weibliche Persönlichkeit wichtige Bereiche nicht integriert sein dürfen. Eine lebendige Kind-Mutter-Vater-Beziehung ist hier nicht möglich. Wie das Märchen die damit verbundenen Schwierigkeiten löst, entspricht einem «Kompromiß», der auch in der Kulturgeschichte des Stillens zu finden ist.

279 *«Die ‹Brillen› unserer Denk- und Anschauungsformen, wie Kausalität, Substantialität, Raum und Zeit, sind* Funktionen *einer neurosensorischen Organisation, die im Dienst der Arterhaltung entstanden ist.»* (Lorenz 1988, S. 17) *«All die physiologischen Leistungen, auf denen diese sog. Konstanzphänomene beruhen, sind erkenntnistheoretisch deshalb von so großem Interesse, weil sie der schon besprochenen Leistung der bewußten, verstandesmäßigen Objektivierung streng analog sind.»* (Lorenz, 1988, S. 21)

Das Werwolfsfell[280]

Es war einmal ein König, der hatte zwei Bräute. Die eine heiratete er, die andere ließ er sitzen. Aber dieses andere Mädchen, dem er einen solchen Kummer bereitet hatte, schwor ihm lebenslängliche Rache.

Der König hielt Hochzeit, und nach einem Jahr wurde ihm ein schöner Knabe geboren. Da bekam der König aber die Nachricht, daß er in den Krieg ziehen müsse. Seine kranke Gemahlin mit dem kleinen Sohne blieb zu Hause. Und zu jener Zeit, wo der König im Kriege war, suchte seine andere, verlassene Braut nach einer Gelegenheit zur Rache. Eine alte Zigeunerin lehrte sie neunmal unter den Wurzeln einer Kiefer durchzukriechen, um sich in einen Werwolf zu verwandeln. Und jenes Mädchen ging hin, kroch neunmal unter den Wurzeln einer Kiefer durch und wurde zu einem Werwolf. Das auf solche Weise erlangte Werwolfsfell wollte sie der jungen Königin überwerfen, sie fand aber auf keine Weise Gelegenheit, bis zur Königin durchzudringen. Da ging sie zu einem Diener des Königs und bat um Arbeit. Der Diener meldete dies der Königin, und die Königin ließ sie anstellen, damit sie den Hof in Ordnung halte. Der Diener ließ das Mädchen sofort ihren Dienst antreten, und nun ging sie herum und lauerte der Königin auf.

Eines schönen Abends säugte die Königin am offenen Fenster ihr Kind – da warf das Dienstmädchen ihr durchs Fenster das Werwolfsfell über. Sogleich wurde die Königin zu einem Werwolf, legte das Kind nieder und schlich in den Wald. Jenes Mädchen stieg nun selbst zum Fenster hinein, nahm das Kind in seine Arme und begann es zu säugen. Sie hatte aber zum Säugen gar keine Milch, und das Kind schrie und weinte gar sehr. Doch ließ das Mädchen keinen Menschen zu sich heran.

In keinem der bisher besprochenen Märchen hat die erotische Komponente der Mann-Frau-Beziehung einen guten Platz. Auch in diesem Märchen ist es so.

Die beiden Frauen in diesem Märchen – der geschichtliche Rückblick auf die Entwicklung des Idealbilds der Großen Mutter legen es nahe – können als zwei unterschiedliche Aspekte ein und derselben Frau gesehen werden. Da ist auf der einen Seite die Frau, die der Mann zur Königin gemacht hat, die gute Mutter, voll der altruistischen Liebe zu ihrem neugeborenen Sohn – in dieser Rolle aber auch die verletzliche, hilflose Frau. Diese seine «kranke» Frau – obwohl in diesem Zustand extrem gefährdet und ungeschützt – läßt der König

---

280 Dieses livische Märchen und einige Gedanken dazu habe ich der Gründerin der La Leche Liga Österreich, Frau Mag. Waltraut Kovacic, zu verdanken. (Löwis 1922, S. 279–282)

um eines Krieges willen allein. Im Schloß – ein Bild für die soziale Umgebung der Wöchnerin – ist die Frau entgegen den Erwartungen des Königs so leicht anzugreifen wie all die anderen von ihren Männern alleingelassenen Mütter in entsprechenden Märchen.

Auf der anderen Seite ist das enttäuschte verstoßene Mädchen. Es gehört zu einem Teil der Frau, der sich wehren und die eigene Integrität schützen kann. Der König, so heißt es, hätte es sitzengelassen und ihm Kummer bereitet. Das ist eine Anspielung auf die erotische Bindung zwischen beiden und darauf, daß der Mann zwei große, für ihn unvereinbare Bilder der Frau geschaffen hat: das Bild der erotischen Frau und ein völlig anderes der idealen Mutter.[281] Der vom König verschmähte, mit seinem Bild der Mutter unvereinbare erotische Teil der weiblichen Persönlichkeit «sucht nach Rache». So wird in diesem Märchen die erotische Imago zur «bösen Mutter».

«Eines schönen Abends säugte die Königin am offenen Fenster ihr Kind.»

Sowohl das allmähliche Dunkelwerden am Abend als auch das offene Fenster und das Stillen selbst symbolisieren hier, daß die junge Mutter den Zugang zu ihren unbewußten Kräften gefunden hat. Dieses Bild erinnert an das erste idyllische Bild der *Schlangen-Amme* und läßt hier wie dort schon eine Gefahr ahnen. Die innere Zerrissenheit der stillenden Frau tritt jedoch erst nach außen, nachdem ihr das Werwolfsfell übergeworfen wurde. In der Gestalt des Werwolfs wird sie zu einem reinen Instinktwesen, das kaum mehr Menschliches an sich hat und das sich fort in den Wald schleichen muß. Voraus ging, daß der Vater des Kindes die Mutter-Kind-Beziehung verließ und damit die Schranken zum Unbewußten öffnete. So konnten «unerwünschte» Gefühle wie Angst und Aggression wirksam werden und die Mutter gleichsam überschwemmen. Das wird von der Mutter so überwältigend erfahren, daß ihr nichts übrigbleibt, als sich von ihrem Kind zu trennen.

Wer über die Voraussetzungen für das Stillen Bescheid weiß, dem ist klar, daß der unvollständige Teil der weiblichen Persönlichkeit, der dabei zurückbleibt, keineswegs imstande ist, ein Kind angemessen zu versorgen. Hier zeigt sich wieder, wie nahe der Aspekt der «guten Mutter» – so wie sie im Lauf der Kulturgeschichte definiert wurde – dem Aspekt der «bösen Mutter» – der Mutter, die ihr Kind nicht mehr nähren *kann*, auch wenn sie es möchte – ist.

281 Hurenimago und Mutterimago, entspricht auch der Hetäre und Ehefrau der griechischen Antike.

Als nun der König nach Hause kam, da klagte man ihm, die Königin lasse niemand in ihre Nähe, wo das Kind doch so sehr schreie. Der König begriff nicht, was seinem guten Weibe so Böses zugestoßen sei; er ging selbst zu seiner Frau und begehrte Einlaß. Jemand tat die Tür auf und ließ den König ein. Die Frau lag platt auf dem Bett und das Kind schrie ganz schrecklich. Die Frau hatte die Augen geschlossen, und als der König fragte, was ihr fehle, da winkte sie nur mit der Hand und sagte, sie sei sehr krank. Augenblicklich rief der König den Diener und sagte ihm, er solle rasch einen Arzt holen, und war noch über ihn böse, weil er nicht von selbst zur kranken Königin einen Arzt gerufen hatte. Der Diener verteidigte sich, er sei nicht schuld, denn die Königin selber habe keinen Menschen in ihre Nähe gelassen. Da fragte der König seine Frau, ob sie einen Arzt wolle, und die Frau bat ihn und sagte, sie wolle keinen; und sie sprach zum König kein Wort mehr, sondern winkte nur mit der Hand, daß man sie verlassen solle. Der König konnte nicht herausbekommen, was seiner Frau fehle; doch ließ er den Arzt holen, und dieser erklärte, die Königin müsse allein sein und niemand dürfe sie stören.

Die Frau mit ihrer enttäuschten Bereitschaft zu einer Liebesbeziehung mißbraucht nun das Kind, um sich an ihrem Mann zu rächen. Es geht hier nicht mehr um Lust – wie in einer erotischen Beziehung –, sondern nur mehr um Defizite, die nun auch das Kind durch sein Schreien deutlich zum Ausdruck bringt. Es «schreit ganz schrecklich» und leidet offensichtlich. Der Vater kann in der Sorge um sein Kind nicht eingreifen, da der Arzt die «falsche» Mutter in ihrem Wunsch, ihn aus der Mutter-Kind-Beziehung auszuschließen, unterstützt.

Da saß nun an einem sehr, sehr schönen Abend der alte Diener des Königs draußen auf einem Stein und dachte an seinen kummervollen Herrn. Die Mitternacht kam heran. Da sah der Diener mit seinen eigenen Augen einen Werwolf herankommen. Der Diener saß so regungslos, wie er nur konnte, und wollte sehen, was für ein Tier das eigentlich sei. Der Werwolf ging geradewegs unter das Fenster der Königin und sprach diese Worte: «Wenn man nur das Kind herausbringen und auf dem Hof niederlegen wollte, dann würde ich es säugen.» Der alte Diener horchte und schaute und begriff nun klar, daß hier ein schreckliches, großes Verbrechen geschehen sein müsse. Und der Diener erzählte am Morgen dem Könige alles, was er in der Nacht gesehen und gehört hatte.

In der nächsten Nacht ging der König auch selbst lauschen. Die beiden legten das Kind auf den Erdboden und setzten sich auf den Stein, um den Werwolf zu erwarten. Dieser kam, nahm das Kind und ging damit zur Ecke der königlichen

Vorratskammer. Da war ein sehr großer Stein. Dort zog der Werwolf sein Fell aus,
legte es auf den Stein, setzte sich darauf und säugte das Kind. Nun sah auch der
König deutlich, daß es seine eigene Frau war, und wollte sogleich zu ihr eilen; aber
der Diener hielt ihn fest und ließ ihn nicht hin. Als die Frau das Kind gesäugt hatte,
brachte sie es zurück, legte es hin und sprach diese Worte: «Noch zwei Abende
und dann niemals mehr!» – Und sie schlich fort. Der König nahm sein Kind auf
und brachte es in die Stube; dann ließ er durch seine Diener die Königin im Bett
festnehmen und ins Gefängnis werfen. Mit dem Diener aber hielt er Rat, wie sie
den Werwolf in ihre Hände bekommen sollten. Und sie verabredeten sich, das
Kind am Abend wieder hinauszutragen und dann in der Nacht den Werwolf dort
festzunehmen. Sie brachten das Kind auch hinaus und warteten auf das Kommen
des Werwolfs. Der Werwolf kam, nahm das Kind auf und ging wieder zum selben
Stein, um es zu säugen. Als die Frau das Werwolfsfell ausgezogen hatte und das
Kind zu säugen begann, da lief der König hinzu und wollte sie festhalten: aber
sowie sie das merkte, warf sie das Kind hin und lief davon und sprach nur noch
diese Worte: «Noch morgen nacht und dann niemals mehr!» Der König konnte
kein Mittel erdenken, um den Werwolf zu fangen. Da gab ihm der Diener einen
guten Rat: man sollte auf dem Stein ein Feuer anlegen und den Stein glühend
machen; wenn da der Wolf sein Fell ausziehe und auf den Stein lege, so werde das
Fell am Stein haften bleiben, und ohne das Fell werde der Wolf nicht fortlaufen.
Das taten sie auch: sie heizten den Stein glühend und warteten, bis der Werwolf
kam. Dieser nahm sogleich das Kind und ging, es zu säugen; er zog sein Fell aus,
legte es auf den Stein und setzte sich darauf. Der König aber und sein Diener war-
teten noch, damit die Frau länger auf dem Stein sitze – dann bleibt das Fell fester
am Stein haften. Als die Frau das Kind gesäugt hatte, küßte sie es noch dreimal,
legte es nieder und wollte das Fell nehmen, sie konnte es aber nicht, denn das Fell
war am Stein haften geblieben. Nun stürmte der König herbei und hielt sie fest,
und überzeugte sich jetzt, daß es seine rechte Frau war, welche sechs Monate
lang das Werwolfsfell getragen hatte.

Auch in diesem Märchen ist es der Mann, der den Ausweg aus den Verstrickungen, in die das Paar mit ihrem Kind geraten ist, finden muß. Der König
allein kann es jedoch nicht, da durch seine Unfähigkeit, die Frau als ein ganzes
Wesen wahrzunehmen, all diese Schwierigkeiten erst entstanden sind. Ähnlich
der seiner Frau ist auch seine eigene Persönlichkeit gespalten. Diener und
König repräsentieren die beiden Aspekte des Mannes, die – zwar miteinander
in Kontakt – aber nicht in einer Persönlichkeit vereinigt sind. Der Diener
nimmt durch seine Aufmerksamkeit in der Nacht Vorgänge wahr, die allen

anderen unbemerkt bleiben. Er repräsentiert damit gleichsam den Verstand, der durch seine Verbindung zum Unbewußten Gefühle und Instinkte wahrnehmen und nutzen kann. Ohne den Diener wäre der König nicht fähig, seine Frau zurückzugewinnen. Zu wenig gefühlvoll, zu schnell, zu gewaltsam, zu wenig der Instinktnatur und der Verletzlichkeit der Frau angemessen sind seine spontanen Reaktionen. Der Diener weiß, daß der Mann in die Mutter-Kind-Beziehung nicht einfach einbrechen kann, ohne sie zu zerstören. Es ist dem Mann nicht möglich, mit Gewalt seine Frau festzuhalten, um wieder mit ihr in Kontakt zu kommen: in diesem Fall wirft sie das Kind sogleich von sich. Der König muß warten, so lange, bis das Kind wirklich gestillt ist.

Sechs Monate lang trägt die Frau das Werwolfsfell, heißt es im Märchen. Das heißt: erst nachdem das Kind abgestillt ist, kann der Vater auf die Mutter-Kind-Beziehung Einfluß nehmen. Und auch: so lange muß der Ehemann warten, bis er mit seiner Frau wieder in emotionaler und sexueller Beziehung sein kann. Dieses Märchen nun bietet eine wesentlich gewaltsamere Lösung einer ambivalenten (und ebenfalls unglücklichen) Mutter-Kind-Beziehung als unser Rahmenmärchen *Die Schlangen-Amme* an. Männliche Aufmerksamkeit, List, Geduld und die Kraft des Feuers werden eingesetzt. Während die Frau das Kind stillt, muß sie das Werwolfsfell ablegen: hier kommt wieder die große Verwundbarkeit der Frau beim Stillen zum Ausdruck. Möglicherweise ist gerade die intensive persönliche Liebesbeziehung, die die Frau beim Stillen zu ihrem Kind eingeht, mit ein Grund für ihre große Schutzbedürftigkeit.

Da führte der König seine Frau ins Zimmer, ließ jene andere, welche im Gefängnis saß, an einen Pferdeschweif binden, damit das Pferd sie zu Tode trete. Und der König hielt mit seiner ersten Frau zum zweitenmal Hochzeit; und wenn sie nicht gestorben sind, so leben sie noch heute.

Die grausame Hinrichtung der Rivalin zeigt, wie schwierig und manchmal unlösbar es ist, die beiden Aspekte der Frau zu verbinden und die Instinkte in die weibliche Persönlichkeit zu integrieren. Die ganze Frau hat keinen angemessenen Platz innerhalb der Gesellschaft: erwünscht ist nur die hilflose Frau, die gute Mutter und sittsame Ehegattin.

Die Spaltung der Frau in zwei große Aspekte ist das zentrale Motiv auch im nächsten Märchen.

Brüderchen und Schwesterchen[282]

Brüderchen nahm sein Schwesterchen an der Hand und sprach «seit die Mutter tot ist, haben wir keine gute Stunde mehr; die Stiefmutter schlägt uns alle Tage, und wenn wir zu ihr kommen, stößt sie uns mit den Füßen fort. Die harten Brotkrusten, die übrigbleiben, sind unsere Speise, und dem Hündlein unter dem Tisch geht's besser: dem wirft sie doch manchmal einen guten Bissen zu. Daß Gott erbarm, wenn das unsere Mutter wüßte! Komm, wir wollen miteinander in die weite Welt gehen.» Sie gingen den ganzen Tag über Wiesen, Felder und Steine, und wenn es regnete, sprach das Schwesterchen «Gott und unsere Herzen, die weinen zusammen!» Abends kamen sie in einen großen Wald und waren so müde von Jammer, Hunger und dem langen Weg, daß sie sich in einen hohlen Baum setzten und einschliefen.

Am andern Morgen, als sie aufwachten, stand die Sonne schon hoch am Himmel und schien heiß in den Baum hinein. Da sprach das Brüderchen «Schwesterchen, mich dürstet, wenn ich ein Brünnlein wüßte, ich ging' und tränk' einmal; ich mein', ich hört eins rauschen.» Brüderchen stand auf, nahm Schwesterchen an der Hand, und sie wollten das Brünnlein suchen. Die böse Stiefmutter aber war eine Hexe und hatte wohl gesehen, wie die beiden Kinder fortgegangen waren, war ihnen nachgeschlichen, heimlich, wie die Hexen schleichen, und hatte alle Brunnen im Walde verwünscht. Als sie nun ein Brünnlein fanden, das so glitzerig über die Steine sprang, wollte das Brüderchen daraus trinken: aber das Schwesterchen hörte, wie es im Rauschen sprach «wer aus mir trinkt, wird ein Tiger, wer aus mir trinkt, wird ein Tiger.» Da rief das Schwesterchen «ich bitte dich, Brüderchen, trink nicht, sonst wirst du ein wildes Tier und zerreißest mich.» Das Brüderchen trank nicht, ob es gleich so großen Durst hatte, und sprach «ich will warten bis zur nächsten Quelle.» Als sie zum zweiten Brünnlein kamen, hörte das Schwesterchen, wie auch dieses sprach «wer aus mir trinkt, wird ein Wolf, wer aus mir trinkt, wird ein Wolf!» – Da rief das Schwesterchen «Brüderchen, ich bitte dich, trink nicht, sonst wirst du ein Wolf und frissest mich.» – Das Brüderchen trank nicht, und sprach «ich will warten, bis wir zur nächsten Quelle kommen, aber dann muß ich trinken, du magst sagen, was du willst: mein Durst ist gar zu groß.» Und als sie zum dritten Brünnlein kamen, hörte das Schwesterlein, wie es im Rauschen sprach «wer aus mir trinkt, wird ein Reh, wer aus mir trinkt, wird ein Reh.» Das Schwesterchen sprach «ach Brüderchen, ich bitte dich, trink nicht, sonst wirst du ein Reh und läufst mir fort.» Aber das Brüderchen hatte sich gleich beim Brünnlein niedergekniet, hinabgebeugt und von dem Wasser getrunken,

---

282 Brüder Grimm 1997, Märchen Nr. 11.

und wie die ersten Tropfen auf seine Lippen gekommen waren, lag es da als ein Rehkälbchen.

Nun weinte das Schwesterchen über das arme verwünschte Brüderchen, und das Rehchen weinte auch und saß so traurig neben ihm. Da sprach das Mädchen endlich «sei still, liebes Rehchen, ich will dich ja nimmermehr verlassen.» Dann band es sein goldenes Strumpfband ab und tat es dem Rehchen um den Hals und rupfte Binsen und flocht ein weiches Seil daraus. Daran band es das Tierchen und führte es weiter und ging immer tiefer in den Wald hinein. Und als sie lange, lange gegangen waren, kamen sie endlich an ein kleines Haus, und das Mädchen schaute hinein, und weil es leer war, dachte es: «Hier können wir bleiben und wohnen. Da suchte es dem Rehchen Laub und Moos zu einem weichen Lager, und jeden Morgen ging es aus und sammelte sich Wurzeln, Beeren und Nüsse, und für das Rehchen brachte es zartes Gras mit, das fraß es ihm aus der Hand, war vergnügt und spielte vor ihm herum. Abends, wenn Schwesterchen müde war und sein Gebet gesagt hatte, legte es seinen Kopf auf den Rücken des Rehkälbchens, das war sein Kissen, darauf es sanft einschlief. Und hätte das Brüderchen nur seine menschliche Gestalt gehabt, es wäre ein herrliches Leben gewesen.

Hier spielt, wie in vielen anderen der beliebtesten Kindermärchen, die Mutter eine besondere Rolle: sie ist böse, mächtig und stark in Gestalt der Stiefmutter[283] und Hexe. Der Vater der Kinder dagegen wird gar nicht erwähnt. Die Verteilung dieser beider Rollen spiegelt nur wider, wie das Kind seine Eltern viele Jahrhunderte hindurch erlebt haben muß: die Mutter als stark und ambivalent, den Vater schwach und kaum relevant für sein Leben. Es geht dabei nicht um die Bedeutung des Vaters innerhalb der Gesellschaft, sondern um seine Wertigkeit für das Kind und um seine Stärke in der Beziehung zu ihm. Es geht auch darum, ob er sich einmischen will und das Kind vor Mißbrauch und Übergriffen schützen kann, falls die Beziehung der Mutter zu ihrem Kind nicht mehr stimmt. Die Schwäche des Vaters in den Märchen steht im auffallenden Widerspruch zu der Stellung, die der Vater bis in unser Jahrhundert hinein nicht nur in der Gesellschaft, sondern rechtlich auch innerhalb der Familie einnahm. Und für Männer, die selbst im Berufsleben der Willkür ranghöherer Personen ausgesetzt waren, war die Familie der einzige Ort, wo sie ihrerseits Druck auf andere ausüben konnten. Gleichzeitig war die Familie auch der Wir-

283 Mißhandlungen durch Stiefmütter sind tatsächlich wesentlich häufiger als durch leibliche Mütter (siehe Spektrum der Wissenschaft 1995, S. 88).

kungsbereich der Frauen. Wie Frauen sich hier behaupteten, ohne die Entscheidungsgewalt des Vaters in Frage zu stellen und ohne das lebensfeindliche System anzugreifen, das erzählen unsere Märchen in vielen Bildern. Die böse Frau im Märchen ist immer auch die, die ihren eigenen Vorteil im System sucht, sich damit gegen das Kind und gegen das Leben entscheidet.

Wie in anderen Märchen, so ist auch in *Brüderchen und Schwesterchen* nicht nur von der «bösen», sondern auch von der «guten» – der «wirklichen» – Mutter die Rede. Diese Spaltung rührt daher, daß ein und dieselbe Mutter von den Kindern auf unterschiedliche Weise wahrgenommen werden kann. Sie steht für die ambivalenten Gefühle, durch die ein Kind mit seiner Mutter verbunden sein kann.

Da gibt es also einerseits die gute Mutter, die die Kinder geboren und genährt hat, die nun aber tot ist: Ihr bringen die Kinder Dankbarkeit und Liebe entgegen. Andererseits gibt es die böse Stiefmutter, die die Kinder schlägt und hungern läßt, bei der die Kinder nicht wachsen und gedeihen können und von der sie sich lösen müssen. *«Da ist Zorn auf die Mutter spürbar, ja gelegentlich auch Haß, selbst wenn nicht der geringste Zweifel daran besteht, daß das Kind seine Mutter liebt und diese Liebe sogar ein Element der Idealisierung enthält. Und wenn es zwei Mütter gibt – eine leibliche, die gestorben ist, und eine Stiefmutter –, verstehen Sie, wie einfach es dann für ein Kind ist, sich Erleichterung zu verschaffen, indem die eine die vollkommene und die andere die schreckliche Mutter ist?»*[284] Die Bosheit der Mutter wird zum entscheidenden Motiv, den Schritt in die Welt hinaus zu wagen, unterstützt durch das Andenken an die gute Mutter, das den Kindern genug Kraft verleiht, sich diesen Schritt auch zuzutrauen. Bei jedem Menschen spielt sich die Ablösung von seinen Eltern in einer ähnlichen Weise ab, wobei all das spürbar ist, was die Mutter im positiven Sinn mitgegeben hat, wie auch oder gerade das, was negativ erlebt wurde.

Der große, mutige Schritt weg von der übermächtigen Mutter in eine ungewisse Zukunft ist aber nicht gleichbedeutend mit der Lösung aus ihrem Bannkreis. Es ist nur der erste Schritt eines langen Weges. Ein Trugschluß wäre es, zu glauben, von einer problematischen Mutterbeziehung unabhängig zu sein, wenn man beginnt, sich woanders ein eigenes Leben aufzubauen. Diese Problematik fand sich schon in dem Märchen *Das blaue Flämmchen:* Räumliche und auch innerliche Distanz zur Mutter ist nur ein erster Schritt. Für Brüderchen und Schwesterchen zeigt sich, daß die Macht der Mutter viel weiter reicht, als sie annehmen.

---

284 Winnicott 1994, S. 23

Abends, heißt es nun, kommen die Kinder in einen großen Wald: dunkel, unheimlich, gefährlich versinnbildlicht er das Ungewisse, das Unergründliche, das Unbewußte des Menschen. Die beiden halten sich an der Hand, sie sind gemeinsam unterwegs, denn eines braucht das andere. Wichtig ist für die beiden, daß sie in Kontakt bleiben, daß sie einander nicht verlieren, daß eines weiß, was das andere tut. Auch die böse Stiefmutter weiß, daß die beiden aufeinander angewiesen sind und es wesentlich für ihr Überleben ist, in Beziehung zu bleiben. Sie weiß aber auch, wie sie den Kontakt stören kann, denn sie weiß, wie das Brüderchen anzusprechen ist. Sie kennt seine Defizite und Schwächen. Ihre Macht reicht im dunklen Wald so weit, daß sie alle Brunnen verwünschen kann. Sie hat Einfluß auf das Wasser! Wasser versinnbildlicht in der alten Bildersprache der Märchen und Mythen Verbindung: es verbindet Berg und Tal, ein Land mit dem anderen, es ist das wichtigste Element jedes Lebewesens, das Urelement des Lebens. Auch im menschlichen Körper ist ohne Wasser kein Stoffwechsel, keine Kommunikation und Verbindung möglich. Man könnte vereinfachend sagen, daß es Wasser ist, durch dessen Eigenschaften Körper, Geist und Seele zusammengehalten werden. Wenn ein Mensch durstet, trennen sich Körper und Seele: im schlimmsten Fall stirbt er, und die Seele verläßt den Körper ganz. Ohne Verbindung im Inneren löst sich das Individuum auf. Denken wir nur an die Vorgänge während Schwangerschaft und Stillen: Das Fließen des Blutes und der Milch ist verbindend und garantiert den Kontakt zwischen Mutter und Kind.

Was für den Körper das Wasser, sind für die Psyche die Gefühle, die die Funktion haben, die einzelnen Aspekte der menschlichen Persönlichkeit miteinander zu verbinden. Gefühle und Intuition sind im Märchen immer mit dem Weiblichen verbunden. Im Bereich des Unbewußten kann das Männliche allein nicht mehr bestehen. Weil das Weibliche den Gefühlen nahesteht, deshalb ist es für das Brüderchen so wichtig, in Kontakt mit seinem Schwesterchen zu bleiben. Das Brüderchen kann seine Bedürfnisse nicht lange aufschieben, weil es seinen Trieben und Bedürfnissen sehr nahesteht und gleichzeitig weniger Einfluß auf seine Triebstruktur hat als das Schwesterchen. Seine Vernunft und sein Bewußtsein, Teile der Persönlichkeit, die im Märchen ebenfalls dem Mann zugeordnet werden, sind ohne Gefühle der Welt des Instinkthaften vollkommen ausgeliefert. Denn Vernunft nimmt nur das wahr, was von außen sichtbar ist. Und dem glasklaren Wasser des Bächleins ist es nicht anzusehen, daß etwas mit ihm nicht stimmt. Gerade das für das nackte Leben Wichtigste, das Wasser, hat die böse Mutter verwünscht. Die Befriedigung elementarster Bedürfnisse, wie des Durstes, ist so weitab von der Mutter nicht möglich, ohne einen hohen Preis dafür zu zahlen. Nur das Schwesterchen nimmt die versteckte Botschaft der Mutter wahr, die eigentlich eine Verwünschung ist: Wenn du deine wichtigsten Bedürfnisse, deine Instinkte ernst nimmst, verlierst du die Kontrolle über sie, wirst du zum Tier.

Eugen Drewermann hat in seiner Interpretation[285] die Rolle des Brüderchens klar als einen Aspekt der Frau herausgearbeitet. Das Brüderchen ist der – durch die Botschaft der Mutter, die das Mädchen im Bächlein ja nicht zum ersten Mal hört – von dem Mädchen abgespaltene instinkthafte Teil ihrer Persönlichkeit, ein Teil, mit dem sie vorerst aber noch in lebendiger menschlicher Verbindung ist. Gleichzeitig repräsentiert das Brüderchen nicht nur das Unterbewußte, sondern auch den Intellekt des Mädchens. Zweimal appelliert das Schwesterchen an den Verstand des Bruders, um ihn vom Trinken abzubringen. Das Schwesterchen spürt den Durst, den das Brüderchen empfindet, nicht mehr – zu groß ist in ihr die Angst vor der Verwünschung der Mutter. Das Aufschieben eines Bedürfnisses ist eine Zeitlang möglich, doch bevor es zu groß wird, spaltet sich dieser Persönlichkeitsaspekt ganz ab. Im Märchen erfüllt sich so die Prophezeiung der Mutter: der männliche Aspekt der Persönlichkeit ist nun ganz auf eine tierische instinkthafte Form zurückgeworfen. Ohne direkten Kontakt zum weiblichen Aspekt ist eine Verbindung zwischen Trieben und Intellekt nicht möglich, die Vermittlung der Gefühle ist dazu unbedingt notwendig. Die Instinkte des Menschen haben so begonnen, ein Eigenleben zu führen – ein nicht mehr menschliches, im günstigsten Fall eines, das in der sympathischen Gestalt eines Rehs dargestellt werden kann.[286]

Wie wirkt sich aber die Verwünschung nun auf das Schwesterchen, auf den weiblichen Aspekt der Persönlichkeit aus? Ohne den direkten Kontakt zum Männlichen ist auch das Weibliche schwach und hilflos. Aus der Lebenslust des Mädchens wird Lebensangst und aus dem Mädchen eine Frau ohne spontane Bedürfnisse, ohne Intellekt: lange Zeit über war das Idealbild einer Frau eine Frau, die immer für andere da ist, die nährt und wärmt, aber dabei für sich nichts will. Was das für eine Frau bedeutet, kommt später in diesem Märchen

---

285 Vortrag in Salzburg 1990

286 Für diese Spaltung gibt es in anderen Märchen auch bedrohlichere Bilder. Wilde Tiere – Bären, Frösche, Fische – werben um eine begehrenswerte Frau, oder mächtige schöne Männer entpuppen sich nach der Hochzeit als scheußliche Ungeheuer: Bilder für eine Sexualität, die lange Zeit von Macht und Unterwerfung, nicht von Zärtlichkeit und Lust geprägt war. Märchen zeichnen auf diese Weise eine von Gefühlen und Verstand abgespaltene Sexualität als eine verwünschte Sexualität.

noch zum Ausdruck. Vorerst leben das Schwesterchen und sein Reh gemeinsam in einem kleinen Haus. Das Reh muß dort eingeschlossen bleiben, das
heißt wenn der unmittelbare Kontakt abgebrochen ist, müssen die Instinkte
von bewußteren Teilen der Persönlichkeit unter Kontrolle gehalten werden.
Das Anbinden und Einschließen ist der Ersatz für eigentliche Beziehung und
für Brüderchen und Schwesterchen die einzige Möglichkeit, gemeinsam zu
überleben. Und so können sie auch eine Zeitlang recht gut und zufrieden
zusammen wohnen. Das Mädchen sorgt für sein Reh, macht ihm ein weiches
Lager, sucht ihm Futter und schläft abends auf dem weichen Rücken des Rehkälbchens ein: trotz allem ein Bild für Geborgenheit und Frieden.

*Das dauerte eine Zeitlang, daß sie so allein in der Wildnis waren. Es trug
sich aber zu, daß der König des Landes eine große Jagd in dem Wald hielt. Da
schallte das Hörnerblasen, Hundegebell und das lustige Geschrei der Jäger
durch die Bäume, und das Rehlein hörte es und wäre gar zu gerne dabeigewe-
sen. «Ach», sprach es zum Schwesterlein, «laß mich hinaus in die Jagd, ich
kanns nicht länger mehr aushalten», und bat so lange, bis es einwilligte.
«Aber», sprach es zu ihm, «komm mir ja abends wieder, vor den wilden Jägern
schließ ich mein Türlein; und damit ich dich kenne, so klopf und sprich: ‹Mein
Schwesterlein, laß mich herein!› Und wenn du nicht so sprichst, so schließ' ich
mein Türlein nicht auf.» Nun sprang das Rehchen hinaus, und war ihm so wohl
und war so lustig in freier Luft. Der König und seine Jäger sahen das schöne Tier
und setzten ihm nach, aber sie konnten es nicht einholen, und wenn sie meinten, sie hätten es gewiß, da sprang es über das Gebüsch weg und war verschwunden. Als es dunkel ward, lief es zu dem Häuschen, klopfte und sprach
«mein Schwesterlein, laß mich herein.» Da ward ihm die kleine Tür aufgetan, es
sprang hinein und ruhete sich die ganze Nacht auf seinem weichen Lager aus.
Am andern Morgen ging die Jagd von neuem an, und als das Rehlein wieder das
Hifthorn hörte und das ho, ho! der Jäger, hatte es keine Ruhe sprach «Schwesterchen, mach mir auf, ich muß hinaus.» Das Schwesterchen öffnete ihm die
Tür und sprach «aber zu Abend mußt du wieder da sein und dein Sprüchlein
sagen.» Als der König und seine Jäger das Rehlein mit dem goldenen Halsband
wieder sahen, jagten sie ihm alle nach, aber es war ihnen zu schnell und
behend. Das währte den ganzen Tag, endlich aber hatten es die Jäger abends
umzingelt, und einer verwundete es ein wenig am Fuß, so daß es hinken mußte
und langsam fortlief. Da schlich ihm ein Jäger nach bis zu dem Häuschen und
hörte, wie es rief «mein Schwesterlein, laß mich herein», und sah, daß die Tür
ihm aufgetan und alsbald wieder zugeschlossen ward. Der Jäger behielt das*

alles wohl im Sinn, ging zum König und erzählte ihm, was er gesehen und gehört hatte. Da sprach der König «morgen soll noch einmal gejagt werden.»

Das Schwesterchen aber erschrak gewaltig, als es sah, daß sein Rehkälbchen verwundet war. Es wusch ihm das Blut ab, legte Kräuter auf und sprach «geh auf dein Lager, lieb Rehchen, daß du wieder heil wirst.» Die Wunde aber war so gering, daß das Rehchen am Morgen nichts mehr davon spürte. Und als es die Jagdlust wieder draußen hörte, sprach es «ich kanns nicht aushalten, ich muß dabei sein; so bald soll mich keiner kriegen.» Das Schwesterchen weinte und sprach «nun werden sie dich töten, und ich bin hier allein im Wald und bin verlassen von aller Welt: ich lass' dich nicht hinaus.» «So sterb ich dir hier vor Betrübnis», antwortete das Rehchen, «wenn ich das Hifthorn höre, so mein ich, ich müßt aus den Schuhen springen!» Da konnte das Schwesterchen nicht anders und schloß ihm mit schwerem Herzen die Tür auf, und das Rehchen sprang gesund und fröhlich in den Wald. Als es der König erblickte, sprach er zu seinen Jägern «nun jagt ihm nach den ganzen Tag bis in die Nacht, aber daß ihm keiner etwas zuleide tut.› Sobald die Sonne untergegangen war, sprach der König zum Jäger «nun komm und zeige mir das Waldhäuschen.» Und als er vor dem Türlein war, klopfte er an und rief «lieb Schwesterlein, laß mich herein.» Da ging die Tür auf, und der König trat herein, und da stand ein Mädchen, das war so schön, wie er noch keins gesehen hatte. Das Mädchen erschrak, als es sah, daß nicht das Rehlein, sondern ein Mann hereinkam, der eine goldene Krone auf dem Haupt hatte. Aber der König sah es freundlich an, reichte ihm die Hand und sprach «willst du mit mir gehen auf mein Schloß und meine liebe Frau sein?» «Ach ja», antwortete das Mädchen, «aber das Rehchen muß auch mit, das verlaß ich nicht.» Sprach der König «es soll bei dir bleiben, so lange du lebst, und soll ihm an nichts fehlen.» Indem kam es hereingesprungen; da band es das Schwesterchen wieder an das Binsenseil, nahm es selbst in die Hand und ging mit ihm aus dem Waldhäuschen fort.

Wieder stört ein starker Appell an die Instinktnatur des Brüderchens die Idylle. Eigentlich war es ja auch vorauszusehen: das Eingeschlossensein in einem Häuschen entspricht der Natur eines Rehs überhaupt nicht. Wo bleibt dabei seine Lebenslust, seine Freude an Bewegung, sein Bedürfnis nach Sonne und Luft? Das Reh, dessen Lebenslust durch die Jagd wieder geweckt wird, symbolisiert den Aspekt eines jungen Mädchens, der lange Zeit versteckt gehalten und vor allem vor der Mutter verborgen werden mußte. Die eingesperrte, abgespaltene Lebensfreude wird wieder spürbar, weil sie vom Mädchen in dieser Zeit «gepflegt und gefüttert» wurde. Das war entscheidend, sonst wäre sie nun nicht mehr am Leben. Auch für Mütter gibt es immer wieder Situationen, in denen sie ihre unmittelbaren Lebensimpulse nicht ausleben können. Es ist wichtig, sie dann wenigstens zu «füttern» und zu «pflegen»: einen Ersatz zu finden oder einfach nur zu träumen.

Im Märchen geht es auch um die Sexualität der Frau. Das Reh symbolisiert hier die der Frau eigenen, aber noch verwünschten, nicht ganz entwickelten, nicht kultivierten, «tierhaften», jedoch in Gestalt des Rehs auch attraktiven Teile ihrer Sexualität. Im Märchen nimmt das Reh nun die Anwesenheit der Jäger wahr, die hinter den Tieren im Wald her sind. Mit dieser Gefahr möchte es nun spielen, es möchte spüren, ob es schön, stark und vital genug ist, um von den Jägern begehrt und verfolgt zu werden. Daß diese Jagd auch gefährlich ist, macht ihren besonderen Reiz aus. Die beiden Persönlichkeitsaspekte – symbolisiert von Reh und ängstlichem Mädchen – zeichnen die ambivalenten Gefühle eines flirtenden Mädchens. Das Schwesterchen hat an den Jägern kein Interesse, ist ängstlich und schließt sich ein. Das Brüderchen signalisiert eindeutig Interesse an einem Spiel, es zeigt sich, lockt, verschwindet wieder und hält die Jäger in Atem. Dabei geht es nicht um Beziehung, es geht ausschließlich um die Lust an der Jagd an sich. Erst die Verwundung des Rehs verändert die Situation. Das ist ein entscheidender Punkt, denn ohne Verletzung ist in diesem Stadium der Entfremdung zwischen Mann und Frau Beziehung überhaupt nicht möglich. Es ist das Reh, der erotische, verführerische Teil des Mädchens, der den «Tanz» zwischen Mann und Frau beginnen läßt: auf einer tiefen unbewußten Ebene wird der Jagdtrieb des Mannes angesprochen, herausgefordert und verstärkt. Damit wird das Interesse des Königs geweckt, der auf dieses Spiel einsteigt und es mitspielt.

Der König steht im Märchen für die höchste Form der menschlichen Existenz: für das ganze Selbst, in dem die verschiedenen Aspekte einer Persönlichkeit integriert leben. Nur durch ihn kann die Beziehung zur ganzen weiblichen Persönlichkeit – Brüderchen *und* Schwesterchen – zustande kommen: er nimmt ein Geheimnis hinter dem schönen Tier wahr, jagt ihm nach, ist stark genug, es zu treffen, schützt aber sein Leben, verfolgt seine Spur und spricht das Mädchen im richtigen Augenblick mit den Worten an, die ihm die Tür zu seinem Innersten öffnen. Der König spricht dabei in der Sprache des Brüderchens, in der dem Schwesterchen vertrauten Sprache. Verletzung und Täuschung gehören mit zu den Spielregeln, die das Brüderchen dabei vorgegeben hat.

Ähnliche Formen der Kommunikation gibt es jedoch in jeder lebendigen Beziehung, so auch immer wieder in der zwischen Kindern und ihren Müttern. Es geht dabei um wunde Punkte in der Mutter selbst, durch die Teile der kindlichen Persönlichkeit ins Abseits verbannt werden. Kinder reizen ihre Mutter oft bis zu dem kritischen Punkt, an dem diese instinkthaft, aber gewaltsam reagiert. Erst dann kann die Mutter ihr Kind wieder als das wahrnehmen, das es wirklich ist: hinter dem aufreizenden Reh steckt ein ängstliches, alleingelassenes Schwesterchen. Die Angstlust der Kinder, verdrängte Bereiche ihrer Eltern bewußt oder unbewußt zu berühren, kommt aber immer aus einer Motivation, die dem Ganzen, der Beziehung und damit dem Leben dient.

Die Jagd lohnt sich: das Reh kommt zu einem lange entbehrten Vergnügen, und das Schwesterchen wird Königin. Das klingt fast wie ein Schluß des Märchens, das hier aber noch nicht zu Ende sein kann. Eugen Drewermann hat es treffend ausgedrückt: *«Wie kann eine Frau, deren gesamte Vitalität in der Schüchternheit der Rehgestalt gebannt ist, einfach weil sie zur Königin erklärt wird, weil alle sie beglückwünschen, denn ein glückliches Eheleben führen?»*

Wie sehr das Männliche von der Frau als fremd und bedrohlich erlebt wird, ist in der Jagdszene sehr gut ausgedrückt. Nur ein Teil der weiblichen Psyche läßt sich davon ansprechen, der andere bleibt versteckt und zurückhaltend. Nachdem allerdings der König mit den Worten des Brüderchens den Zugang zu dem Mädchen gefunden hat, geht alles sehr schnell. Obwohl der König bisher nur das Reh kennengelernt und das Schwesterchen den Mann nur in seiner Rolle als König wahrgenommen hat, ist gleich von Hochzeit die Rede. Der Prozeß des Kennenlernens, der in der Jagdszene sehr schön begonnen hat, ist plötzlich wieder zu Ende. Durch das schnelle Eingehen einer ehelichen Verbindung bleibt keine Zeit, den Partner in vielen Aspekten zu entdecken und ihn sich in einer *«leidenschaftlichen Phase der Ungewißheit, des Unbehagens und der Fremdheit»*[287] vertraut zu machen. *«Man hat sich gleich in eine sehr große Intimität und in sehr starke Bindungen gestürzt. Man hat aber nicht die Zeit gehabt, einander zu entdecken. Man hat die ganze Zeit des Wartens, des Suchens übersprungen, in der man von dem anderen träumt, seine Blicke erwartet... Innerhalb von drei Tagen war man bereits ein altes Ehepaar.»*[288] Das Erleben des Fremden und der damit verbundenen negativen Gefühle wäre jedoch die Voraussetzung dafür, daß der Partner in der Zeit des Kennenlernens – wie das neugeborene Kind nach der Geburt – unverwechselbar und unaustauschbar in den Mittelpunkt des Lebens der Frau oder des Mannes rücken kann. Für die Frage, warum in vielen Beziehungen – wie in diesem Märchen – die lustbetonte und ambivalente Phase so schnell beendet und durch Abhän-

---

287 Badinter 1987, S. 252
288 junge Frau aus unserer Zeit, zit. in Badinter 1987, S. 252

gigkeiten, Verbindlichkeiten und Konventionen ersetzt wird, bietet das Märchen in seinen Bildern eine Antwort an: die Verwünschung unmittelbarer Bedürfnisse und erotischer Gefühle durch die «böse» Mutter ist daran schuld.

Diese Erkenntnis hat die logische Folge, daß die Hexe am Schluß verbrennen muß. Eine Aufteilung in Gut und Böse ist jedoch für eine Sichtweise der Integration völlig irrelevant. Für diese ist es nur offensichtlich, daß ein Aspekt der Frau nicht integriert werden kann. Wie das letzte Märchen, *Das Werwolfsfell*, sehr deutlich zeigt, ist es jener Teil der weiblichen Persönlichkeit, der vom Mann verstoßen und allein gelassen wird. Auch all die anderen «bösen» Frauen und Hexen leben allein, ohne Kontakt zu einem Mann. Das heißt, daß eine Frau, für die *«das Verlangen nach Beziehung von höchster Bedeutung»*[289] ist, auch nach außen hin inkongruent und häßlich erscheinen muß, wenn sie ein ihren Anlagen angemessenes Leben selbst nicht mehr verwirklichen will. In einer Gesellschaft, die der Frau – vor allem der Mutter – keine Möglichkeit läßt, ihre geistigen Fähigkeiten zu nutzen und ihre Instinkte zu integrieren – beides Aspekte, die im Lauf der Kulturgeschichte fast ausschließlich dem Mann zugedacht wurden –, ist ein angemessener Platz innerhalb der Gesellschaft fast unerreichbar. So wird, solange sich an diesem Dilemma (und an der Gesellschaft) nichts ändert, es immer wieder «böse» Mütter geben müssen.

Als Ursache für die schnelle enge Verbindlichkeit zwischen Mann und Frau können also nur vordergründig gesehen Defizite an Mutterliebe aus der frühesten Kindheit oder *«der archaische Wunsch nach Symbiose mit der Mutter»*[290] in Frage kommen; so wie es in der Sehnsucht nach der «guten» Mutter und der Ablehnung der «schlechten Mutter» zum Ausdruck kommt. Genauer betrachtet hat sie vielmehr mit dem Vater und mit dem fehlenden Erleben der ersten spannenden (Dreiecks-)Beziehung zu tun.

Der König nahm das schöne Mädchen auf sein Pferd und führte es in sein Schloß, so die Hochzeit mit großer Pracht gefeiert wurde, und war es nun die Frau Königin, und lebten sie lange Zeit vergnügt zusammen; das Rehlein ward gehegt und gepflegt und sprang in dem Schloßgarten herum. Die böse Stiefmutter aber, um derentwillen die Kinder in die Welt hineingegangen waren, die meinte nicht anders als, Schwesterchen wäre von den wilden Tieren im Walde zerrissen worden und Brüderchen als ein Rehkalb von den Jägern totgeschossen. Als sie nun

289 v. Franz 1985, S. 191
290 Badinter 1987, S. 255

*hörte, daß sie so glücklich waren und es ihnen so wohlging, da wurden Neid und
Mißgunst in ihrem Herzen rege und ließen ihr keine Ruhe, und sie hatte keinen
andern Gedanken, als wie sie die beiden doch noch ins Unglück bringen könnte.
Ihre rechte Tochter, die häßlich war wie die Nacht und nur ein Auge hatte, die
macht ihr Vorwürfe und sprach «eine Königin zu werden, das Glück hätte mir
gebührt.» «Sei nur still», sagte die Alte und sprach sie zufrieden, «wenns Zeit ist,
will ich schon bei der Hand sein.»*

*Als nun die Zeit herangerückt war, und die Königin ein schönes Knäblein zur
Welt gebracht hatte, und der König gerade auf der Jagd war, nahm die alte Hexe
die Gestalt der Kammerfrau an, trat in die Stube, wo die Königin lag, und sprach zu
der Kranken «kommt, das Bad ist fertig, das wird Euch wohltun und frische Kräfte
geben: geschwind, eh es kalt wird.» Ihre Tochter war auch bei der Hand, sie trugen
die schwache Königin in die Badstube und legten sie in die Wanne: dann schlossen
sie die Tür ab und liefen davon. In der Badstube aber hatten sie ein rechtes Höllen-
feuer angemacht, daß die schöne junge Königin bald ersticken mußte.*

Das enge Zusammenleben von Schwesterchen und Reh nimmt nun «kulti-
viertere» Formen an, das Reh wird gehegt und gepflegt, kann nun aber auch ein
wenig geschützte Freiheit im Schloßgarten genießen. Trotzdem sind der König
und die junge Königin durch eine Sexualität verbunden, die dem Menschen
eigentlich nicht entspricht – denn für sie steht das Reh. Solange Mann und Frau
zusammen sind, ist ihre Beziehung jedoch nicht angreifbar, und so reicht die
Macht der Stiefmutter vorerst nicht aus, um ihr zu schaden.

Deshalb kommt erst mit der Geburt des ersten Kindes und der Abwesenheit des Mannes die Chance der «bösen» Mutter, ihr schon begonnenes Werk
weiterzuführen. Die Schwäche der erschöpften Königin nutzt die Stiefmutter
nun für ihre Zwecke. Ähnlich dem Mißtrauen und der Unsicherheit der ersten
wertvollen Milch, dem Kolostrum, gegenüber, spiegelt sich in diesem Mär-
chenmotiv ein tiefes Mißtrauen gegenüber der Hilfestellung älterer erfahrener
Frauen, auf die die Mutter im Wochenbett physisch, aber vor allem auch psy-
chisch angewiesen ist.[291] Und tatsächlich bestätigt der Verlauf des Märchens
dieses Mißtrauen, denn alle Menschen, die mit der Pflege der Wöchnerin und
deren Kind betraut sind, handeln so, daß ihre Schwäche und Kompetenzlosig-
keit noch verstärkt wird. Spannung, Lust und Aufmerksamkeit, die Vorauset-

---

291 Wie liebevoll und an die individuellen Bedürfnisse des Kindes und seiner Mutter angepaßt diese Fürsorge sein kann, ist in traditionalen Kulturen immer wieder dokumentiert worden
und kann auch heute von Frauen unter günstigen Umständen erlebt werden.

zung für eine Interaktion mit dem neuen kleinen Wesen, wird durch übermä-
ßige Wärme erstickt. Das schlimmste an der intensiven Betreuung ist, daß die
Mutter von ihrem Kind getrennt wird. Ihr traut man die Verantwortung für
das eigene Kind nicht zu. Unsicherheit und Angst einer jungen unerfahrenen
Mutter den betreuenden Personen gegenüber kommt in Märchen immer wieder deutlich und in schrecklichen Bildern zum Ausdruck: Hier tötet man
die Mutter, in vielen anderen Märchen wird das Kind getötet, mit dem Tod
bedroht, ausgesetzt oder weggegeben. Der Vater des Kindes hat in dieser
Konstellation keinen Platz bei Mutter und Kind: er wird vollkommen ausgeschlossen. Das sind ganz drastische Bilder für die empfindliche Störung der
Mutter-Kind-Beziehung nach der Geburt. Märchen stellten eine kreative
Möglichkeit dar, den Mißbrauch, der mit Kind und Mutter passierte, zu thema-
tisieren, ohne daß dieser dabei bewußt formuliert werden mußte.

Wo ist nun der Vater in all diesen Märchen während und nach der Geburt?
Er ist entweder auf der Jagd oder im Krieg. Auch dieser Hinweis hat historische Gründe, kann aber ebenso im übertragenen Sinn verstanden werden. Der
Mann nimmt die Bedürfnisse seiner Frau nach Schutz und Sicherheit nicht
wahr oder delegiert sie an andere. Er kümmert sich um Dinge, die in der
Gesellschaft Bedeutung haben, um die Jagd oder auch um sexuelle Triebbefriedigung, die ihm innerhalb der Ehe nun vorenthalten wird. Die Frau, die
ihre Erotik zuvor eingesetzt hat, um zu spielen und den Mann zu erobern, aber
selbst nur halb bei der Sache war, kann nun, da ihr Kind auf der Welt ist, nicht
beider Bedürfnisse befriedigen: dazu ist sie nicht stark, nicht ganz genug. In
den Bildern der Märchen findet sich vieles wieder, was zwischen Mann und
Frau erlösungsbedürftig ist, offenbart sich manch Vergessengeglaubtes, das
durch ein neues, hilfloses Lebewesen plötzlich aufgebricht: Verstrickungen
und Abhängigkeiten von den eigenen Eltern, die Vernachlässigung des eigenen
Körpers, unbefriedigt gebliebene Ansprüche an den Partner. Dazu kommt,
daß eine Liebesbeziehung, in die das Kind als Drittes dazukommt, nicht so
bleiben kann wie bisher.

*Als das vollbracht war, nahm die Alte ihre Tochter, setzte ihr eine Haube auf,
und legte sie ins Bett an der Königin Stelle. Sie gab ihr auch die Gestalt und das
Ansehen der Königin; nur das verlorene Auge konnte sie ihr nicht wiedergeben.
Damit es aber der König nicht merkte, mußte sie sich auf die Seite legen, wo sie
kein Auge hatte. Am Abend, als er heimkam und hörte, daß ihm ein Söhnlein
geboren war, freute er sich herzlich und wollte ans Bett seiner lieben Frau gehen
und sehen, was sie machte. Da rief die Alte geschwind «beileibe, laßt die Vorhän-*

ge zu, die Königin darf noch nicht ins Licht sehen und muß Ruhe haben.» Der König ging zurück und wußte nicht, daß eine falsche Königin im Bette lag.

Als es aber Mitternacht war und alles schlief, da sah die Kinderfrau, die in der Kinderstube neben der Wiege saß und allein noch wachte, wie die Tür aufging und die rechte Königin hereintrat. Sie nahm das Kind aus der Wiege, legte es in ihren Arm und gab ihm zu trinken. Dann schüttelte sie ihm sein Kißchen, legte es wieder hinein und deckte es mit dem Deckbettchen zu. Sie vergaß aber auch das Rehchen nicht, ging in die Ecke, wo es lag, und streichelte ihm über den Rücken. Darauf ging sie ganz stillschweigend wieder zur Tür hinaus, und die Kinderfrau fragte am andern Morgen die Wächter, ob jemand während der Nacht ins Schloß gegangen wäre, aber sie antworteten «nein, wir haben niemand gesehen.» So kam sie viele Nächte und sprach niemals ein Wort dabei; die Kinderfrau sah sie immer, aber sie getraute sich nicht, jemand etwas davon zu sagen.

Als nun so eine Zeit verflossen war, da hub die Königin in der Nacht an zu reden und sprach:

«was macht mein Kind? was macht mein Reh?

Nun komm' ich noch zweimal und dann nimmermehr.»

Die Kinderfrau antwortete ihr nicht, aber als sie wieder verschwunden war, ging sie zum König und erzählte ihm alles. Sprach der König «ach Gott, was ist das! Ich will in der nächsten Nacht bei dem Kinde wachen.» Abends ging er in die Kinderstube, aber um Mitternacht erschien die Königin wieder und sprach:

«was macht mein Kind? was macht mein Reh?

Nun komm ich noch einmal und dann nimmermehr.»

Da konnte sich der König nicht zurückhalten, sprang zu ihr und sprach «du kannst niemand anders sein als meine liebe Frau.» Da antwortete sie: «ja, ich bin deine liebe Frau», und hatte in dem Augenblick durch Gottes Gnade das Leben wiedererhalten, war frisch, rot und gesund. Darauf erzählte sie dem König den Frevel, den die böse Hexe und ihre Tochter an ihr verübt hatten. Der König ließ beide vor Gericht führen, und es ward ihnen das Urteil gesprochen. Die Tochter ward in den Wald geführt, wo sie die wilden Tiere zerrissen, die Hexe aber ward ins Feuer gelegt und mußte jammervoll verbrennen. Und wie sie zu Asche verbrannt war, verwandelte sich das Rehkälbchen und erhielt seine menschliche Gestalt wieder; Schwesterchen und Brüderchen aber lebten glücklich zusammen bis an ihr Ende.

Nach der Geburt des ersten Kindes taucht die eigene Mutter wieder auf: das ist natürlich und entspricht den Bedürfnissen der jungen Mutter. Jede Mutter braucht ein Modell für ihr Verhalten dem Kind gegenüber. Ob das nun die eigene Mutter bieten kann, bleibt dahingestellt, auf jeden Fall ist deren Vorbild das Modell, an dem sich die junge Frau orientieren wird. Ebenso tauchen aber all die unerfüllten kindlichen Ansprüche an die eigene Mutter und all das, was noch immer an der Mutter hängt, wieder auf. Dinge, die lange Zeit geruht haben, kommen durch die Beziehung zu dem kleinen hilflosen Wesen wieder in Bewegung. Und je stärker sie aus dem Bewußtsein verdrängt wurden, desto mächtiger und destruktiver können sie werden. Andererseits wird die Frau ihre Ideale um so höher anlegen, je mehr sie sich ihrer Defizite bewußt ist und je mehr sie ihre Sache besser machen möchte als die eigene Mutter. Gerade aber mit hohen Idealen ist auch eine starke Schattenseite verbunden. Diese Seite in jeder Frau, die zweifellos da ist und um so mächtiger ist, je mehr sie im Dunkel bleiben muß, ist im Märchen durch die böse Mutter symbolisiert. So ist die böse Frau auch der Schatten jener idealen Mutter, die nur für andere da ist und keinen unmittelbaren Kontakt zu ihren Instinkten mehr hat.

Die böse Mutter legt nun ihre eigene, häßliche Tochter in das Bett der Königin. Wenn die böse Mutter stellvertretend für die Zwänge der Gesellschaft gesehen werden kann, dann ist die rechte Tochter die Frau, die in der Gesellschaft akzeptiert wird. Sie ist aber auch häßlich wie die Nacht und auf einem Auge blind, das heißt unfähig, wichtige Dinge wahrzunehmen. Die rechte Tochter der bösen Mutter ist die Garantie dafür, daß eine Tradition so weitergeführt wird, wie es die dazugehörende Gesellschaft vorgibt. In diesem System ist die junge Mutter ganz ans Haus gebunden, wehrt sich nicht gegen all die üblichen Zwänge, die mit ihren neuen Aufgaben verbunden sind, und hat keinen wirklichen Kontakt zu ihrem Mann. Das Leben, das sie führt, ist grau und eintönig. Sie ist zwar die rechte Tochter ihrer Mutter, aber nicht die richtige Mutter für ihr Kind. Die wirkliche Mutter ist gleichzeitig auch die selbstbewußte Frau, die Geliebte und Vertraute des Mannes. Das ist eine wichtige Aussage des Märchens: die gleichwertige, gefühlvolle, aber auch lebenslustige und erotische Frau des Mannes ist die eigentliche Mutter des Kindes.

Sie gibt es aber nicht mehr, sie wird umgebracht. Etwas, das von Anfang an in diesem Märchen von der Mutter verdrängt und verfolgt wurde, hat nun gar keine Möglichkeit mehr, weiterzuleben. Interessant ist, daß es wieder das Wasser ist, dessen sich die böse Mutter bedient. Im Bad, das eigentlich beleben sollte, wird die junge, erschöpfte Mutter erstickt. Genau das, was sie nun am nötigsten brauchen würde: Beziehung und Wärme, das bietet die böse Mutter an und tötet damit gerade den Teil der weiblichen Persönlichkeit, der zu Beziehung fähig ist.

In verschiedenen Bildern kreist dieses Märchen immer wieder um Beziehungen:

Am Beginn steht eine Mutter-Kind-Beziehung, in der die Kinder hungern und leiden und aus der die Kinder sich aufmachen, um es einmal besser zu haben, eine Beziehung, die bis zum Schluß des Märchens die Handlung bestimmt und alle anderen Beziehungen prägt.

Es geht auch um die Beziehung zu einer höheren guten Macht, die das Leben und die Persönlichkeit der Kinder schützt. Auf der Flucht sagt Schwesterchen jedesmal, wenn es regnet, einen Satz, der voll ist von Symbolen für Verbindung und Kommunikation: «*Gott und unsere Herzen, die weinen zusammen!*»

Vor allem aber geht es auch um die Mann-Frau-Beziehung und um die sexuelle Beziehung zwischen Mann und Frau, die die böse Mutter von Anfang an stören will, indem sie der Tochter die versteckte Botschaft vermittelt, daß eine Befriedigung der eigenen Bedürfnisse, und seien sie so elementar wie der Durst, gefährlich sei.

Die wichtigste Beziehung ist die, die dem Märchen auch seinen Namen gegeben hat: die Beziehung zwischen Brüderchen und Schwesterchen, also die Beziehung der weiblichen und der männlichen Aspekte der Frau. Es geht um Ganzheit und Integration.

Dazu erzählt das Märchen von der Zerrissenheit einer Frau in einem Geflecht, in dem es um Macht und Einfluß, aber nicht um Beziehung geht. Die schlimmste Szene dieser Geschichte findet sich im Schloß nach dem Tod der jungen Mutter:

Da ist die Kammerfrau, hinter der unerkannt die böse Mutter steckt und die alle Fäden in der Hand hat. Da ist die rechte Tochter, die aber ihre Einäugigkeit ständig vor dem König verstecken muß. Da ist die Kinderfrau, die sich um das Kind kümmert. Da ist das Reh. Da ist, allerdings nur in der Nacht, wenn alles still ist, für kurze Zeit noch die rechte Königin, um ihr Kind zu stillen und ihr Reh zu streicheln. Vor allem aber: da ist keine Frau mehr für den König.

So wie der König im Wald das Schwesterchen fand, weil er das verwundete Reh geschützt und seine Spur verfolgt hatte, so findet er nun auch seine Frau wieder. Er nimmt den Hinweis der Kinderfrau ernst. Jetzt erst übernimmt der Mann und Vater seine eigentliche Rolle ganz: Er bleibt in der Nacht wach; das heißt, er schaut sich jetzt den Teil des ganzen Tages an, der normalerweise in der Dunkelheit der Nacht verborgen ist, und nimmt nun auch den Schatten wahr. Er bleibt da, wo er am meisten gebraucht wird, und achtet aufmerksam auf das, was geschieht. Deshalb kann er seine richtige Frau wahrnehmen, verstehen und wiedererkennen. Nur er kann die echte, die stillende Mutter wieder seinem Kind zurückgeben. Wenn man dieses Bild auf sich wirken läßt, spürt man, wie gut das tut: Der eigene Mann ist da, versteht, läßt sich auf Gefühle ein, ist unabhängig von der Meinung seiner Mutter und der Umgebung, grenzt sich davon ab, wo es nötig ist, und spürt, wo hinter der erschöpften, überbeanspruchten, müden, häßlichen Mutter seine Frau ist, die er liebt, auch wenn sie nur mehr ein Schatten ist. Nur diese Frau, nämlich die Frau des Mannes, kann die Mutter sein, bei der das Kind wirklich wachsen kann.

Vor allem aber ist das Verhalten des Königs ein klares Bild für etwas, was sich in der Frau selbst ereignen muß. Der König – also ihr eigener Verstand, ihre Fähigkeit, zu denken, klar wahrzunehmen, auch das, was unangenehm ist, ihre Fähigkeit, zu vergleichen, Informationen zu beschaffen, zu lernen, zu beurteilen, zu entscheiden, angemessene Grenzen zu setzen und sie auch zu verteidigen – hört auf leise Signale des Unbewußten, führt keine Kriege mehr gegen die Außenwelt, kehrt von der Jagd nach unerreichbaren Dingen zurück und bleibt jetzt da, wo er am nötigsten gebraucht wird. So kann die junge Mutter erkennen und richtig einschätzen, was das Dunkle, Verdrängte in ihr will, was es bedeutet. Nur dadurch kann sie die lebendige Frau in sich wieder spüren, weil mit dem männlichen Aspekt auch die Instinkte wieder zurückkehren. Erst damit kann dem Kind die echte Mutter gegeben werden.

Ich möchte noch auf das etwas grausame Bild des Todes in diesem Märchen eingehen, das in entsprechenden anderen Texten auch durch das Bild des Schlafes ersetzt sein kann. Schlaf und Tod werden immer wieder als «Brüder» bezeichnet, etwas, was vor allem auch durch das «Nichtkommunizieren» in Schlaf und Tod begründet wird. In diesem Sinne wird der Tod neben dem Schlaf auch im Märchen gebraucht, um einerseits das «Nicht-mehr-Kommunizieren» der Mutter mit ihrem Kind und andererseits die völlige Unfähigkeit der Mutter, ihre Grenzen zu verteidigen und Fremdem angemessen zu begegnen, darzustellen. Da mir im Lauf dieser Arbeit (siehe 1. Teil) klargeworden ist, daß der natürliche Schlaf des Menschen ein ständiges Kommunizieren ist, bei dem die nebeneinander schlafenden Partner auf einer sehr tiefen Ebene miteinander interagieren, weiß ich nun auch, daß auch Vertrauen etwas ist, das auf einer tiefen Ebene der Kommunikation immer wieder bestätigt werden muß. So ist das scheinbare «Verschmelzen» von Mutter und Kind keine Symbiose im Sinne des «Nicht-miteinander-Kommunizierens», sondern ein waches «Aufeinanderbezogensein», in dem jeder Partner die feinen Signale des anderen wahrnimmt und darauf reagiert.

Die Kommunikation zwischen Mutter und Kind auf diese Weise schließt eine erotische Komponente genauso ein wie die Grenzen beider Persönlichkeiten und die Empfindsamkeit für Verletzungen dieser Grenzen. So geht es nicht allein um die Befriedigung der kindlichen Bedürfnisse, sondern genauso um die der Mutter, nicht um ein Entweder-Oder, sondern immer um ein Sowohl-als-uuch. Eine Frau, die in Kontakt mit allen ihren Fähigkeiten ist, kann die Zeit, die sie mit ihrem Kind verbringt, so gestalten, daß auch sie Spaß und Freude daran hat. Viele Mütter haben schon entdeckt, daß sie keineswegs ans Haus gebunden sind, sondern nur an ihr Kind: und das ist ein großer Unterschied. Es ist wichtig, zu lernen, das, was einem wichtig ist, mit und neben dem Kind zu tun und nicht darauf zu warten, bis es endlich eingeschlafen ist. Verbindend ist nicht nur Weinen, Trinken, Bewegung und das Spiel, auch Musik, Tanz und der kreative Ausdruck können die Lebensfreude zurückholen. In der Freude ist der Mensch in Kontakt mit sich, seinen Ursprüngen und seiner Kraft – wie ein spielendes Kind: alles, was es dabei tut, macht es mit Leichtigkeit, wirksam und ohne sichtbare Kraftanstrengung. Wenn die Frau mit dem Kind in Kontakt bleiben kann, ist sie auch in Kontakt mit diesen Fähigkeiten in sich. Sie kann dann sogar an alltäglichen Arbeitsbewegungen, die vom Kind immer wieder unterbrochen werden, Spaß haben wie an einem Tanz.

Es geht nicht um die «gute» Mutter, es geht um die ganze Frau, die wach und aufmerksam ist, das Schwache, Schutzbedürftige und Hungrige in sich selbst und im Kind wahrnehmen kann. Die echte Mutter ist nicht die, die ihr Leben für das Kind aufgibt, die echte Mutter ist die, die Möglichkeiten findet, mit ihrem Kind zu *leben*. Es geht darum, die lebendige, schöne, erotische Frau in sich wieder zu entdecken, die der Mann als seine Partnerin erkennt. So bekommt das Brüderchen auch seine menschliche Gestalt wieder zurück.

Die Anfangssituation des Märchens, in der es nur die Mutter für die Kinder gab, hat sich nun verändert: Es ist ein starker Vater dazugekommen, denn das Kind braucht Mutter und Vater gleichermaßen.

IV. Abschiednehmen: Abstillen

16. Stilldauer und Entwöhnung innerhalb der Kulturgeschichte

Das Kind der «Schlangen-Amme», das dauernd an der Brust der Mutter trinken und nuckeln will, entspricht auch dem Kind, für das die bevorstehende Entwöhnung spürbar geworden ist. So entspannend und streßmindernd kindliche Anhänglichkeit für Mutter und Kind sein kann, so anstrengend und ärgerlich wird sie für beide, wenn sie aus Angst vor Trennung eingesetzt wird.[292] Viele Mutter-Kind-Paare erleben – selbst nach einer im großen und ganzen befriedigenden Stillzeit – eine schwierige Phase zur Zeit der Ablösung, die sich oft in einem unsicher-ambivalenten Bindungsverhalten des Kindes oder in ständigem Aufwachen des Kindes während der Nacht äußern kann. Sogar für Gorilla-Kinder ist das so: Nach Jane Goodall trinken sie am häufigsten zur Zeit des Ablösungsprozesses.[293]

Ob Kleinkinder ursprünglich nach einer jahrelangen Stillzeit, in der sie all ihr Saugbedürfnis ausschließlich an der Mutterbrust befriedigten, ihr Interesse an der Mutterbrust langsam und allmählich von selbst verloren oder ob Eltern dabei immer schon nachgeholfen haben, läßt sich nicht sagen, da es auch bei Säugetieren die verschiedensten Formen elterlichen Eingreifens beim Entwöhnen gibt. Sicher ist, daß im Lauf der Kulturgeschichte verschiedene Praktiken entstanden sind, mit deren Hilfe Kinder *vorzeitig* der Mutterbrust entwöhnt wurden. In entscheidenden Phasen der Stillzeit – sowohl ganz am Beginn des Stillens, wo es im Kolostrum-Tabu seinen Ausdruck fand, als auch an seinem Ende – wurde schon sehr früh manipuliert.

Auch in Kulturen, wo man Kinder traditionsgemäß lange und liebevoll stillt, werden Stillbeziehungen abrupt abgebrochen. Das Kleinkind, das bis dorthin ungehinderten Zugang zur Brust hat, muß oft dramatische Abwendung seiner Mutter erleben, wenn diese ein weiteres Kind erwartet.[294] Mit Ruß, bitteren, scharfen oder klebrigen Substanzen wird das Kind von der Brust abgeschreckt.

292 Grossmann 1995, S. 185
293 in: Renggli 1974, S. 51
294 Eibl-Eibesfeldt 1995, S. 295

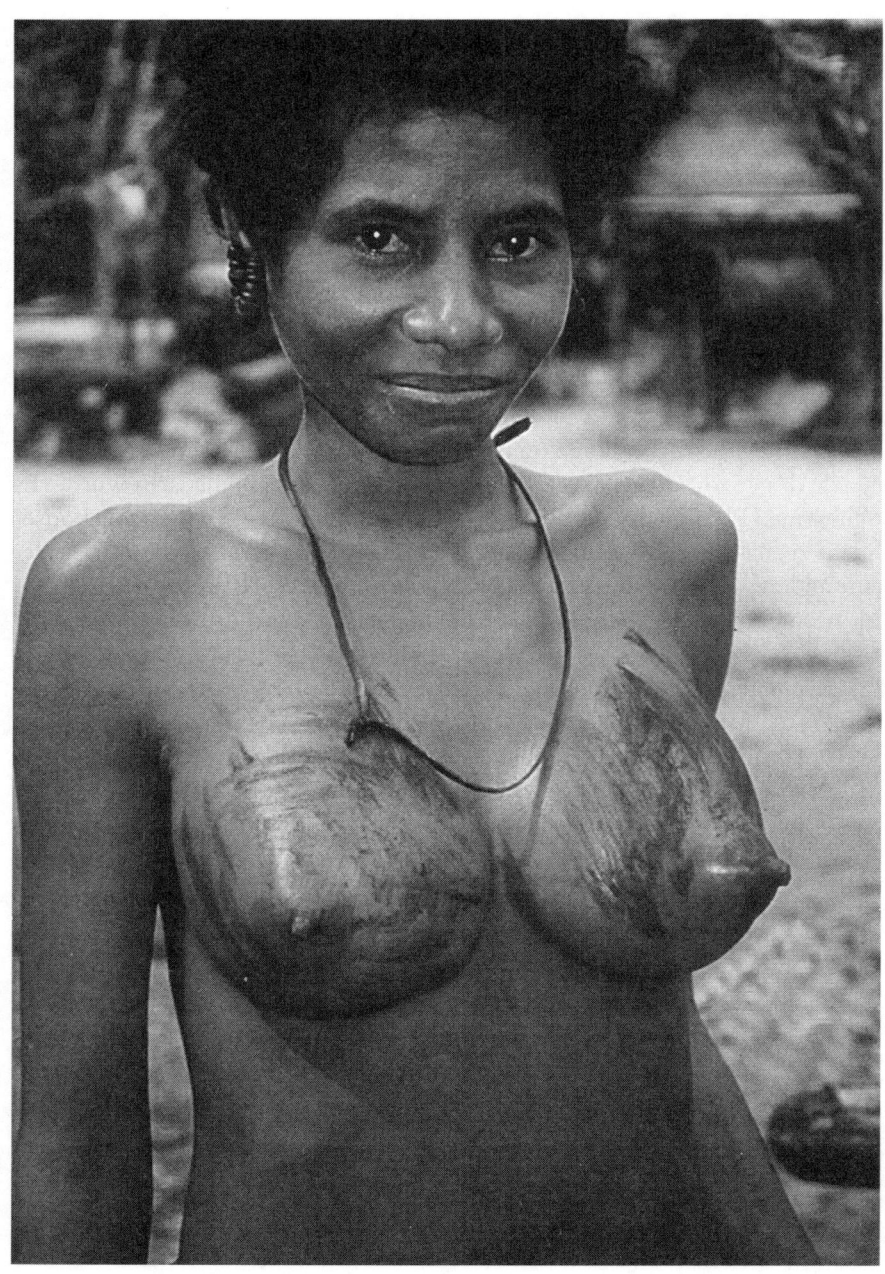

Trobriand-Frau in Abstillphase (Foto: Wulf Schiefenhövel)

Die Zeit des Entwöhnens wird von vielen Kindern traumatisch erlebt und ist häufig von Affekt- und Schreiausbrüchen begleitet. So erzählte eine !Kung-frau[295] – über ihre Kindheit befragt –, wie sie als Kind die Zeit ihrer erzwungenen Entwöhnung erlebt hatte: *«Als Mutter mit Kumsa schwanger war, weinte ich dauernd. Ich wollte gestillt werden. Einmal, als wir gerade im Busch und von anderen Leuten entfernt lebten, war es besonders schlimm. Ich weinte die ganze Zeit. [...] (Nach der Geburt): Ich wollte die Milch, die sie in ihren Brüsten hatte, und wenn sie ihn stillte, sahen meine Augen, wie die Milch überlief. Ich konnte die ganze Nacht weinen, weinen und weinen, bis der Morgen anbrach. Einige Vormittage stand ich nur herum, und meine Tränen rannen, und ich weinte und verweigerte jedes Essen. Das war, weil ich ihn saugen sah.»*[296]

Bei den Ifaluk,[297] einem kleinen Inselvolk in der Südsee, kommt die Zeit der erzwungenen Ablösung von der Mutter einer «Entthronung» des Kindes gleich, das zuvor mit sehr viel Zärtlichkeit von allen Seiten bedacht wurde. Es muß seinen Platz an das nächste Neugeborene abtreten und wird dabei konsequent zurückgewiesen und beschämt. Wenn das Kind keine Großmutter oder eine andere weibliche Bezugsperson hat, die zumindest teilweise die Rolle der Mutter übernimmt, gibt es für das Kind keinen Ausgleich für die mit der Entwöhnung erzwungene Ablösung von der Mutter, bei der es nun auch nicht mehr schlafen darf.[298] Auch bei den Yurok in Nordamerika bedeutete Abstillen «die Mutter vergessen». In dieser – so nicht mehr existenten – indianischen Kultur gab es eine für Indianer nur minimale Stillzeit: Nach schon sechs Monaten wurde das Kind plötzlich abgestillt, indem die Mutter für einige Tage fortging.[299] Es gibt unter vielen verschiedenen Kulturen viele verschiedene Zeitpunkte und Arten des Abstillens. Darunter sind Formen der Entwöhnung,

---

295 Die !Kung waren noch in den 70er Jahren Sammler und Jäger in der Kalahari-Halbwüste (Botswana, Angola); 1993 zählte dieses Volk etwa 15 000 Menschen (Schiefenhövel u. a. 1993).

296 Shostak 1981, zit. bei Solter 1995, S. 37. So traumatisch dieses Erlebnis für das Mädchen auch aufgefaßt werden mag: es ist wichtig, zu bemerken, daß es dem Kind gleichzeitig auch möglich war, um den Verlust seiner Stillbeziehung zur Mutter zu trauern. Die Tatsache, daß es sich als Erwachsene noch daran erinnert, ist nicht nur mit der Stärke des Traumas, sondern vor allem auch damit in Verbindung zu bringen, daß die Grenze zwischen Altem und Neuem durchlässig geblieben und der Kontakt zu kindlichen Gefühlen nicht abgebrochen ist.

297 Ifaluk, die gleichnamige Heimat des Fischervolkes, gehört zur Inselgruppe der Karolinen und umfaßt zwei Inseln mit einer Oberfläche von etwa einem Quadratkilometer, die von einem Korallenriff umgeben sind. Insgesamt zählen die Inseln 250 Einwohner (nach Renggli 1976).

298 nach Renggli 1974, S. 128 f.

299 Erikson 1961, S. 150

die, einem Initiationsritus ähnlich, das Vorher vom Nachher deutlich abgrenzen und für das Kind und seine Mutter erleichternd sein können, aber auch
Formen, die mit mehr oder weniger starken Traumen für das Kind verbunden
sind. Sie variieren nicht nur in verschiedenen Kulturen, sondern auch von
Familie zu Familie und von Kind zu Kind derselben Familie.

Überall und in allen Kulturen war diese Zeit schwierig für das Kind[300] und
äußerte sich in Krankheiten und einer deutlich erhöhten Sterberate.[301] Der
schützende Aspekt der Muttermilch war den Menschen sehr wohl bewußt,
deshalb kam es auch zu Verzweiflungstaten wie den Kindesweglegungen von
Neugeborenen, wenn ein Geschwister die Muttermilch noch brauchte. Die
großen Unterschiede in den Chancen für das Überleben eines Kindes darf
außerdem nicht nur auf den gesundheitlichen Wert der Muttermilch allein
zurückgeführt werden. Da langes volles Stillen auch eine empfängnisverhü-
tende Wirkung hat, haben so gefütterte Babys in traditionalen Kulturen sowohl besser ernährte Mütter, die gesündere Kinder gebären können, als auch
mit höherer Wahrscheinlichkeit die ungeteilte Aufmerksamkeit ihrer Mütter[302] – etwas, was heute bei uns im Westen auch nichtgestillten Kindern zugute
kommt. In Industrieländern kommt durch den hohen medizinischen Standard
das gesundheitliche Risiko, das im Abstillen liegt, nicht mehr offen zum Ausdruck.[303] Der immunologische Vorteil des langen Stillens kann durch Impfungen, Medikamente und Hygiene recht gut kompensiert werden.[304]

Die Alternative Tiermilch spielte in unserem Kulturkreis seit der Entwicklung des Ackerbaus und der Viehzucht für das Abstillen eine große Rolle.
Ursprünglich ein Privileg für die Elite der Bevölkerung, diente sie dazu, die
körperliche Bereitschaft der Mutter für eine weitere Schwangerschaft zu för-

300 Bei Kleinkindern in traditionalen Kulturen, deren Entwicklung man über Jahre kontinuierlich verfolgt hat, ist erkennbar, daß sie an der Brust der Mutter sehr gut gedeihen, aber nach dem
Abstillen in ihrer körperlichen und sozialen Entwicklung für einige Jahre kaum mehr Fortschritte
machen (Schiefenhövel, persönliche Mitteilung).

301 J. H. Hamer, der 1962 in einer Dissertation die Kindersterblichkeit in 18 afrikanischen
Kulturen um die Sahara mit der Einführung fester Nahrung in Verbindung gebracht hatte, fand
eine signifikante Übereinstimmung zwischen beiden Faktoren. In diesen Kulturen variiert der
Zeitpunkt des ersten Zufütterns zwischen einem und 24 Monaten.

302 Mead, Newton 1967, S. 203

303 Jedoch: Die Rate der Säuglingssterblichkeit gibt den hygienischen Standard eines Landes
an.

304 Auch in ehemals traditionalen Kulturen: Indem die Länge der Stillperiode sich durch
den Einfluß der Zivilisation immer mehr verkürzt, kommt es durch den Schutz von Medikamenten und Impfungen zu einer starken Zunahme der Bevölkerung, die ihrerseits in weiterer Folge zu
großen Schwierigkeiten führen wird (siehe auch: Schiefenhövel 1992, S. 16 f.).

dern. Es ist die Fütterung direkt am Tier, an Kühen, Ziegen, Eseln und Stuten, überliefert:

Klein warst Du, Assurbanipal, als ich dich zu Königin von Nineveh brachte
Schwach warst Du, als Du auf ihren Knien saßest,
Vier Zitzen wurden in Deinen Mund gesteckt.[305]

Funde von Sauggefäßen aus allen Teilen Europas ab dem 3. Jahrtausend v. Chr. weisen ebenfalls auf vorzeitiges Entwöhnen des Kindes hin. Die nicht ungefährliche Art, Kleinkinder mit Tiermilch zu ernähren, brachte trotz des deutlichen «Erfolgs» (höhere Geburtenraten) auch Krankheiten und Entwicklungsstörungen mit sich, die jedoch nicht als Zeichen gesehen wurden, etwas an diesem Verhalten zu korrigieren, sondern in einem sich selbst bestätigenden System zu immer weiteren Eingriffen führten. Einer der stärksten daraus resultierenden Eingriffe war der Zwang für Frauen besiegter Völker, die Kinder ihrer Eroberer aufzuziehen. Das Ammenwesen, das auf Krieg und Unterwerfung basierte und nicht denkbar ist ohne Probleme der Mütter beim Stillen, löste die Ernährung mit Tiermilch ab – zumindest teilweise, zuerst in der Oberschicht, später auch in der Mittelschicht. Da der Zeitpunkt des Abstillens als ein wichtiger Punkt in Verträgen der Ammen mit ihren Auftraggebern aufgenommen wurde, kann man daraus auf die übliche Dauer des Stillens schließen. Und wie auch in allen anderen Teilbereichen der Mutter-Kind-Beziehung ist auch beim Entwöhnen die von Franz Renggli herausgearbeitete Struktur klar zu erkennen: Je komplexer die Gesellschaft, je höher der Wohlstand, desto massiver werden die Trennungen von Mutter und Kind, desto früher wird abgestillt und längeres Stillen immer weniger sozial akzeptiert. «Aus dem ältesten Kulturraum Mesopotamien sind durch das berühmte Gesetzeswerk des Königs Hammurabi Verträge überliefert, die für die Amme und das Kind – im 2. Jahrtausend v. Chr. – eine Stillzeit von drei Jahren bzw. von zwei Jahren festlegen.»[306] «Ammenverträge aus dem Ägypten der griechischen Periode erwähnen Stillen für schon nur mehr sechs Monate und dann die Ernährung mit Kuhmilch für achtzehn Monate.»[307]

Ammenmilch, der prinzipiell ungefährlichste Ersatz nach dem Abstillen von der Brust der Mutter, war jedoch in allen Hochkulturen nur für einen Teil

---

305 7. Jahrhundert, Mesopotamien, zit. bei Neumann 1974, S. 127
306 Peiper 1957, S. 14
307 Fildes 1986, S. 25

der Bevölkerung erschwinglich. In Zeiten als schon viele Frauen ihre «Fähigkeit» zu stillen verloren hatten, gab es für Familien aus niedrigen Schichten der
Bevölkerung kaum einen guten Ausweg. Das Saugen aus Keramikgefäßen, die
durch ihre Form kaum sauberzuhalten waren, war mit Gefahren verbunden: in
der Wärme verdirbt Milch schnell. Keine archäologischen Funde – wohl aber
Abbildungen aus späterer Zeit – gibt es vom wahrscheinlich noch häufiger
benutzten Saughorn, dem *«gefährlichsten Trinkgefäß, das jemals für Kleinkinder entwickelt wurde»*,[308] das in Verbindung mit Tiermilch schon vor den kera-
mischen Sauggefäßen und auch später von Menschen verschiedenster Kulturen
– besonders dem ärmeren Teil der Bevölkerung – immer wieder verwendet wurde. Unzählige Kinder fanden den Tod durch frühes Abstillen und Zufüttern, wie
die Beigabe von Sauggefäßen verschiedenster Formen in Kindergräbern aus
römischer Zeit, auf ganz Griechenland und Italien verteilt, vermuten läßt.[309]

Zu den Gründen für das Abstillen zählte jedoch nicht nur das Alter, sondern es gab viele Ursachen, die man für diesen Schritt angab. Unter diesen wurde immer wieder Krankheit des Kindes angeführt, etwas, wo wir heute Stillen
als besonders wichtig erachten. Neben Krankheiten und Entwicklungsstörungen des Kindes waren auch unerklärliches Verhalten des Kindes, Brustentzündungen und Krankheit der Mutter oder Amme Anlässe, das Kind zu entwöhnen. Mit der Gewohnheit von Fachleuten, das Stillen für die verschiedensten
Symptome bei Mutter und Kind verantwortlich zu machen, wurde immer wieder massiv in die Mutter-Kind-Beziehung eingegriffen. In einem einfachen
Ursache-Wirkungs-Muster führte man viele verschiedene Schwierigkeiten auf
das Stillen zurück. Begründungen, Schlüsse, Verallgemeinerungen wurden
zwar immer wieder hinterfragt, für unrichtig erklärt, es dauerte aber danach
meist nicht lange, bis man sie durch neue ersetzte. Geblieben ist letztlich bis
heute das Mißtrauen dem Stillen gegenüber.[310]

308 Zglinicki 1983, S. 311
309 Im Britischen Museum sind Gefäße mit Inschriften ausgestellt, die eindeutig auf ihren
Gebrauch zur Kinderernährung hinweisen. So ist auf einem *«Mamo»* (die Brust) eingeritzt, auf
einem andern, auf griechisch: *«Trink, verdirb nicht»* (siehe Fildes 1986, S. 25 ff.).
310 Die Empfehlung, wegen zu hoher Schadstoffkonzentration in der Muttermilch nach
einigen Monaten schon abzustillen, ist eine moderne Version des alten Themas. Genausowenig,
wie eine Krankheit der Mutter oder des Kindes vernachlässigt werden kann, sollen auch die Schadstoffe nicht verharmlost werden. Es geht hier nicht darum, die Gefährlichkeit der Schadstoffe her-
unterzuspielen, sondern nur darum, Schlüsse, die daraus gezogen werden, in Frage zu stellen – die
Bekämpfung der Symptome kann die der Ursachen nicht ersetzen. (zum Thema Schadstoffe auch:
Schlumpf, Lichtensteiger 1993)

Auch unerklärliche – aus der heutigen Perspektive durchaus angemessene – Reaktionen des Kindes und das gefürchtete Beißen – auch im Märchen der Schlangen-Amme erwähnt – führten immer wieder zum Abstillen, wenn sich Mütter oder Ammen keinen anderen Rat mehr wußten. Ein Beispiel dafür wird in dem altfranzösischen Roman aus dem 13. Jahrhundert *Robert le Diable*[311] geschildert:

Und wenn der Teufel gestillt wurde,
biß er immer seine Amme,
immer brüllt er, immer murrt er,
niemals fühlte er sich wohl, wenn er nicht schimpft.
Die Ammen fürchten so sehr,
diesen Teufel zu stillen,
daß sie ihm ein Horn verfertigten,
daß sie ihn niemals mehr stillten.

Auch in anderen überlieferten Geschichten kommt zum Ausdruck, wie sehr Kinder durch einen Wechsel der Bezugsperson irritiert waren, eine Tatsache, die sich deutlich auf das Saugverhalten auswirken mußte.

Im Zeitraum von 1500 bis 1800 diskutierten viele Autoren die Methode des Abstillens, wobei es vor allem darum ging, ob allmählich oder plötzlich entwöhnt werden sollte. Die Tatsache, daß so intensiv darauf eingegangen wurde, zeigt, daß es ein wichtiges Problem dieser Zeit war. Abruptes Abstillen, von den meisten medizinischen Autoren vehement verdammt, war wahrscheinlich vor 1750 allgemein üblich.[312] Es dürfte für Mütter nicht leicht gewesen sein, mit älteren gestillten Kindern und den Problemen, die sich daraus ergeben haben, umzugehen: die Schlangen-Amme scheint ein treffendes Bild gewesen zu sein, ein Bild, das aus der Gefühlswelt vieler Mütter stammen mußte. Interessant ist, daß Autoren, die schnelles Entwöhnen empfahlen, gleichzeitig auch diejenigen waren, die längeres Stillen befürworteten.[313]

---

311 Peiper 1957, S. 94
312 Fildes 1986, S. 377
313 Fildes 1986, S. 379. Ein Beispiel dafür ist auch Scévole de Sainte Marthé (1536–1623), der sich vehement für das Stillen einsetzte, über das Abstillen aber folgendes schrieb: «*Wenn mit 8 Monaten die ersten Zähne erscheinen, muß es festere Nahrung erhalten: Fleischbrühe, Suppe... Entwöhnt wird mit 2 Jahren. Dabei streicht man Bitterstoffe auf die Brust.*» (Zit. bei Peiper 1957, S. 119)

Ein schönes Beispiel für Entwöhnung im 16. Jahrhundert ist in der Elisabethkirche in Marburg zu finden. Für diese Kirche hat Ludwig Juppe die Heilige Familie inmitten der ganzen Sippe dargestellt. Um 1500 waren diese Darstellungen häufig und spiegelten das wachwerdende Interesse der Bürgerschaft an Stammbaum und Verwandtschaftsbeziehungen – bis dorthin nur vom Adel gepflegt – wider. Die Kindheit Jesu wurde in einem Zusammenhang präsentiert, den man als menschlich, natürlich und wirklichkeitsnah empfand. Es handelte sich um Szenen, die im Volk alltäglich waren. Die Tatsache aber, daß den vermögenden Auftraggebern an diesen Motiven gelegen war, deutet darauf hin, daß in ihrer Schicht vieles davon schon nicht mehr gelebt wurde. Im Zentrum des Sippenaltars findet sich nun die Darstellung einer typischen Abstillsituation: Jesus, von seiner Großmutter Anna auf dem Schoß gehalten, wird von seiner Mutter Maria die Brust angeboten – beachtenswert, weil an Madonnen sonst selten zu sehen: mit korrekter Handhaltung –, und gleichzeitig lockt Anna mit einem Apfel. Das Kind kann wählen. Die Sippe – auch Josef und Joachim nehmen daran teil – spielt bei der Lösung von der Mutter eine große Rolle.

Oft war es jedoch anders. Im 18. Jahrhundert trat Samuel Hahnemann – der später durch die von ihm begründete Homöopathie bekannt und berühmt wurde – mit einer Schrift *Über die üblen Zufälle vom Kinderentwöhnen* an die Öffentlichkeit.[314] Die schlimmen Folgen der verbreiteten plötzlichen Entwöhnung, so meinte er, würden viele Frauen aus besseren Kreisen davor abhalten, sich überhaupt auf das Stillen einzulassen. In seinen Ausführungen versicherte er, daß es auch anders ginge, wenn man nur wollte. Hahnemann sah die richtige Zeit für die Entwöhnung gekommen, wenn beim Kind die vier Schneidezähne erscheinen, denn seiner Meinung nach seien Zähne dem Saugen hinderlich. Mütter, die länger stillen, um, wie er vermutete, eine neue Schwangerschaft zu verhindern, waren für ihn *«unnatürliche Mütter»*. Hier zeigt sich, daß auch sein Denken der vorherrschenden Ideologie unterlag, in dem die Rolle der Frau weitgehend auf das Gebären reduziert war.

Die schrecklichen Folgen des Abstillens beschrieb Ludwig Wilhelm Mauthner, der Gründer des berühmten nach ihm benannten Kinderspitals in Österreich. Er empfahl, erst nach der schwierigen Zeit des Zahndurchbruches zu entwöhnen, wandte sich gleichzeitig aber auch gegen das Längerstillen, weil es das Kind nur «fett, aber nicht kräftig» mache. Er warnte vor dem – wie er sich ausdrückte – *«Busenwühlen»* des Kindes und äußerte seine Angst, daß

---

314 Hahnemann 1787, Artikel in den «Dresdener Gelehrten Anzeigen», Sonderdruck 1933, S. 291 f.

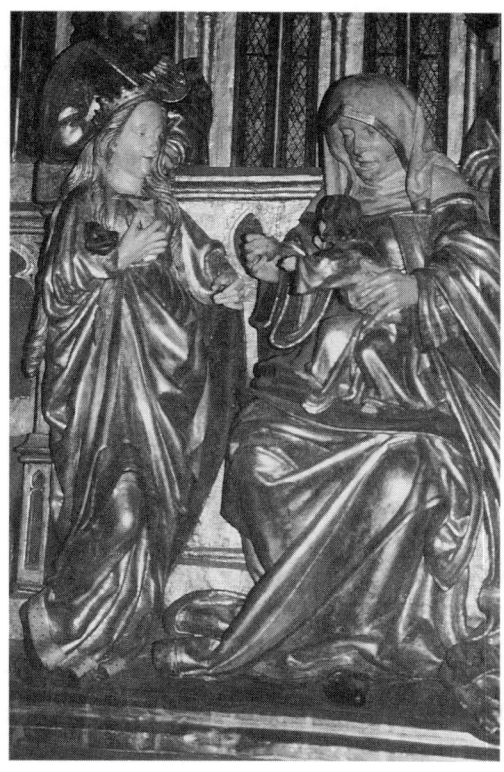

Sippenaltar von Marburg (1511),
Mittelschrein
(Foto: Gabriele Andres 1997)

dadurch dem Kind *«für immer Lebenskraft entzogen»* werden könnte.[315] Derartige Ängste waren zu seiner Zeit sehr verbreitet, und die Anerkennung dieser
diffusen Gefühle müssen ihn dazu bewogen haben, das Längerstillen prinzipiell abzulehnen, obwohl er andererseits die Mütter wieder indirekt dazu
ermunterte, es doch zu tun – wann könnte eine Mutter genau sagen, ob ihr
Kind nicht gerade zahne? Daß früher, als es den Ausgleich von Medikamenten
und Impfungen noch nicht gab, offensichtliche Zusammenhänge nicht eindeutig wahrgenommen wurden, läßt darauf schließen, daß sie tabu[316] gewesen sein

---

315 Mauthner 1853, S. 52 ff., S. 140

316 Genauso, wie der große gesundheitliche Wert des Kolostrums so lange Zeit nicht bewußt
werden konnte, so war auch der Wert der Muttermilch nach dem sechsten Lebensmonat des Kindes sehr lange tabu. Auch heute noch wissen wenige Fachleute und Mütter von dem Wert dieser
Milch. So steigen zum Beispiel die Immunglobulinmengen der Muttermilch ab diesem Zeitpunkt
wieder auf den Level der ersten Milch nach der Geburt an.

müssen, ebenso wie die Gefühle des Kindes und die Bedürfnisse des eigenen
Körpers. Dieses Tabu weist wieder darauf hin, daß die Praxis des frühen Abstillens über viele Generationen schon weitergegeben worden war, und außerdem darauf, daß die Gefühle der Mutter vor dem Entwöhnen stark und beäng-
stigend gewesen sein müssen.

Je körper- und lustfeindlicher eine Kultur wird, desto mehr wird sie das
Stillen älterer – bewußt genießender – Säuglinge ablehnen. Vermutlich ist deshalb im Lauf des letzten Jahrhunderts die durchschnittliche Stilldauer – unterstützt durch die Schaffung ungefährlicher Alternativen zur Muttermilch und
die Möglichkeit, Infektionskrankheiten wirksam zu behandeln – so abgesun-
ken wie nie zuvor. Diese Entwicklung spiegelt sich in Empfehlungen der Ärzte
wider, die ihrerseits wieder großen Einfluß auf Mütter gehabt haben. Die empfohlene Stilldauer verminderte sich innerhalb von dreißig Jahren (1893–1923)
um die Hälfte, von elf bis dreizehn Monaten auf sechs Monate.[317] Und schon
1930 wurde den Müttern geraten, vom dritten Monat an durch Zufüttern mit
dem Abstillen zu beginnen,[318] also lange bevor das Kind beginnt, selbst unmiß-
verständlich sein Interesse an fester Nahrung zu zeigen.

Abstillen hat mit Abschiednehmen zu tun und gehört somit zu einem der
empfindlichsten Bereiche menschlicher Kommunikation. Sich unbemerkt aus
dem Wahrnehmungsfeld des Kindes zu schleichen entspricht ebensowenig
einem Abschied im menschlichen Sinn wie ein plötzliches, für das Kind nicht
nachvollziehbares Verschwinden der Mutter als Quelle der guten Milch. Wie
bei jedem anderen Abschied kann auch die Entwöhnung leichter verarbeitet
werden, wenn sie bewußt vollzogen und mit einem Ritual verbunden wird. Ich
werde im letzten Teil des Buches noch genauer darauf eingehen.

Am Schluß bestätigt noch ein weiterer Blick auf unsere tierischen Verwandten die Erfahrungen vieler Mütter mit langgestillten Kindern, daß die
Zeit des Entwöhnens einfach nicht einfach ist. Das Hinundhergerissensein
zwischen dem Wunsch nach vertrauter Nähe und dem Wunsch, für sich alleine
zu sein, ist sowohl für das Kind als auch für die Mutter dauernd erlebbare
Realität. Die Augenblicke gegenseitiger Zuneigung erfahren Mutter und Kind
in dieser Zeit als besonders kostbar, andererseits aber auch in besonders starker
Form Abgrenzungswünsche und Aggression, wenn die eigenen Gefühle mit
denen des anderen nicht übereinstimmen. In dieser schwierigen Zeit trotz

317 Ende, zit. bei Pasch/Schwedt, S. 82.
318 Brechmann, um 1930, S. 783, zit. bei Häglsperger-Hang 1988, S. 54.

allem den Kontakt zueinander nicht zu verlieren gibt dem Kind die Chance zu lernen, sich später einmal innerhalb sozialer Beziehungen sicher, selbstbewußt und einfühlsam bewegen zu können. Der Erwerb sozialer Kompetenz – zu der auch die Fähigkeit gehört, nach Auseinandersetzungen Frieden zu schließen – beginnt nach den Forschungen von Frans de Waal bei Mensch und Tier gleichermaßen *«wie alles, was mit Zuneigung zu tun hat, [...] mit der Mutter-Kind-Bindung und erhält ihre stärksten Impulse von dem unausweichlichen Entwöhnungstrauma. Die Mutter stößt das Junge von den Brustwarzen weg, erlaubt ihm jedoch, gleich wieder zurückzukommen, wenn es schreiend protestiert. Der zeitliche Abstand zwischen wegstoßen und wieder heranlassen wird mit zunehmendem Alter des Jungtieres immer länger, und der Konflikt wächst sich zu veritabeln Dramen aus. Schließlich lernt das Junge, seine Forderungen auf Momente zu beschränken, in denen die Wahrscheinlichkeit, von der Mutter abgewiesen zu werden, eher gering ist.»*[319]

319 de Waal 1997, S. 219

17. Entwöhnung nach dem Modell des Märchens

Die Kind-Mutter-Vater-Triade als *«Kristallisationskern der menschlichen Familie und Gemeinschaft»*[320] ist eine höchst lebendige und komplizierte Beziehungsform, deren Dynamik noch kaum erforscht ist. Auf jeden Fall steht fest, daß die Triade aus drei unterschiedlichen und völlig gleichwertigen Beziehungen zusammengesetzt ist, von denen alle drei für jeden Bindungspartner von Bedeutung sind. So ist für das Kind von Anfang an sowohl seine Beziehung zur Mutter als auch die zum Vater *und* die Beziehung beider Eltern zueinander von Belang. Es ist anzunehmen, daß das Beziehungsgeflecht der Triade, in dem sich das Kind ab seiner Geburt zurechtfinden muß, in der Entwicklung seiner typisch menschlichen Intelligenz – die ja mehr soziale Intelligenz als «Werkzeugintelligenz»[321] ist – eine entscheidende Rolle spielt.

Die zärtliche körperliche Bindung *beider* Eltern zu ihrem Kind – ursprünglich die einzige Voraussetzung für dessen Überleben – und ebenso auch die Bindung der Eltern zueinander wurde im Lauf der Kulturgeschichte zunehmend materialisiert und in einzelne Aspekte aufgeteilt. Der Aspekt des Wohlbehagens und der Lust verschwand – zuerst aus der Vater-Kind-Beziehung, schließlich auch aus der Mutter-Kind- und der Mann-Frau-Beziehung. In vielen Kulturen, in Mythen und Märchen wurde dieser Aspekt als Schlange dargestellt und konnte schließlich in Verbindung mit Grenzüberschreitungen und Abhängigkeiten nur als negativ und bedrohlich empfunden werden. Die Schlange, im Zusammenhang mit dem Kult der Großen Mutter der Jungsteinzeit noch ein weibliches Symbol, wurde langsam – nicht nur in unserer Kultur – zu einem Symbol männlicher Sexualität. Sie wurde in Geschichten und Bildern dämonisiert und immer wieder auch in Verbindung mit einer «bösen» Mutter gebracht. Dieser Prozeß führte bis hin zu einem Idealbild der Mutter,

---

320 Eibl-Eibesfeldt 1995, S. 322

321 Man nimmt heute an, daß es nicht der Umgang mit Werkzeugen, sondern die Herausforderung eines komplexen sozialen Umfeldes war, durch den das Gehirn des Hominiden schon lange vor Beginn der Kulturgeschichte seine menschliche Größe erlangt hat. So erfährt auch das kindliche Gehirn die wesentlichen Wachstumsschübe in einer Zeit, in der Objekte für den Säugling noch keine Bedeutung haben.

die – wie Maria – mit der Schlange überhaupt nicht mehr in Verbindung ist, außer – wie es heißt – daß sie ihr den Kopf zertreten wird.

Ein weibliches Wesen, das seine Lust so wenig lebt wie diese ideale Mutter, ist auch im Schwesterchen dargestellt: Das Mädchen spürt keinerlei Verlangen, aus der Quelle zu trinken. Nur das Brüderchen, der männliche Aspekt in diesem Märchen, empfindet seine Lust unmittelbar. Hier liegt ein wichtiger Hinweis verborgen: Es ist der (fremde) Mann oder – anders ausgedrückt – der abgespaltene männliche Aspekt in der Frau selbst, der die Frau wieder in Kontakt zu ihrer Lust führen kann. Wenn das Brüderchen nicht schließlich doch aus der dritten Quelle getrunken hätte, wäre die Begegnung mit dem König nicht möglich gewesen. Lust kann nur – das ist in der Orientierungshilfe der Märchen ebenfalls enthalten – Schritt für Schritt wieder integriert werden. Dabei geht es den Weg, auf dem Lust verlorengegangen ist, wieder zurück. Dazwischenliegende Schritte können nicht übersprungen werden. Lust, am Anfang gar nicht spürbar – so erzählt das erste Bild von der ahnungslos schlafenden Mutter –, taucht erst in ihrer negativen Form als Unlust auf. Dieses Gefühl kann die Frau zwar wahrnehmen, aber nicht darauf reagieren. Auch hier ist es erst der Mann, der die Lösung bringt, weil er – im Gegensatz zur Frau – unmittelbaren Zugang zu seinen Instinkten hat. Für die Frau ist es wichtig, mit dem männlichen Aspekt in Beziehung zu sein. Sie muß sich auf den Fremden einlassen und ihm vertrauen. Die Voraussetzung dafür, daß er ihr helfen und sie von ihrer Last befreien kann, ist für die Frau mit einem Wagnis verbunden: *«Folgt mir nach dem Walde und fürchtet Euch nicht, wenn Ihr der Schlangen noch mehr seht»*, sagt der Mann zu ihr. Der erste Schritt für eine Lösung besteht also darin, sich auf eine Atmosphäre einzulassen, in der das Problem in allen seinen Facetten wahrgenommen werden kann.

Ich möchte hier darauf aufmerksam machen, daß dieses Bild des Märchens eine spezifisch menschliche Form der Problemlösung festhält, die auf der Vorstellungsebene verschiedene Lösungsansätze denkt, in Gedanken durchspielt und – gerade weil sie vorerst darauf verzichtet, zu handeln – zu einer angemessenen Lösung kommen kann. All das, was ein Kind in den ersten Jahren in Beziehung zu seinen Eltern auf einer vorbewußten Ebene lernt (körperliche und emotionale Gefühle bewußt wahrzunehmen, zu unterscheiden, zu entscheiden und aufgrund dessen Entscheidungen in die Tat umzusetzen), wird hier in diesem Märchen angeboten. Und es erweist sich auch als Modell für die Lösung eines so komplexen Problems, wie es eine unglückliche Stillbeziehung ist. Heute wissen wir, daß Intelligenz – entgegen der Lehrmeinung vergangener Jahrhunderte – nicht das Privileg des Mannes ist und genausowenig sich vor allem in nach außen weithin sichtbaren machtvollen Interventionen äußern muß. Wie Märchen es oft darstellen, ist Intelligenz nur dann dem Menschen und seinen eigentlichen Fähigkeiten angemessen, wenn männliche Aspekte mit den weiblichen in unmittelbarer andauernder Verbindung sind.

Die Lösungsstrategie des Märchens kann also auf bewußter, sprachlicher Ebene Schritt für Schritt in die einzelnen Bereiche der Wahrnehmung, Unterscheidung und Entscheidung eingeteilt werden, wobei vor allem auch die Reihenfolge von Bedeutung ist.

Wahrnehmung

Das intelligente Eingreifen des Menschen in natürliche und naturnahe Abläufe geht viel weniger kraftraubend und spektakulär vor sich, als man es von bemerkenswerten menschlichen Leistungen erwarten würde. Der weitaus größte Teil dieses Vorgangs ist nach außen hin kaum sichtbar: die aufmerksame Wahrnehmung des – in der Auseinandersetzung mit der Umwelt entstandenen – Problems. Diese Phase ist im Märchen mit dem Unbewußten – symbolisiert durch die Nacht (*Das Werwolfsfell* und *Brüderchen und Schwesterchen*) oder den Wald (*Das Mädchen ohne Hände* und *Die Schlangen-Amme*) – verbunden. Wahrnehmung spielt sich nicht im Kopf ab, sondern ist ein sehr körperliches, sinnliches Geschehen, das allerdings auf dieser – un- und vorbewußten – Ebene große Offenheit und Aufnahmefähigkeit erfordert. Diese Phase ist auch vergleichbar mit dem Zustand der «wachen Inaktivität»[322] des Säuglings, während der dieser konzentriert, mit allen seinen Sinnen auf Außenreize achtet.

Und wie das Kind, so ist auch die Frau in dieser Phase besonders verletzlich und schutzbedürftig. Im Märchen zieht der Schlangenbeschwörer nun einen Kreis um die Frau. Damit ergänzt er das allererste Bild der Mutter am Anfang der Geschichte um das Symbol der «ganzen» geschützten Persönlichkeit, das dort gefehlt hat. Die Hilflosigkeit der schlafenden Frau verändert sich nun durch die Anwesenheit und Unterstützung des Mannes in eine wache Aufmerksamkeit, die helfen wird, ihr großes Problem zu lösen. Die Mutter kann nun endlich zu sich kommen, still werden und sich ganz auf das einlassen, was um sie herum geschieht. Die Grenze gibt ihr die Sicherheit, nicht mehr zugemutet zu bekommen, als sie wirklich ertragen kann. Der Kreis hat aber

322 Stern 1994, S. 79

noch eine zweite wichtige Bedeutung für sie: Es wird hier ein Bereich deswe-
gen abgegrenzt, weil er genau wahrgenommen werden muß. Ohne Grenze
würde dieses Anschauen sehr an der Oberfläche bleiben, die Aufmerksamkeit
der Frau könnte von dem vielen Leben, das im Wald stattfindet, abgelenkt werden. Um wirklich tiefer an ein Problem herangehen zu können, muß es zuerst
genau abgesteckt und konkretisiert werden. So können verschiedene Möglichkeiten des Lebens in einem bestimmten Bereich durchgespielt und kennengelernt werden. Dieses Abgrenzen ist auch der Beginn von etwas, was wir Kultur
nennen und das genauso wie die Individuation typisch menschlich ist. Es ist ein
bewußter Akt und nur in relativer Sicherheit möglich. So konnten innerhalb
der Geborgenheit menschlicher Gemeinschaften viele Bereiche kultiviert werden. Welcher Lebensbereich allerdings wäre interessanter als die eigene Persönlichkeit?

Auch der Säugling erlebt seine Welt in einem abgegrenzten Raum: zum
einen Teil sorgen seine Eltern für sichere Grenzen, zum anderen Teil sind
Grenzen auch durch seine angeborenen Fähigkeiten bedingt. So ist im ersten
Lebensjahr seine Aufmerksamkeit fast ausschließlich auf das menschliche
Gesicht, die menschliche Stimme und die menschliche Berührung gerichtet.
Seine großen Kompetenzen auf diesem Gebiet wurden hier schon mehrmals
angesprochen. An Außeneindrücken nimmt nun das Kind alle jene wahr, die es
mit sich selbst in Beziehung setzen kann. Je sicherer es sich fühlt, desto mehr
Neues von außerhalb wird es mit sich selbst in Verbindung bringen können.
Man weiß heute, daß vor allem für die Wahrnehmung negativer Gefühle eine
geschützte vertraute Atmosphäre von Bedeutung ist.[323]

Der Schlangenbeschwörer zieht nun seine Pfeife heraus und ruft damit die
Schlangen herbei, Schlangen, denen man sonst nicht zu begegnen hofft, deren
Anblick allein einen schon in Angst und Schrecken stürzen kann. Was bedeuten nun diese Schlangen, deren Anblick die Frau nun ertragen muß und die sie
so ängstigen, daß sie beinahe die Fassung verliert und aus dem Kreis hinaus-
springt? Was man für den Säugling nachgewiesen hat, gilt auch für den
Erwachsenen: es sind vor allem negative Gefühle, die in schwierigen Zeiten
nicht mehr empfunden werden und auf die man dadurch nicht angemessen antworten kann. Wach und aufmerksam zu sein heißt deshalb, verdrängte, lange
schon nicht mehr wahrgenommene Gefühle einfach sein zu lassen. Der intensive Kontakt zum Kind beim Stillen – auch und gerade in schwierigen Situa-

---

323 Grossmann 1994, S. 30

tionen – kann jeweils zu einer guten Gelegenheit werden, um mit allen Sinnen das wahrzunehmen, was *ist*. Die wichtigste Spielregel in dieser Phase ist, wie schon erwähnt, daß innerhalb bestimmter Grenzen Gefühle und Gedanken gesammelt, aber noch nichts entschieden wird: Es geht nur ums Hinschauen. Oft scheitert eine gute Entscheidung gerade daran, daß der vorbereitenden Phase der Wahrnehmung keine oder zuwenig Zeit zugestanden wird.

Unterscheidung

Die Fähigkeit des Unterscheidenkönnens ist eine der Grundvoraussetzungen jeglichen Wechselspiels von Individuum und Umwelt und jeglicher Kommunikation von Lebewesen untereinander. Beim kleinen Säugling spielt diese Fähigkeit für den Aufbau seiner persönlichen unverwechselbaren Beziehung zu seinen Bezugspersonen eine große Rolle. Neben der Grundvoraussetzung, von Anfang an *«das menschliche Gesicht fesselnd zu finden»*[324], gewährleistet immer wieder der kleine Unterschied zwischen dem, was es erwartet, und dem, was ihm an Reizen geboten wird, die Aufmerksamkeit des Kindes. Die Unterschiede dürfen nicht zu groß sein, da es sonst sich aktiv durch Abwendung des Kopfes, Weinen oder Strampeln dagegen wehren oder – wenn dieses Verhalten keine Beachtung fände – ganz «zumachen» würde. Viele Babys schlafen, wenn sie überfordert sind. Wenn die Unterschiede zwischen Erwartetem und Erfahrenem andererseits zu klein sind, erlischt das Interesse ebenfalls. Einfühlsamkeit und Unterscheidungsfähigkeit der Bindungspartner sind also sehr wichtig, damit Kommunikation gelingen kann. Etwas, was vom sensiblen Partner intuitiv wahrgenommen und unterschieden wird, ist – neben Körpersprache und Gesichtsausdruck – die Tatsache, ob das Kind den Augenkontakt aufrechterhält oder nicht.[325] Die soziale Interaktion vergleicht Daniel Stern mit einem «Tanz», der, wenn die Schritte stimmen und die Partner aufeinander eingespielt sind, außerordentlich lustvoll erlebt wird.

In dieser Phase steht das genaue Unterscheiden der Gefühle – vor allem von Körperempfindungen, die mit den verschiedenen Situationen des Stillens verbunden sind, im Mittelpunkt:

Was genau hat sich beim Stillen verändert (wenn es zuvor durchaus lustvoll erlebt werden konnte)?

324 Stern 1994, S. 50
325 Stern 1994, S. 53 f.

Wann können beide – Mutter und Kind – Stillen noch genießen?

Wie verhält sich das Kind, wenn Stillen von der Mutter angenehm bzw. unangenehm empfunden wird? Unter welchen Umständen kann Stillen lustvoll
empfunden werden bzw. wird es unangenehm empfunden? Wo genau liegen
die Unterschiede?

Wie empfindet das Kind? Was genießt es wirklich? Worauf könnte es am
ehesten verzichten?

Wo steht der Partner der Mutter und Vater des Kindes, wenn Stillen Mutter und Kind Spaß macht? Wo steht er, wenn Stillen für die Mutter nicht mehr
paßt?

Das Kind kann von Geburt an Gefühle – wie schon mehrmals geschildert –
sehr genau unterscheiden. In den ersten Lebensjahren lernt es allerdings in der
Weise, die ihm von seiner Umwelt vorgelebt wird, damit umzugehen. So kann
ein Kind bespielsweise lernen, von seiner Bezugsperson negativ bewertete
Empfindungen zu unterdrücken und sie nicht mehr zu kommunizieren, wenn
es sie spürt. Das führt zu Konflikten, die nicht selten unentdeckt bleiben, aber
in einer Stillbeziehung durch die ständige Kommunikation auf einer körperlichen Ebene nicht verborgen werden können. Die zusätzlich entwickelte
Fähigkeit der Empathie, die Fähigkeit, eigene Gefühle von denen der Bezugspersonen zu unterscheiden, stellt das Kind ab dem zweiten Lebensjahr möglicherweise vor weitere Konflikte, denn auch Gefühle des Vaters – wenn auch
dieser eine persönliche Beziehung zum Kind aufbauen konnte – gelangen hier
für das Kind ebenfalls zu Bedeutung. So geht es in dieser Phase darum, gemeinsam mit dem Kind die Fähigkeit des Unterscheidens wieder neu zu entdecken
und die Unterscheidungsfähigkeit des Un- und Vorbewußten mit dem Bewußten in Deckung zu bringen.

Entscheidung

Was ist im Märchen geschehen? Mit Tönen, von denen er weiß, daß Schlangen darauf reagieren, hat der Mann auf seiner Flöte zu spielen begonnen und sie
dadurch aus allen Richtungen angelockt. Dieses Bild erinnert einerseits an die
Kommunikation zwischen Mutter und Kind, die Daniel Stern als «Tanz»
bezeichnet.[326] Es ist anzunehmen, daß der Vater als dritter in dieser Beziehung
diesen Tanz von Anfang an mitmacht und die einzelnen Tanzmuster mögli-

---

326 siehe Stern 1994, S. 134

cherweise stören, aber auch verändern und bereichern kann.[327] Die Interaktion zwischen Mutter und Kind, wie sie in *Die Schlangen-Amme* geschildert ist, hat den Charakter eines Tanzes vollkommen verloren – möglicherweise, weil der Dritte und die dem Tanz eigene Leichtigkeit von vornherein fehlten. Mit anderen Worten – aber wieder durch das «Wissen» eines Märchens *(Brüderchen und Schwesterchen)* ausgedrückt – ist die «vaterlose» Mutter-Kind-Beziehung diejenige, in der die Mutter ihr Kind nicht mehr wahrnimmt, feine Nuancen nicht mehr unterscheidet oder – anders gesagt – in der die erotische Komponente fehlt.

Das Bild des Flötenspiels erinnert an die dem Menschen eigene Fähigkeit, verschiedene Möglichkeiten in der Phantasie *durchzuspielen,* auch gegensätzliche Gefühle dabei nicht ausschließen zu müssen und sich dadurch auch als Erwachsener immer wieder verändern und sich auf Neues und Unbekanntes einlassen zu können. Die seit den 50er Jahren dafür gebräuchliche Bezeichnung «Kreativität» kennzeichnet einen *«der königlichen Wege, sein eigenes Unbewußtes zu konstellieren und anzulocken»,* der darin besteht, *«zu spielen und auf diese Weise Bilder kommen zu lassen».*[328] Was an *Entscheidung* in diesem Märchen passiert, hat weniger mit bewußtem Wollen und machtvollem Eingreifen, sondern mehr mit einem kreativen «Einfall» zu tun. Im Vorbewußten werden wichtige Informationen zu dem jeweiligen Problemkreis gesammelt, geordnet, miteinander verglichen und in Beziehung gesetzt. Das dadurch weitere Eingrenzen des «Suchfeldes» ist die Voraussetzung dafür, daß die Lösung in einem weiteren Schritt gleichsam «einfallen» kann.

Die Schlange, die die Mutter mit einem Tuch an ihren Körper gebunden hat, beginnt unruhig zu werden, läßt die Brust fahren und gleitet aus dem Tuch, um mit den anderen zu tanzen. Eine Möglichkeit wird hier auf ganz mühelose Weise zur Wirklichkeit, ohne daß weiter etwas getan werden muß, als durch die Melodie des Tanzes mit sich und dem Partner in Kontakt zu bleiben. Durch den «Einfall» ist es plötzlich klar, welche der ambivalenten Gefühle, welche der gegensätzlichen Motive und welche der vielen Loyalitäten, in denen die Mutter verstrickt ist, Vorrang haben. Die eindeutige Entscheidung der Mutter, das klare Wissen darüber, was sie eigentlich will – so habe ich es oftmals erfahren –, läßt Abstillen auch in Wirklichkeit so leicht erscheinen, wie es im Märchen geschildert wird.

---

327 Zum Prozeß der «Triadifikation» gibt es eine interessante Untersuchung: Corboz-Warnery, Fivaz-Depeursinge, in: Stern 1995, S. 143.

328 v. Franz 1985, S. 179

Erst jetzt erlebt die Frau, die sich auf den Schlangenbeschwörer eingelassen hat und ihm bis hierher ambivalent gegenübergestanden ist, daß ihr Vertrauen auf ihn berechtigt ist: Sie war ihm ausgeliefert wie ein Kind der Großen Mutter. Nicht nur im Fall eines Mißbrauchs von seiten des Mannes, auch ohne seinen Schutz und ohne ihr Vertrauen hätte die Schlange in der Wahrnehmung der Frau leicht wieder zum Untier werden können. Da aber keine Grenzen überschritten werden, geht die Schlange in den Wald zurück. Das heißt: die individuell empfundene Lust ist innerhalb der Beziehung nicht mehr im Mittelpunkt, auch wenn sie deren Grundlage ist. Sie steht im Dienste der Bindung und geht in der Beziehung auf. Lust und Bedürfnisse drängen sich nicht mehr zwischen Mutter und Kind oder zwischen Mutter und Vater, sondern sind an ihren Platz zurückgekehrt, in den Wald zu den anderen Schlangen, in den großen, unerforschlichen vielfältigen Bereich des Unbewußten, von dem nun ein Teil mehr bekannt und in den Verantwortungsbereich von Mann und Frau übergegangen, gleichsam kultiviert worden ist: ein deutlicher Hinweis auf die erotische Beziehung zwischen Mann und Frau.

18. Ein Zukunftsbild: die lebendige Frau –
Die Schlangen-Amme 4. Teil

Als das Kind mehrere Jahre alt geworden war, lief es eines Tages mit Nachbarskindern in den nahen Wald, um dort Beeren zu suchen. Auf einmal hörte die Frau ein gräßliches Geschrei der Kinder und sah das Häuflein in eiligster Flucht aus dem Walde hervorstürzen, aber ihr eigenes kleines Kindlein, das noch nicht so laufen konnte wie die größeren war nicht darunter. Und ein Knabe schrie: «Ein Wolf! Ein Wolf!» Und ein zweiter schrie: «Ein Bär! Ein großer Bär!» Und ein dritter: «Eine Schlange, eine gräuliche Schlange!» Die Mutter erschrak zu Tode, sie sprang auf und eilte nach dem nahen Walde hin.

Vergebens fragte sie die Kinder, die in Hast an ihr vorüberrannten, nach ihrem Kinde. Keines stand ihr Rede, die Angst lähmte ihnen die Zunge. Kaum waren sie verschwunden, da sah die Frau einen großen Wolf, der noch einige wunderliche Sprünge machte, aber dann vor ihren Augen zusammenbrach und alle viere von sich streckte. Voll Entsetzen eilte die Frau am Wolfe vorüber und erreichte den Saum des Waldes. Da bot sich ihr ein schrecklicher Anblick. Ein laut brüllender Bär bäumte sich auf im Kampfe mit einer großen Schlange, die ihn eng umringelt hatte und ihm die Kehle zuschnürte. Und kaum hatte die Frau ihn aufrecht gesehen, so stürzte er nieder, und neben der Stelle, wo er in seinen letzten Atemzügen zuckend am Boden lag – o Wunder, da lag unversehrt und süß schlummernd ihr Kind, auf das sie sich mit einem lauten Freudenschrei stürzte. Jetzt aber ringelte sich die Schlange vom Halse und Leibe des Bären los, und kaltes Entsetzen übergoß die Frau aufs neue – sie kannte diese Schlange. Die Schlange aber sprach zu ihr: «Du brauchst dich vor mir nicht zu fürchten. Die Schlangen sind nicht falsch und nicht undankbar, wie ihr Menschen euch einbildet und euch einredet. Du bist es, die mich so groß und stark gemacht hat, daß ich imstande war, den Wolf und den Bären zu entseelen, die deinem Kinde Gefahr drohten. Ich habe Gutes mit Gutem vergolten! Fahre wohl!» Und sie ringelte sich in die Büsche.

Kann eine Mutter, die ihrem Kind mehr Geborgenheit geben will, als sie selbst erfahren hat, eine «gute» Mutter sein? All die Unstimmigkeiten und Belastungen, die in der ungewohnten Nähe zum Kind spürbar werden, lassen oft daran zweifeln. Das Märchen gibt eine Antwort darauf.

Die Schlußszene ist dominiert von dem «süß schlummernden» Kind, das unversehrt, ja sogar unberührt die große Bedrohung übersteht, der es ausgesetzt ist. Das Ende des Märchens ist ein feministisches. Die Schlange – die in der Mythologie verschiedenster männlich dominierter Hochkulturen von den großen Helden besiegt wird – trägt in diesem Märchen den Sieg über Wolf und Bär davon. Sie ist in diesem Sinn ganz Symbol für die Große Mutter, die stark und wachsam im Bereich des Unbewußten das Leben des ahnungslosen Kindes beschützt. Die Mutter erfährt, daß im Wald, in einem Bereich, wo Instinkte und verdrängte Gefühle stark und spürbar werden, die Kraft, Leben zu erhalten und zu verteidigen, stärker ist als jede Aggression und jeder Hunger, der an sich reißt, was er braucht. So hat auch die unerträglich große Nähe, in der die Schlange stark werden konnte, im Märchen letztlich eine positive Bewertung erfahren: Erst die im Stillen spürbar gewordene Lebenslust der Mutter macht es möglich, daß im Bereich des Unbewußten die weiblichen «Mutterinstinkte» denjenigen der grenzüberschreitenden Aggression überlegen bleiben. Im Sinne des Kindes, das in seiner Hilflosigkeit Schutz und Verteidigung braucht, geht das Märchen «gut aus», die Bösen liegen «entseelt» am Boden, und die Frau kann endlich aufatmen, als sich die Schlange zu erkennen gibt.

Das alles sind aber auch, im Gegensatz zu den Bildern im dritten Teil des Märchens, Bilder aus einem Weltbild der Macht. Es geht um Herrschen und Beherrschtwerden, um Mächtigkeit und Hilflosigkeit und um «böse» und «gut».

Die Frau, wiederaufgenommen in die Gemeinschaft ihrer Mitmenschen, die sie nach ihrer Befreiung von der Schlange wieder akzeptiert, erzieht mit Liebe und Sorgfalt ihr Kind, das heißt, es ist ihr ein Anliegen, daß auch das Kind Mitglied dieser Gemeinschaft wird. Es scheint, als wolle sie nach der überstandenen Geschichte mit der Schlange nicht weiter auffallen. So bleibt der Wald – trotzdem er nahe ist, wie es im Märchen heißt – weiterhin Tabubereich. Die Ausrottung seiner wilden Tiere – und analog dazu die Verdrängung von Gefühlen und Instinkten – galt schon in alten Hochkulturen als Zeichen des Sieges menschlicher Zivilisation. Viele Mythen, Sagen und Heldengeschichten erzählen davon. Erst in den letzten Jahrzehnten setzen sich Geschichten[329] durch, die Bär und Wolf so gegenüberstehen wie der Flötenspieler der Schlange,

---

329 Von diesen uralten Geschichten sind für unser Thema vor allem natürlich die Erzählungen über «Wolfskinder» interessant. Es handelt sich hier um Kinder, die als Neugeborene ausgesetzt und der Sage nach von Wölfen oder anderen wilden Tieren gesäugt und aufgezogen wurden. Es gibt sie in großer Zahl aus verschiedensten Teilen der Erde. Eine der bekanntesten davon ist die Geschichte der Zwillinge Romulus und Remus.

Geschichten, die vermitteln, daß ein Miteinander möglich ist, wenn man bereit ist, dem Leben und den Lebensnotwendigkeiten dieser Tiere behutsam nachzuspüren und sich nur dort einzubringen, wo es für beide stimmig ist.

So ist für die Kinder des Märchens der Wald als Ort, wo das Verdrängte lebt, ein gefährlicher Ort. Sie haben Wolf und Bär nicht kennengelernt, können sie nicht einschätzen, nicht einmal eine Begegnung mit ihnen voraussehen. Sie müssen also von ihnen überrascht werden. Aber die Frau schläft in diesem Teil des Märchens nicht mehr. Sie ist wach, und als sie die Gefahr ahnt, stellt sie sich, ohne zu zögern, wieder dem Geschehen im Wald, um ihr Kind zu retten. Wie wenig sie darauf eingestellt ist und wie hilflos sie sich eigentlich noch immer dabei fühlt, zeigt sich in ihrem Entsetzen. Zu Tode erschrocken steht sie der Schlange gegenüber, die sie selbst, ohne daß sie es wollte, genährt hat. Diese Schlange tut jetzt für sie etwas, zu dem die Frau selbst nicht fähig wäre. Indem die Schlange die wilden Tiere tötet, verbinden sich die beiden Bilder der Frau – hilflose Frau und Große Mutter – miteinander. Durch den Zugang zu ihren Instinkten wird die Mutter wieder zur mächtigen Frau. Das Weibliche ist hier wieder fähig, dem ihm Anvertrauten verläßlichen Schutz zu bieten, und so wird die Große Mutter als «gute» Mutter erlebt. Insoweit beantwortet das Märchen die Frage klar und eindeutig, ob eine Frau, deren Beziehung zu ihrem Kind teilweise sehr belastet war, eine gute Mutter sein kann.

Im Vertrauen darauf, daß das Vorbewußte des Menschen mehr «weiß» und Zusammenhänge feinfühliger erfassen und vielfältiger darstellen kann als der Intellekt, denke ich also, daß der «zweite» Schluß dieses Märchens noch eine wichtige Botschaft enthält. Zum einen ist es ein realistisches Ende. Das Leben mit einem Kind stellt uns in jedem Augenblick vor neue Herausforderungen. Es verläuft nicht glatt in dem einen oder dem anderen System. In jedem Moment gibt es unfaßbar viele Aspekte und Ebenen der Kommunikation, die sich während einer Interaktion laufend ändern können. Gelingt es, eine schwierige Situation ganz im Sinn der Integration für alle Beteiligten befriedigend zu lösen, sehen wir uns im nächsten Augenblick wieder mitten im System der Macht. Daß die Mutter auch hier bestehen kann, ist für das Kind lebenswichtig. Mit Bedrohungen nicht zu rechnen, nicht schnell und kraftvoll darauf zu antworten, kann gefährlich sein, sagt das Märchen durch die Sprache seiner Bilder.

Zum anderen ist es in einem System, in dem die gute Mutter oft hilflos stirbt und die mächtige Mutter böse ist und das Kind für ihren eigenen Vorteil hungern oder frieren läßt, ein wichtiger erster Schritt in Richtung einer Systemveränderung, das Kleinste, Schwächste und Schutzbedürftigste des Systems wahrzunehmen und sich entschieden auf dessen Seite zu stellen. So wie ich in diesem

Buch, in der Kulturgeschichte des Stillens, versucht habe, der Veränderung eines Systems der Bindung durch Lust in ein Macht- und Leistungssystem nachzuspüren, so macht es das Märchen umgekehrt. Es zeigt, wie man von einem kraftraubenden und unzureichenden Konzept der Pflicht wieder zurückkommen kann in ein System, das Muttersein ohne dauernde bewußte Kontrolle, zusätzliche Energie und Opfer möglich macht. Indem sie einen Teil ihrer Instinktnatur kultiviert – wenn auch ein großer Leidensdruck dazu notwendig ist –, verändert sich die Hilflosigkeit der pflichtbewußten Frau in eine archaische Kraft, in der sowohl das wirkliche als auch das innere Kind der Mutter sicher und geborgen ist.

Die Tatsache, daß im letzten Teil des Märchens der Mann – abgesehen von der in Wolf und Bär dargestellten männlichen Instinktnatur – wieder ganz fehlt, zeigt, wie instabil und leicht störbar die lebendige Dreierbeziehung ist. Der dem Mann zugeordnete Aspekt des Intellekts hat für die weitere Handlung keine aktive Bedeutung mehr. Es agieren nur Instinkte und, wenn man hinter der Frau den Aspekt des Gefühls vermutet, begleitend auch Gefühle. Diese können die Intensität der Kraft, die hinter den beobachteten Ereignissen steht, nur nachvollziehen, nicht direkt beeinflussen, aber sie wagen sich immerhin an das unheimliche Geschehen heran. Im Gegensatz zum ersten Bild des Märchens ist das schon ein großer Fortschritt; es erinnert an die Kellerszene von *Das blaue Flämmchen*. Ohne die vorangegangene «intellektuelle Auseinandersetzung» jedoch, wie sie im dritten Teil des Märchens beschrieben ist, wäre es der Frau wahrscheinlich nicht möglich gewesen, den Erlebnissen im Wald nachzuspüren.

Das Kind holt im Lauf seiner ersten Lebensjahre immer wieder auf einer höheren Ebene das ein, was auf einer tieferen schon angelegt und vorbereitet ist. Wir Erwachsene dagegen müssen uns oft von einer höheren Ebene aus an das herantasten, was wir auf einer tieferen nicht leben konnten. Diesen Weg zeigt das Märchen sehr schön in den letzten Bildern. Auch hier – wie in den Entwicklungsjahren des Kindes – ist es so, daß jeder Schritt gesichert werden muß, daß es manchmal notwendig ist, wieder einen Schritt zurückzugehen. Der Weg ist nicht bequem, zuweilen auch gefährlich und überwältigend, aber es ist der einzige, den es gibt. Wichtig ist, nicht irgendwann an einem vermeintlich sicheren Punkt stehenzubleiben.[330]

---

330 Das ist, sieht man sich die Geschichte der Geburtshilfe und des Stillens an, sehr oft geschehen. War es gelungen, eine aussichtslose Situation im Interesse des Lebens machtvoll zu beenden – in einer ähnlichen Weise, wie es das Märchen in der letzten Szene schildert –, war immer

Zum Schluß möchte ich die Aufmerksamkeit wieder auf das «süß schlummernde» Kind lenken. Das Kind symbolisiert einen letzten, bisher nicht genauer betrachteten Aspekt, der in diesem letzten Teil des Märchens im Mittelpunkt allen Geschehens steht. Es geht um einen neuen, sensiblen Aspekt, einen Zustand, in dem der Mensch, wie wir nun nach all den aktuellen Forschungen wissen, am menschlichsten ist: prinzipiell offen für die Bindung zu anderen Menschen, lebendig in seinem Zugang zu Gefühlen und Instinkten und vollkommen kongruent in seiner Kommunikation. In sich birgt er schon alles, was später als hochkomplexe, typisch menschliche, sozial kompetente Denkfähigkeit in Erscheinung treten wird. Nur er kann den zugreifenden, einseitig auf geplantes Wachstum ausgerichteten, das Weltbild der Macht schaffenden Intellekt einmal ersetzen. Dazu muß ihm allerdings eine Atmosphäre geboten werden, in der auch er «aufwachen» kann.

wieder im Anschluß daran die Tendenz eines zugreifenden Intellekts damit verbunden, diese auf eine bestimmte Konstellation zugeschnittene Lösung zu verallgemeinern und auf Kosten der Flexibilität auf Sicherheit zu setzen.

Literatur

AFS (Arbeitsg. Freier Stillgruppen Bundesverb. e. V.), Hrsg: *Die physiologischen Grundlagen der Säuglingsernährung* (Infant Feeding: The physiological basis). Weltgesundheitsorganisation, Genf 1993.

ARIÈS, Philippe: *Geschichte der Kindheit.* (L'enfant et la vie familiale sous l'ancien régime, 1960). Deutscher Taschenbuch Verlag, München, 2. Auflage 1979.

AUGUSTINUS, *Bekenntnisse.* Übersetzt von J. Bernhart. Fischer, Frankfurt a. M., Hamburg 1956.

BACHMANN, Helen I.: *Malen als Lebensspur.* Klett-Cotta, Stuttgart 1985.

BADINTER, Elisabeth: *Die Mutterliebe.* Geschichte eines Gefühls vom 17. Jahrhundert bis heute (L'amour en plus, 1980). Piper, München 1992.

BADINTER, Elisabeth: *Ich bin Du.* Die neue Beziehung zwischen Mann und Frau oder Die androgyne Revolution (L'un est l'autre, Des relations entre hommes et femmes). Piper, München 1987.

BATESON, Gregory: *Ökologie des Geistes.* Anthropologische, psychologische, biologische und epistomologische Perspektiven (Steps to an Ecology of Mind, Collected Essays in Anthropology, Psychiatry, Evolution and Epistemologie, 1972). Suhrkamp, Frankfurt a. M. 1985.

BAUMER, Franz: *Der Kult der Großen Mutter.* Schauplätze einer mythischen Welt. Langen Müller, München 1993.

BIASI, Franz: *Kufstein.* 600 Jahre Stadt 1393–1993. Tyrolia 1992.

BISCHOF-KÖHLER, Doris: *Spiegelbild und Empathie.* Die Anfänge der sozialen Kognition. Verlag Hans Huber, Bern, Stuttgart, Toronto 1989.

BOER, Lukas Johann: *Über die Säugung neugebohrener Kinder und die Behandlung der Brüste bey Kindbetterinnen.* Wien 1808.

BOLTE, Johannes, und POLÍVKA, Georg: *Anmerkungen zu den Kinder- und Hausmärchen der Brüder Grimm.* Neu bearbeitet, 2. Band (Nr. 61–120). Dieterich'sche Verlagsbuchhandlung, Leipzig 1915.

BOLTE, Johannes, und POLÍVKA, Georg, unter Mitwirkung von Elisabeth KUTZER und Bernhart HELLER: *Anmerkungen zu den Kinder- und Hausmärchen der Brüder Grimm.* Neu bearbeitet, 4. Bd. (zur Geschichte des Märchens, I–VIII). Dieterich'sche Verlagsbuchhandlung, Leipzig 1930.

BORKOWSKY, Maya: *Krankheit Schwangerschaft?* Schwangerschaft, Geburt und Wochenbett aus ärztlicher Sicht seit 1800. Chronos, Zürich 1988.

BOWLBY, John: *Bindung.* Eine Analyse der Mutter-Kind-Beziehung (Attachment and Loss, Volume I, Attachment 1969). Kindler, München 1975.

BOWLBY, John: *Trennung.* Psychische Schäden als Folge der Trennung von Mutter und Kind (Attachment and Loss, Volume II, Separation, Anxiety and Anger). Kindler, München 1976.

BRAZELTON, Berry, und CRAMER, Bertrand G.: *Die frühe Bindung.* Die erste Beziehung zwischen dem Baby und seinen Eltern (The Earliest Relationship – Parents, Infants, and the Drama of Early Attachment, 1989). Klett-Cotta, Stuttgart 1991.

BREIT, Stefan: *»Leichtfertigkeit« und ländliche Gesellschaft.* Voreheliche Sexualiät in der frühen Neuzeit, Ancien Régime, Aufklärung und Revolution. Hrsg. Rolf Reichart und Eberhard Schmitt. Oldenbourg Verlag, München 1991.

BUBER, Martin: *Ich und Du.* Schneider, Heidelberg, 11. durchgesehene Auflage 1983.

BUNGE, Gustav von: *Die zunehmende Unfähigkeit der Frauen ihre Kinder zu stillen.* Reichardt, München, 2. Auflage 1902.

CHAGNON, Napoleon A.: *Yanomami.* Case Studies in Cultural Anthropology, fifth edition. Harcourt Brace & Company, Orlando 1997.

CHATWIN, Bruce: *The Songlines.* Penguin Books, Clays Ltd, St Ives plc, Set in Sabon 1987.

CHATWIN, Bruce: *What am I doing here.* Cox & Wyman Ltd, Reading, Berkshire 1989.

CHROBAK, R.: *Ein Mahnwort an die Ärzte zur Förderung des Selbststillens.* Alfred Hölder, K. u. K. Hof und Verlagsbuchhändler, Wien 1907.

DARWIN, Charles: *A Biographical Sketch of an Infant.* Mind, A Quarterly Review of Psychology and Philosophy, July 1877, S. 285–294.

DERUISSEAU, Dr. L. G.: *Die Säuglingspflege im älteren medizinischen Schrifttum.* Und: *Über die erste Pflege des Neugeborenen.* Ciba Zeitschrift, Februar 1939, 6/66, S. 2277–2295.

DORNES, Martin: *Der kompetente Säugling.* Die präverbale Entwicklung des Menschen, Geist und Psyche. Fischer Taschenbuch Verlag, Frankfurt a. M. 1993.

DORNES, Martin: Die frühe Kindheit. Entwicklungspsychologie der ersten Lebensjahre. Fischer Taschenbuch, Frankfurt a. M. 1998

DREWERMANN, Eugen: *Das Mädchen ohne Hände.* Walter, Olten und Freiburg im Breisgau, 6. Auflage 1985.

DREWERMANN, Eugen: *Marienkind.* Walter, Olten, 5. Auflage 1992.

DREWERMANN, Eugen: *Brüderchen und Schwesterchen.* Vortrag in Salzburg am 20. 10. 1990.

DRÖSCHER, Vitus: *Nestwärme.* Wie Tiere Familienprobleme lösen. dtv, München 1982.

DUERR, Hans Peter: *Sedna oder die Liebe zum Leben.* Suhrkamp, Frankfurt a. M. 1990.

EIBL-EIBESFELDT, Irenäus: *Die Biologie menschlichen Verhaltens.* Grundriß der Humanethologie. Piper, München Zürich, 3. erweiterte Auflage 1995.

EIBL-EIBESFELDT, Irenäus: *Wie die Liebe in die Welt kam.* Die Entwicklung der persönlichen Eltern-Kind-Beziehung als Sternstunde in der sozialen Evolution. 13. Goldegger Dialoge: «Unser Kind – Das Kind in uns», 1994.

ENZENSBERGER, Hans Magnus: *Allerleihrauh.* Viele schöne Kinderreime. Insel Verlag, Frankfurt a. M. 1961.

ERIKSON, Erik H.: *Kindheit und Gesellschaft* (Childhood and Society 1950). Klett, Stuttgart 1961.

ESTÉS, Clarissa Pinkola: *Die Wolfsfrau.* Die Kraft der weiblichen Urinstinkte (Women Who Run With The Wolves). Heyne, München 1993.

FILDES, Valerie A.: *Breasts, Bottles and Babies.* A History of Infant Feeding. Edinburgh Univ. Press 1986.

FISCHER, Dr. J.: *Geschichte der Geburtshilfe in Wien.* Franz Deuticke 1909.

FRANZ, Marie-Louise von: *Die Suche nach dem Selbst.* Individuation im Märchen. München 1985.

FRANZ, Marie-Louise von: *Das Weibliche im Märchen.* Bonz. Stuttgart 1985.

FREUD, Anna: *Wege und Irrwege in der Kinderentwicklung.* Huber/Klett, Bern, Stuttgart 1982.

FTHENAKIS, Wassilios E.: *Väter.* Zur Psychologie der Vater-Kind-Beziehung, 2 Bände. Urban & Schwarzenberg, München, Wien, Baltimore 1985.

GALENOS, *Gesundheitslehre Buch 1–3.* Die Werke des Galenos. Hippokrates-Verlag, Marquardt & Cie., Stuttgart 1939.

GÖTTNER-ABENDROTH, Heide: *Die Göttin und ihr Heros.* Frauenoffensive. München, erweiterte, überarbeitete Auflage 1993.

GRASSI, Ernesto, Hrsg.: *Der utopische Staat.* Rowohlt, Reinbek bei Hamburg 1960.

GROSSMANN, Klaus E.: *Emotionen und Konzentration auf die Wirklichkeit in Bindungstheoretischer Sicht.* 38. Kongreß der Deutschen Gesellschaft für Psychologie in Trier 1992, Bericht 1993. Hogrefe, Verlag für Psychologie, Göttingen, Bern, Toronto, Seattle.

GROSSMANN, Klaus E.: *Aspekte universeller und kulturspezifischer Entwicklung von Kindern.* Überlegungen und Feldbeobachtungen auf einer Trobriand-Insel. In: Entw. u. Denken i. kult. Kont., hrg. v. H. Mandl u. a. Hogrefe, Verl. f. Psych., Göttingen, Bern, Toronto, Seattle 1993.

GROSSMANN, Klaus E., und GROSSMANN, Karin: *Emotional Organization and Concentration on Reality from an Attachment Theory Perspektive.* Int. J. Educ. Res. Vol. 19, pp. 521–600, Pergamon Press Ltd, 1993.

GROSSMANN, Klaus E., und Karin: *Bindungstheoretische Grundlagen psychologisch sicherer und unsicherer Entwicklung.* GwG-Zeitschrift 96/Dezember 1994.

GROSSMANN, Klaus E., und GROSSMANN, Karin: *Frühkindliche Bindung und Entwicklung individueller Psychodynamik über den Lebenslauf.* In: Familiendynamik. Klett-Cotta Stuttgart, 20. Jg. Heft 2, April 1995.

GROSSMANN, Karin: *Mutter und Vater als erste Bindungspersonen.* Warum ist ihr Einfluß so dauerhaft? 13. Goldegger Dialoge: «Unser Kind-das Kind in uns». Kulturv. Schloß Goldegg, Tagungsband 1994.

GUHA, Anton-Andreas: *Die ungeliebte Lust.* Streitschrift für eine Kultur der Sexualität. Campus, Frankfurt, New York 1990.

HÄGLSPERGER-HANG, Gabriela: *Stillen und frühe Sozialisation auf den Trobriandinseln und in westlichen Ländern.* Dissertation, aus der Forschungsstelle für Humanethologie. München 1988.

HAHNEMANN, Samuel: *Zwei Abhandlungen aus der vorhomöopathischen Zeit.* Mitgeteilt von Rudolf Tischner. Sonderdruck aus der Allgemeinen Homöopathischen Zeitung Nr. 4, 1933.

HANREICH, Eugenie: *Das Zeitalter Kaiser Franz Josephs 1880–1916.* Ausstellung 1987.

HARTMANN, Fritz, u. a., Hrsg.: *Medizin 3.* Fischer, Frankfurt a. M., 102.–11. Tausend 1967.

HARRER, Heinrich: *Die letzten Fünfhundert.* Expedition zu den Zwergvölkern auf den Andamanen. Safari bei Ullstein, Frankfurt a. M., Berlin, Wien 1977.

HASSENSTEIN, Bernhard: *Verhaltensbiologie des Kindes.* Piper, München 1973.

HEER, Friedrich: *Gottes erstes Liebe.* Die Juden im Spannungsfeld der Geschichte. Lizenzausgabe F. A. Herbig, München, Berlin 1981.

HENZINGER, Hans: *Arbeit mit mit dem Zielmodell des NLP in der Stillberatung.* Rundbrief der LLLÖ 1995/96.

HESS, Jörg: *Familie 5, Berggorillas in den Virunga-Wäldern.* Friedrich Reinhardt Verlag, Basel, Kassel, 2. Auflage 1992.

HESS, Jörg: *Menschenaffen Mutter und Kind.* Friedrich Reinhardt Verlag, Basel 1996.

HOMER, dt. v. Joh. Heinrich Voss: *Ilias und Odysee.* Rheingauer Verlagsgesellschaft, Eltville am Rhein 1980.

JOHANSON, Donald, Edey; Maitland: *Lucy.* Die Anfänge der Menschheit (Lucy, The Beginning of Humankind). Piper, München 1982.

JOLLY, Alison: *The Evolution of Primate Behavior.* Second Edition, Macmillan Publ. Company, New York, Collier Macmillan Publ., London 1985, S. 291–326: Mothers and Infants.

JUNG, C. G.: *Grundwerk Band 9.* Walter, Olten 1985.

KELLER, Heidi, und MEYER, H.-J.: *Psychologie der frühesten Kindheit.* Kohlhammer, Stuttgart, Berlin, Mainz 1982.

KLAUS, Marshall H., und KENNELL, John H.: *Mutter-Kind-Bindung.* Über die Folgen einer frühen Trennung (Maternal Infant Bonding). Kösel, München 1983.

KOCH-STERNFELD, Joseph Ernst Ritter von: *Salzburg und Berchtesgaden in historisch-statistisch-geographisch- und staatsökonomischen Beyträgen.* Bd. 2. Salzburg 1810, S. 228–243.

KROEBER-WOLF, Gerda, Hrsg.: *Der Weg ins Leben.* Mutter und Kind im Kulturvergleich. Museum für Völkerkunde Frankfurt a. M., Vortragsreihe Winterhalbjahr 1987/88.

KSICA, Miroslav, und KSICOV, Eva und Olga: *Frauenidole der Eiszeit und Nacheiszeit.* Ausstellungskatalog, Brno. Paris, Düsseldorf 1989.

LA LECHE LIGA, *Handbuch für die Stillende Mutter* («The Womanly Art of Breastfeeding»). überarbeitete Auflage 1990.

LEBOVICI, Serge: *Der Säugling, die Mutter und der Psychoanalytiker* (Le nourrisson, la mére et le psychanalyste). Klett, Stuttgart 1990.

LEBOYER Frédérick: *Geburt ohne Gewalt* (Pour une naissance sans violence). Kösel, München, 1981.

LEBOYER, Frédérick: *Das Fest der Geburt* (Le sacre de la naissance). Kösel, München 1982.

LEMMER, Manfred, Hrsg. und Übersetzer: *Das Leben der heiligen Elisabeth.* Von einem unbekannten Dichter aus dem Anfang des 14. Jahrhunderts. Styria 1981. 2. Auflage 1982.

LIEDLOFF, Jean: *Auf der Suche nach dem verlorenen Glück* (The Continuum Concept). Beck, München 1977.

LIZOT, Jacques: *Im Kreis der Feuer.* Aus dem Leben der Yanomami-Indianer (Le cercle de feux 1976). Syndicat, Frankfurt a. M. 1982.

LÖWIS OF MENAR, August, Hrsg.: *Finnische und estnische Volksmärchen.* Reihe Märchen der Weltliteratur. Hrsg. Friedrich v. d. Leyen und Paul Zaunert. Im Anh.: Livische Märchen. Diederichs Verlag, Jena 1922.

LORENZ, Konrad: *Die Rückseite des Spiegels.* Versuch einer Naturgeschichte menschlichen Erkennens. Piper, München, Zürich, Neuausgabe 1988.

LORENZ, Konrad: *Das sogenannte Böse.* Zur Naturgeschichte der Aggression, 1963. Deutscher Taschenbuch Verlag, München, 20. Auflage 1995.

LOWEN, Alexander: *Lust.* Der Weg zum kreativen Leben (Pleasure, A Creative Approach to Life). Goldmann Sachbuch, München 1970.

LYONS, A., PETRUCELLI II, J.: *Die Geschichte der Medizin im Spiegel der Kunst.* DuMont, Köln 1980.

MCKENNA, James, MOSKO, Sarah, u. a.: *Experimental studies of infant-parent co-sleeping:* mutual physiological and behavioral influences and their relevance to SIDS (sudden infant death syndrome). Early Human Development 38, 187–201, Elsevier Science Ireland Ltd., 1994.

MCKENNA, James J., THOMAN, Evelyn B., u. a.: *Infant-Parent Co Sleeping in an Evolutionary Perspektive:* Implications for Understanding Infant Sleep Development and the Sudden Infant Death Syndrome. Sleep, 16(3): 263–282, Americ. Sleep Disorders Ass. and Sleep Res. Soc., 1993.

MAHLER, S. Margaret: *Studien über die 3 ersten Lebensjahre* (Selected Papers). Klett-Cotta, Stuttgart 1985.

MAHLER, S. Margaret: *Symbiose und Individuation* (On human symbiosis and the vicissitudes of individuation). Klett-Cotta, Stuttgart, 2. Auflage 1979.

MAHLER, S. M., PINE, Fred, und BERGMANN, Anni: *Die psychische Geburt des Menschen* (The Psychological Birth of the Human Infant). Fischer 1978.

MASTALIR, Joseph Johann: *Ueber die beßte, und natürlichste Art die zarten Säuglinge zu ernähren.* Wird als ein Almosen für die armen kranken Kinder um 20 kr. in der Wuchererschen Buchhandlung verkauft. Wien 1787.

MAUTHNER, Dr. L. W., Ritter v. Mautstein: *Kinder-Diätetik.* Eine Anleitung zur naturgemäßen Pflege und Erziehung. Wien 1853.

MEAD, Margaret: *Mann und Weib.* Das Verhältnis der Geschlechter in einer sich wandelnden Welt (Male and Female). Rowohlt Taschenbuch, Hamburg 1958.

MEAD, Margaret, und NEWTON, Niles: *Cultural patterning of perinatal behavior.* In: S. A. Richardson and A. F. Guttmacher (eds.), Childbearing-its social and psychological aspects. Williams & Wilkins, Baltimore 1967.

MEDICUS, Gerhard: *Evolutionäre Psychologie,* in: *Evolution, Ordnung und Erkenntnis,* Verlag Paul Parey, Berlin, Hamburg 1985.

MEDICUS, Gerhard: *Humanethologische Aspekte der Aggression.* Ein Beitrag zu den biologischen Grundlagen von Psychotherapie und Psychiatrie. In: Schöny, Rittmannsberger, Guth (Hrsg.), Aggression im Umfeld psychischer Erkrankungen, Linz 1994.

MEDICUS, Gerhard, und HOPF, Sigrid: *Der natürliche Unterschied: Zur Biopsychologie der Geschlechterdifferenz.* In: Sexuologie, 1995 (Bd. 2), Heft 3, 148–165, Hrsg. Akad. für Sexualmed., Gustav Fischer Verlag, Stuttgart.

MEDICUS, Gerhard: *Brutpflegehilfe, kindliche Geschwisterbetreuung und Puppenspiel, eine humanethologische Feldstudie.* In: Gottschalk-Batschkus, Schuler (Hrsg.): Ethnomedizinische Perspektiven zur frühen Kindheit. Curare-Sonderband 9/1996.

MONTAGU, Ashley: *Körperkontakt* (Touching), Klett, Stuttgart 1974.

MOOKERJEE, Ajit: *Kali.* The Feminine Force. Thames and Hudson, London 1988.

MOLL, Dr. Leopold: *Ratschläge zur Pflege und Ernährung des Säuglings.* Ein Merkbuch der Reichsanstalt für Mutter- und Säuglingsfürsorge in Wien. Verlegt vom Volksgesundheitsamt im deutschösterr. Staatsamt für soz. Verwaltung, Wien 1920.

MOSKO, RICHARD, McKENNA, JAMES: *Maternal Sleep and Arousals During Bedsharing with Infants.* 1996.

NEUMANN, Erich: *Die Große Mutter.* Eine Phänomenologie der weiblichen Gestaltungen des Unbewußten, Walter, 10. Auflage 1974.

NEWTON, Niles, Ph. D., and NEWTON, Michael, M. D.: *Psychologic Aspects of Lactation.* In: Medical Progress, The New England Journal of Medicine. Nov. 30, 1967, S. 1179–1188.

NEWTON, Niles: *Interrelationships between Sexual Responsiveness, Birth, and Breast Feeding.* In: contemporary sexual behavior: critical issues in the 1970s. The John Hopkins University Press, Baltimore, London 1973.

NICOLSON, Nancy A.: *Maternal Behavior in Human and Nonhuman Primates.* In: Loy/Peters, Understanding Behavior, What Primate Studies Tell Us About Human Behavior. Oxford University Press, New York, Oxford 1991.

NIETHAMMER, Carolyn: *Daughters of the Earth.* The Lifes and Legends of American Indian Women. Collier Books, New York 1977.

ODENT, Michel: *Geburt und Stillen.* Über die Natur elementarer Erfahrungen (The Nature of Birth and Breastfeading, 1992). Beck, München 1994.

OEHME, Johannes: *Pädiatrie im 18. Jahrhundert.* Documenta Pädiatrica, Seperata aus «der Kinderarzt», red. v. Theodor Hellbrügge. Hansisches Verlagskontor, Lübeck 1984.

OSIANDER, Johann Friedrich: *Nachrichten von Wien über Gegenstände der Medicin, Chirurgie und Geburtshilfe.* Tübingen, Bey Christian Friedrich Osiander 1817.

PACHE, H.-D.: *Stillfrequenz und Stilldauer in München während der letzten 100 Jahre.* Münchner med. Wschr., Jg. 110, 1968, S. 595–601.

PASCH, Helga, und SCHWEDT-BÖTTCHER, Eva: Die Bedeutung des Stillens. Unveröffentlichte Diplomarbeit.

PEIPER, Albrecht: *Chronik der Kinderheilkunde.* Veb. Georg Thieme. Leipzig 1957.

PLATON: *Der Staat.* Deutsch von August Horneffer. Kröner, Stuttgart 1973.

PLOSS, Dr. Heinrich, und BARTELS, Dr. Max: *Das Weib in der Natur- und Völkerkunde.* 2. Bd., Anthropologische Studien. Th. Grieben's Verlag (L. Fernau), Leipzig, 10. Auflage 1913.

POMEROY, Sarah, B.: *Frauenleben im klassischen Altertum* (Goddesses, Whores, Wives, and Slaves. Women in Classical Antiquity). Kröner, Stuttgart 1985.

PRAUSNITZ, Dr. W.: *Physiologische und sozialhygienische Studien über Säuglings-Ernährung und Säuglings-Sterblichkeit.* J. F. Lehmann's Verlag, München 1902.

PÜSCHEL, Erich: *Kinderernährung gegen Ende des 16. Jahrhunderts.* Sudhoffs Archiv für Gesch. d. Med. u. d. Naturwissensch., 41. Bd., 1957. Franz Steiner Verlag GmbH, Wiesbaden.

READ, Grantly Dick: *Mutterwerden ohne Schmerz.* Die natürliche Geburt (Introduction to Motherhood). Hoffmann und Campe, Hamburg, 3. Auflage 1953.

REINFELD, Roman: *Das Stillproblem bis Johann Peter Frank.* Aus: «Die Ärztin», Zeitschrift der deutschen Ärztinnen. Berlin 1944.

RENGGLI, Franz: *Angst und Geborgenheit.* Soziokulturelle Folgen der Mutter-Kind-Beziehung im ersten Lebensjahr, Ergebnisse aus Verhaltensforschung, Psychoanalyse und Ethnologie. Rowohlt, Hamburg 1974.

RENGGLI, Franz: *Selbstzerstörung aus Verlassenheit.* Die Pest als Ausbruch einer Massenpsychose im Mittelalter. Zur Geschichte der frühen Mutter-Kind-Beziehung. Rasch und Röhring, Hamburg 1992.

RENGGLI, Franz: *Die Sintflut oder Gespräche mit Gilgamesch über das Matriarchat oder Phantasien eines Psychoanalytikers über die frühe Eltern-Kind-Beziehung bei den Sumerern und Babyloniern.* Frühe Kindheit-Early Childhood, S. 437–452, Curare 9/1996.

RIGHARD, Lennart, und ALADE, Margaret O.: *Effect of delivery room routines on success of first breast-feed.* The Lancet 1990; 336: 1105–07.

SCHADEWALDT, Dr. Hans (a): *Kinderernährung gegen Ende des 16. Jahrhunderts.* Zum Beitrag Erich Püschels in Sudhoffs Arch. 41, 1957.

SCHADEWALDT, Dr. Hans (b): *Probleme der modernen Säuglingsernährung – historisch gesehen.* Das frühe Anlegen der Neugeborenen und die freie Wahl der Mahlzeiten durch den Säugling. Die Medizinische, Sonderabdruck Sept. 1957. Schattauer Verlag, Stuttgart; Vortrag, gehalten auf der 8. medizin-historischen Konferenz in Pura (Schweiz) am 30. 3. 1957.

SCHADEWALDT, Dr. Hans (c): *Historisches zur natürlichen Säuglingsernährung.* Deutsche med. Wochenschrift, September 1957. Georg Thieme Verlag, Stuttgart, Nr. 37, S. 1621–1625.

SCHENDA, Rudolf.: *Who's who der Tiere.* Märchen, Mythen und Geschichten. dtv, München 1998.

SCHIEFENHÖVEL, Wulf: *Ethnomedizinsche und verhaltensbiologische Beiträge zur pädiatrischen Versorgung.* Curare, Vol. 14, 1991: S. 195–204.

SCHIEFENHÖVEL, Wulf: *Kultur und biologische Rhythmen.* Stillpraktiken und Behandlung von Säuglingen in Melanesien. Wiss. Zeitschr. der Humbold-Universität zu Berlin, R. Medizin 41, 1992.

SCHIEFENHÖVEL, Wulf: *Ethnomedizinische und evolutionsbiologische Befunde zur Geburt.* Vortrag auf dem Symposium «Medizin im Kulturvergleich – eine Herausforderung» am 22. 10. 1993 in Heidelberg. Curare, Vol. 16, 1993: S. 179–188.

SCHIEFENHÖVEL, Siwanto, und SCHIEFENHÖVEL, Wulf: *Am evolutionären Modell – Stillen und frühe Sozialisation bei den Trobriandern.* Curare, Jänner 1992.

SCHIEFENHÖVEL, Wulf, SICH, GOTTSCHALK-BATSCHKUS, Hrsg.: *Gebären – Ethnomedizinische Perspektiven und neue Wege.* Curare Sonderband, Verlag für Wissenschaft und Bildung, Berlin 1995.

SCHIEFENHÖVEL, Wulf, UHLER, Johanna, und KRELL, Renate: *Im Spiegel der anderen.* Aus dem Lebenswerk des Verhaltensforschers Irenäus Eibl-Eibesfeldt, Ausstellungskatalog. Realis, München 1993.

SCHIEFENHÖVEL, Wulf, u. a.: *Zwischen Natur und Kultur.* Thieme Verlag, Stuttgart 1994.

SCHLUMPF, M., und LICHTENSTEIGER, W., Hrsg.: *Humanmilch.* Daten zur Belastung mit PCB, Dioxinen, Pestiziden und Moschus-Xylol, Bd. 2. Pharmakologisches Institut der Universität Zürich 1993.

SCHREIBER, Adele: *Mutterschaft.* Ein Sammelwerk für die Probleme des Weibes als Mutter. Albert Langen, München 1912.

SCHWAB, Gustav: *Die schönsten Sagen des klassischen Altertums.* Augewählt und bearbeitet von Hans Friedrich Blunck. Gondrom Verlag, Salzer-Ueberreiter, Wien 1974.

SEARS, William: *Schlafen und Wachen* («Nighttime Parenting. How to Get Your Baby and Child to Sleep.»). Publikation der La Leche Liga, 1991.

SIEGMUND, R., RUMPF, M., and SCHIEFENHÖVEL, W.: *Interindividual Differences in the Development of Sleep-Wake and Food-Intake Cycles in Infants.* Journal of Interdisciplinary Cycle Research, 1992.

SIEGMUND, R., TITTEL, M., and SCHIEFENHÖVEL, W.: *Time Patterns in Parent-Child Interactions in a Trobriand Village (Papua New Guinea)*. Biological Rhythm Research, 1994, Vol. 25, No. 3., pp. 241–251.

SHAHAR, Shulamith: *Kindheit im Mittelalter*. rororo, Hamburg 1993.

SHORTER, Edward: *Der weibliche Körper als Schicksal*. Piper, München 1984.

SKOPEC, Manfred: *Ignaz Philipp Semmelweis*. Die Bedeutung seiner Erkenntnis, Ausstellungskatalog der Niederösterreischischen Landesausstellung Kunst des Heilens, Kartause Gaming 1991.

SOLTER, Aletha Ph. D.: *Why Do Babies Cry?* Pre- and Perinatal Psychology Journal, 10(1), Fall 1995.

SORANUS VON EPHESUS: *Die Gynäkologie*. Geburtshilfe, Frauen- und Kinderkrankheiten, Diätetik der Neugeborenen. Übersetzt von Dr. Phil H. Lüneburg. J. F. Lehmann's Verlag, München 1894.

SOURNIA, POULET, MARTINY: *Illustrierte Geschichte der Medizin*. Andreas & Andreas, Salzburg 1980.

SPANGLER, G., und GROSSMANN, Klaus E.: *Biobehavioral Organisation in Securely and Insecurely Attached Infants*. Institute of Psychology, University of Regensburg, Child Development, 1993. 64, 1439–1450.

STERN, Arno: *Die Expression*. Der Mensch zwischen Kommunikation und Ausdruck. (L'Expression ou l'Homo-Vulcanus). Werner Classen Verlag, Zürich und Stuttgart 1978.

STERN, Daniel N.: *Mutter und Kind*. Die erste Beziehung (The first Relationship: Infant and Mother 1977). Klett-Cotta, Stuttgart 1994.

STERN, Daniel N.: *The Motherhood Constellation*. A Unified View of Parent-Infant Psychotherapy, BasicBooks. A Division of Harper Collins Publ. Inc., New York 1995.

TACITUS: *Germania*. Übersetzt von Dr. Wilhelm Harendza. Goldmann, München 1960.

TREVATHAN, Wenda R., and MCKENNA, James J.: *Evolutionary Environments of Human Birth and Infancy*. Insights to Apply to Contemporary Life, Children's Environments, 11(2), 88–104. E. & F. N. Spon, 1994.

TUNKL, Franz Freiherr von: *Die Ansicht des Philosophen Favorinus über den Wert des Stillens der Kinder durch die Mutter*. Münchner med. Wochenschrift, Jg 82, 1935.

UHLIG, Helmut: *Die Sumerer*. Volk am Anfang der Geschichte. C. Bertelsmann, München 1976.

UHLIG, Helmut: *Die Mutter Europas*. Ursprünge abendländischer Kultur in Alt-Anatolien. Lübbe, Bergisch-Gladbach 1991.

UHLIG, Helmut: *Die Große Göttin lebt*. Eine Weltreligion des Weiblichen. Lübbe, Bergisch-Gladbach 1992.

Unbekannter Verfasser: *Ein Dokter oder Arzenneybichl*. Heimatmuseum Wildschönau 1806.

VOLAND, Eckart: *Kindheit in evolutionsbiologischer Perspektive*. In: Markefka, Manfred, und Nauck, Bernhard (Hrsg.): Hb. d. Kindheitsforschung. Luchterland, Neuwied, Kriftel, Berlin 1993.

VOLAND, Eckart, SIEGELKOW, Eva, und ENGEL, Claudia: *Cost. Benefit Oriented parental Investment by High Status Families*. Ethology and Sociobiology 12: 105–118. New York 1991.

de WAAL, Frans: *Der gute Affe*. Der Ursprung von Recht und Unrecht bei Menschen und anderen Tieren. Hanser, München, Wien 1997.

WEISS, Sabine: *Die Österreicherin*. Die Rolle der Frau in 1000 Jahren Geschichte. Styria, Graz, Wien, Köln 1996.

WICKERSHEIMER, Ernest: *Une thèse du XVIIIe siècle sur le Colostrum*. Aus: Bulletin de la Société francaise d'Histoire de la Médecine. 1906.

WIMMER, Otto, und MELZER, Hartmann: *Lexikon der Namen und Heiligen*. Tyrolia, Innsbruck, Wien, 1988.

WINNICOTT, Donald W.: *Das Baby und seine Mutter* (Babies and Their Mothers). Klett-Cotta, Stuttgart 1990.

WINNICOTT, Donald W.: *Kinder: Gespräche mit Eltern* (Talking to Parents). Klett-Cotta, Stuttgart 1994.

ZGLINICKI, Friedrich von: *Geburt*. Eine Kulturgeschichte in Bildern. Westermann Verlag GmbH, Braunschweig 1983.

ZGLINICKI, Friedrich von: *Geburt und Kindbett im Spiegel der Kunst und Geschichte*. Unas Verlag, Aachen 1990.

Wichtige Märchensammlungen:

BASILE, Giambattista (1575–1632): *Pentamerone*. Neapel. In: Bolte, Polivka, Bd. 4, S. 189 ff.

BECHSTEIN, Ludwig (1801–1860): *Deutsches Märchenbuch 1845*. Neues deutsches Märchenbuch 1856. Droemer Knaur, München 1954.

GRIMM, Jakob (1785–1863), und GRIMM, Wilhelm (1786–1859): *Kinder und Hausmärchen*. 1812–1815. Artemis & Winkler, Düsseldorf, Berlin 1997.

GRIMM, Jakob (1785–1863), und GRIMM, Wilhelm (1786–1859): *Irische Elfenmärchen*. Insel Verlag, Frankfurt a. M. 1987.

MUSÄUS, Johann Karl August (1735–1787): *Volksmährchen der Deutschen*; 5 Bände, 1782–1786. Weltbild Bücherdienst, Ueberreuter, Wien.

Textquellennachweis:
S. 43/44 aus: Frédérick Leboyer:
    Das Fest der Geburt. Kösel Verlag,
    München 1982. Mit freundlicher
    Genehmigung des Kösel Verlages.
S. 80 f., 161 ff., 221 ff. Brüder Grimm.
    Kinder- und Hausmärchen,
    Düsseldorf/Zürich 1997.
    Mit freundlicher Genehmigung des
    Artemis & Winkler Verlages.
S. 83 Montagu Ashley: Korperkontakt.
    Die Bedeutung der Haut für die Entwick-
    lung des Menschen. Aus dem Engl. von
    Eva Zahn. © Columbia University Press
    1971. Klett-Cotta, Stuttgart, 9. Auflage
    1997.
S. 89 © Insel Verlag Frankfurt a. M. 1987,
    S. 132 f.
S. 91 © Insel Verlag Frankfurt a. M. 1987,
    S. 19 f.

Bildquellennachweis:
S. 46, 85, 29, 242 © Wulf Schiefenhövel
S. 51 Mit freundlicher Genehmigung des
    Thieme Verlags, Stuttgart
S. 64 © Zglinicki 1983
S. 67 © Gerhard Medicus
S. 104 © Thames and Hudson 1988
S. 145 © Phillipp Medicus
S. 111, 117, 119, 123, 128, 178 Privatarchiv der
    Autorin
S. 147, 151, 153 © Walter Verlag 1974
S. 149 © Lestrades, Vic-Bigorre
S. 249 © Gabriele Andres 1997